질환별 맞춤 영양 및 식단 가이드를 위한

푸드테라피

황금주

經文社

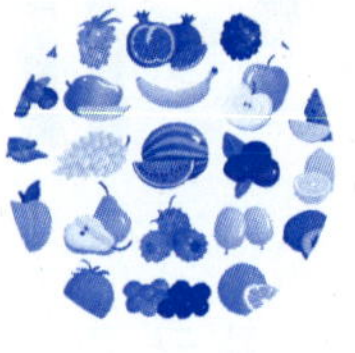

머리말

웰빙 이후에 새로운 트랜드로 부각된 로하스(LOHAS)는 건강과 환경을 생각하는 소비자들의 생활 패턴으로서, 그 소비 형태가 자연 친화적이며 개인의 건강뿐 아니라 사회, 환경까지 심각히 인식하기에, 저자가 추구하는 총체적 관점에서의 치유의 방향성과 일맥상통한다고 본다. 이러한 차원 높은 확대된 개념의 웰빙 중심에는 푸드테라피의 중요성이 대두되고 있으며, 국가적으로도 전 국민 먹거리 계몽 운동 차원으로 확대되어야 한다고 본다. 질병에 대한 진단의학과 응급의학, 치료 기술의 발전으로 평균 수명은 늘어났지만, 오염된 환경과 먹거리의 변화 그리고 잘못된 생활 습관으로 인해 인간의 건강수명은 반대로 짧아지고 있다. 병원 의료시스템은 전문화되고 세분화되지만, 질병의 종류는 다양해지고 유병자 연령대는 점점 낮아지고 있으며 암 사망률은 계속 늘어나고 있는 시대를 살아가고 있다.

오늘날 현대인의 질병의 다양한 원인 중 특히, 스트레스와 독소, 비만의 문제는 그 주요한 원인으로 대두되고 있다. 현대 의학에서도 스트레스에 대한 구체적인 처방을 해주진 못한다. 질병으로 진단되기 전 단계의 만성질환자들은 더 이상 치료가 아닌 치유의 개념으로 접근할 필요성이 있다고 본다. 질병으로 나타나기 전에 예방의학 차원에서 푸드테라피의 필요성이 절대적으로 요구되는 시대를 살아가고 있음에 모두가 공감하고 있다.

치유의 대상인 인간은 분리할 수 없는 영, 육, 혼의 전인적인 존재이면서 또한 몸담고 살아가고 있는 사회와 환경의 영향을 받는다. 그러므로 질병 또한 전인과 더불어 환경을 포함한 총체적 치유의 관점에서 접근해야 온전한 치유가 이루어질 수 있다고 본다. 이는 총체적 치유 체계(의학적 돌봄, 목회적 돌봄, 상담 심리적 돌봄, 사회 환경적 돌봄)를 통해 포괄적이고 동시적인 접근으로 치유가 이루어져야 함을 의미한다.

본서는 총 12장으로 구성되어 있다.

제1장은 푸드테라피의 이해에 대한 내용으로 푸드테라피 정의 및 개념, 현대 음식과 건강, 푸드테라피 컨설턴트, 푸드테라피 효과에 대해서 살펴보았다.

제2장은 푸드테라피의 국가별 사례에 대한 내용으로 OECD 국가의 푸드테라피 사례, 미국의 푸드테라피 사례, 한국의 푸드테라피 사례에 대해서 살펴보았다.

제3장은 푸드테라피의 질환별 프로그램에 대한 내용으로 스트레스 해소 및 항산화를 위한 푸드테라피, 해독을 위한 푸드테라피, 다이어트를 위한 푸드테라피, 항암을 위한 푸드테라피, 항암치료 이후 회복을 위한 푸드테라피, 기타 질환 및 건강 맞춤 푸드테라피에 대해 살펴보았다. 실생활에서 실제적으로 적용할 수 있도록(맞춤 레시피 포함) 구체적인 식이요법이 정리되었다.

제4장은 푸드테라피의 총체적 치유에 대한 내용으로 총체적 치유의 이해, 총체적 치유의 관점에서 인간 이해, 성경 시대 음식과 치유에 대해서 살펴보았다.

제5장은 푸드테라피의 스트레스 감소에 대한 내용으로 스트레스의 정의, 스트레스의 단계, 활성산소와 스트레스, 우울증과 푸드테라피에 대해서 살펴보았다.

제6장은 푸드테라피의 해독 작용에 대한 내용으로 해독의 개념 및 정의, 독소의 이해, 해독의 필요성과 원리(독소 체크 자가 검진표 포함)에 대해서 살펴보았다.

제7장은 푸드테라피의 다이어트 촉진에 대한 내용으로 비만, 다이어트, 자가 치유 기능과 항상성 회복에 대해서 살펴보았다.

제8장은 푸드테라피의 만성염증 치유에 대한 내용으로 만성염증과 자연치유, 만성염증의 이해, 만성염증을 줄이는 식사법에 대해서 살펴보았다.

제9장은 오감과 건강에 대한 내용으로 오감의 개념 및 오감 활동, 오감과 뇌신경 반응, 오감의 연구 동향에 대해서 살펴보았다.

제10장은 오감 활동과 푸드테라피에 대한 내용으로 오감 활동과 푸드테라피의 이해(오감 만족 영양 간식 레시피 포함), 오감과 푸드테라피, 오감 활동의 푸드테라피 프로그램에 대해서 살펴보았다.

제11장은 NLP와 건강에 대한 내용으로 NLP의 개념 및 정의, NLP의 원리와 전제조건, NLP의 연구 배경에 대해서 살펴보았다.

제12장은 NLP 활동과 푸드테라피에 대한 내용으로 NLP(신경 언어 프로그래밍)활동과 푸드테라피의 이해, NLP와 푸드테라피, NLP 활동의 푸드테라피 프로그램에

대해서 살펴보았다.

저자는 유방암 진단을 받은 후, 수술의 과정과 함께 푸드테라피를 통해 직접 치유를 경험하였다. 암의 실제적인 경험을 통해 먹거리의 중요성과 음식에 대한 새로운 패러다임 형성의 필요성, 항암에 대한 인식 전환의 필요성을 느꼈다. 치료하는 개념을 넘어서 이제는 질병으로 이어지지 않도록 예방하고 관리하기 위한 건강한 먹거리 실천과 오염된 환경을 회복하기 위한 전 국민적 차원의 노력이 필요할 때이다. 이러한 시대적 요구에 부응한 푸드테라피에 대한 연구와 실제적인 적용이 계속 이어지길 바라는 마음에서 본서를 집필하게 되었다.

본서를 집필하는데, 저자가 공부한 한국 건강문화 교육협회의 교육자료들이 참고가 되었고, 저자의 박사학위 논문(오감과 NLP를 매개로 한 푸드테라피 효과 검증 모델 연구-총체적 치유 관점에서) 및 건양대학교 대학원 치유선교학과에서 저자가 강의한 식생활 보건학 과목의 강의 노트들이 본서의 기본 골격을 이루고 있다. 본서를 집필하고 작업에 몰두할 수 있도록 용기와 아낌없는 격려를 해주신 가족과 지인들에게 감사의 마음을 전한다.

본서가 학부생과 대학원생, 국책 및 민간연구소의 연구원, 정부 산하기관과 기업의 경영자와 관리자들에게 푸드테라피를 이해하는데 유용하게 활용되기를 기대하며, 내용 중 부족한 부분에 대해서는 독자 여러분들의 많은 질책과 지적을 바란다.

2025년 6월
관저동로 연구실에서
저자 씀

차례

PART 01 웰빙과 푸드테라피

PART

01

웰빙과 푸드테라피

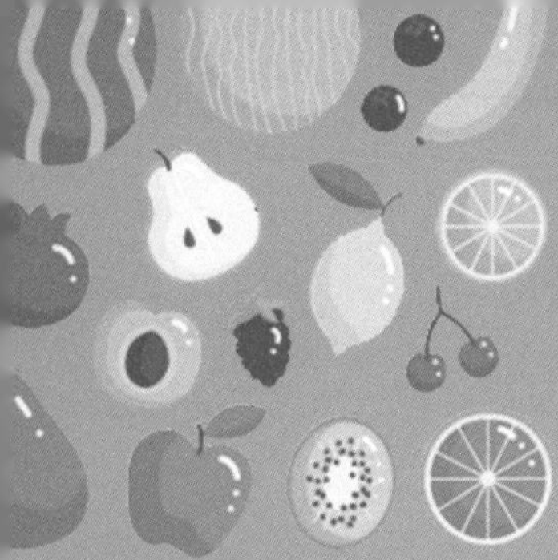

학습목표

1. 푸드테라피의 개념과 정의를 학습한다.
2. 현대인의 음식들과 질병과의 관계를 이해한다.
3. 푸드테라피 컨설턴트의 역할과 필요성을 이해한다.
4. 푸드테라피 효과를 이해한다.

Chapter

01

푸드테라피의 이해

Contents

Introduction

"당신의 몸을 바꾸는 푸드테라피"

'푸드테라피'란 말 그대로 해석해서 음식을 통해 질병을 치료하거나 예방하고 전신의 영양을 완전하게 하는 요법을 말한다. 최근에는 스트레스뿐만 아니라 과거에 없었던 질병들이 생겨나면서 사람들의 음식과 건강에 대한 관심이 높아지고 있다. 이러한 사회적 분위기 속에서 등장한 것이 바로 푸드테라피다. 음식은 다른 어떠한 것보다도 직접적으로 신체에 영향을 미쳐 우리의 몸과 마음의 평화와 건강을 다스려 준다.

경제가 성장하면서 국민들의 가처분소득 수준도 향상됐다. 이에 사람들은 생활 습관은 물론 의식 수준이 높아졌고 라이프스타일에 변화가 생겼다. 이러한 변화는 사람들의 음식에 대한 사고에도 변화를 일으켜 일상적으로 섭취하는 음식에도 많은 관심을 나타내고 있다. 또한 이러한 변화와 시대적 흐름은 '행복과 건강'을 목표로 삼아 실천하는 웰빙 트렌드와 더불어 일상적인 음식에 대한 인식을 달리하는 계기가 되고 있다. 이러한 변화로 소비자들은 음식의 질을 추구하면서 몸에 좋은 음식을 많이 찾고 있으며, 건강 음식의 선호 현상은 무공해 자연식, 한약재의 기능을 살려 조리한 한방 음식, 저칼로리, 저지방 등의 건강식 등이 크게 주목받기 시작했다.

음식을 잘만 섭취하면 건강뿐 아니라 다이어트, 노화 방지, 게다가 마음의 안정까지 찾을 수 있어 푸드테라피의 인기는 날로 더해가고 있다. 예전엔 오이나 꿀, 감자 등을 이용해 팩을 하는 등 외관적인 피부 관리를 했다면, 최근에는 음식

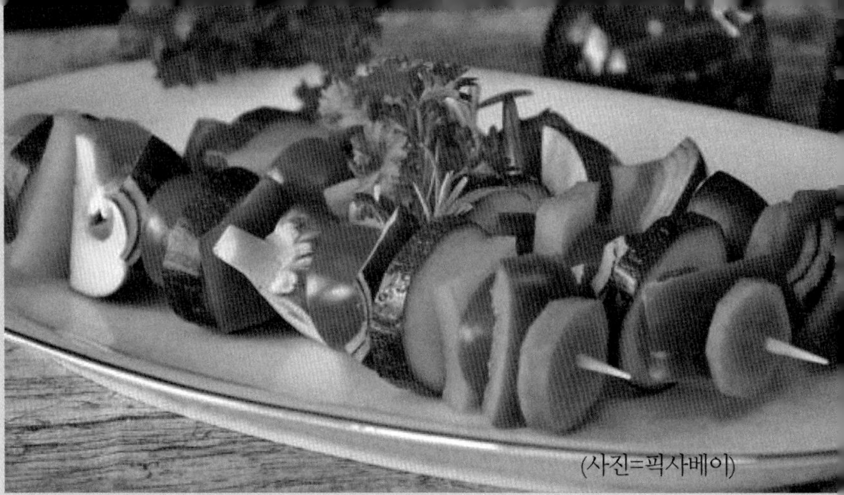

(사진=픽사베이)

섭취로 노화 방지도 하고 피부도 깨끗하게 만들어 주는 푸드 요법이 인기를 끌고 있다. 이에 우리 주변에서 흔히 구할 수 있는 몸에 좋은 음식들에 대해 소개한다.

연근은 다이어트 식품으로 활용 가치가 높다. 먼저 풍부한 섬유질이 다이어트의 최대 장애물인 변비를 해결해 준다. 체중을 빼려고 노력하는 기간에는 음식을 적게 먹기 때문에 장운동이 약해져서 변비가 잘 생긴다. 연근의 섬유질은 비만의 주요 원인인 콜레스테롤과 중성지방까지도 배출하는 효과가 있다. 호두는 오메가3가 풍부하다. 또한, 다른 견과류에 비해 더 많은 항산화 성분과 엽산(B9)을 함유하고 있다. 당근은 약 5,000년 전부터 먹기 시작했는데, 종종 특정 질병의 치료를 위해 사용될 만큼 높은 영양적 가치를 지니고 있다. 당근에는 싱싱한 오렌지 컬러를 내주는 '베타카로틴'이 건강한 시력을 유지하는 데 좋으며, 눈의 안쪽 망막의 중심부에 위치한 신경조직의 변성이 생기는 황반변성이나 백내장에 아주 좋은 것으로 알려졌다.

출처: 우먼센스(2020.01.10. 16:34)

A. 푸드테라피의 이해

01 | 푸드테라피 정의 및 개념

인체의 면역체계를 향상시키는 주된 방법은 크게 운동, 영양, 심리적 접근 방법이 있다. 이 중 영양요법에 있어서는 영양제와 같은 보충제 섭취보다는 매일 섭취하는 음식을 활용하는 것이 가장 기본이면서도 중요하다.[1] 푸드테라피는 음식을 통하여 인체의 자연치유력을 높이는 효과적인 방법이다. 푸드테라피는 음식이라는 뜻의 'FOOD'와 치유를 의미하는 'THERAPY'라는 단어의 합성어로써, 푸드테라피란 음식을 통해 건강을 증진 시키는 건강법을 말하며 그 음식들은 곡류, 야채, 과일, 차 등을 포함한다.[2]

본서에서 푸드테라피의 개념은 동양 의학적 관점이 아니라 현대 의학에 근거하여 질병의 예방과 개선에 도움을 주는 차원에서, 병원의 치료를 대신하는 대체요법이 아니라 병원의 치료와 병행하는 필수적인 치료의 과정으로 본다. 푸드테라피란[3] 건강의 기본이 되는 과학적 지식을 근거로 하여 질병 치료과 질병 예방을 위해 필요한 식재료를 의학적인 근거에 의해 선택, 조리 과정 및 섭취 방법을 알려주고 도와주는 방법이다. '음식을 섭취한다'는 의미는 '인체가 필요로 하는 영양소를 얻기 위함이다'라는 것을 먼저 이해하는 것이 중요하다. 어떤 질병의 진단을 받은 후 그 질병 치료에 있어서 병원의 치료 처방과 더불어 손상된 세포의 기능을 회복시키기 위해서는 영양 공급이 필요하다.

식이요법diet therapy[4]에 대한 정의를 서울대학교병원에서는, "질병 치료의 목적에 따라 음식이나 식사를 적절히 활용하는 치료방법"으로 요약하여 발표했다.

이러한 푸드테라피의 개념으로 볼 때 자연 음식, 그중에 하나님이 인간에게 최초 허락하신 식물(창 1:29)을 통하여 인간이 필요한 대부분의 영양을 섭취할 수 있음을 알아야 한다. 먹지 말아야 할 음식을 차단하고 우리 몸의 세포 입장에서 필요한 영양을 섭취하는 데 초점을 맞추는 먹거리가 필요하다. 물론 채식주의를 하라고 하는 것은 아니다. 적절한 동물성 식품과 식물성 식품의 균형 있는 섭취를 병행함이 필요하다.

태초에 하나님이 인간에게 허락하신 자연의 음식을 통하여 인체가 필요로 하는 영양을 흡수하여 세포와 조직과 기관의 조화와 균형을 이루며 몸의 항상성homeo-stasis[5]을 유지함으로 인체의 면역력을 높이고 자가 치유 기능self healing mechanism[6]을 증진시킬 수 있다.

인체에 가장 큰 역할을 하는 것은 세포 손상을 막고 손상된 세포를 수리하고 세포의 독소를 중화시켜주는 자가 치유 기능을 회복시켜주는 것과 과다한 면역기능을 조율하고 면역기능을 정상화시켜 주는 효과라고 볼 수 있다. 즉, 인체의 여러 조절 기능을 향상시켜 주고 면역기능을 올려주는 효과들은 주로 식용식물에서 더욱 많이 얻을 수 있다는 것이다.[7]

그런데 60년대 70년대의 토질과 토양의 상태와는 지금 많이 다르기 때문에, 현대의 오염된 환경에서 자란 식물을 이전과 같은 양을 섭취해도 실제로 내 몸에 쓰이는 영양소의 생체 이용률은 이전보다 매우 적다는 사실을 인지하고 접근해야 한다.

농산물 생산이 대량화, 기계화되면서 수확량 확대를 위한 잡초 제거의 방법으로 사용되는 제초제가 잡초뿐 아니라 토양에 있는 미생물까지 함께 제거되고 있게 된 것이다. 그 때문에 미생물이 없는 땅은 미네랄을 녹이지 못하게 되고 이 땅에서 자란 식물들은 겉으로는 알찬 듯 보이지만 영양학적으로는 불균형적인 결핍 현상이 생긴다.[8]

성경 시대의 환경과 지금의 환경은 매우 다르기에 그 시대에 건강한 음식들이 지금은 환경오염으로 인하여 오히려 해가 될 수 있어 현대에 맞는 식품 선별과 조리법을 알아야 한다. 인간의 활동으로 매년 환경으로 배출되어 인류의 건강을 위협하는 모든 오염물질 중 가장 위협적인 난분해성 유기 오염물질POPs(Persistent organic pollutants)[9]에 대한 관심과 연구가 활발히 이루어지고 있다. 그러므로 성경적이면서도 현시대에 맞는 바른 먹거리에 대한 관심과 교육이 필수적이며 이에 따른 푸드테라피의 중요성이 단연 부각(浮刻)되어야 한다.[10]

현대인의 음식의 형태는, 바쁜 일상으로 인해 한 끼 때우는 간편식, 패스트 푸드fast food와 밀키트meal kit, HMR(home meal replacement), RMR(restaurant meal replacement)과 같은 형태로서 건강과 편리함, 두 마리 토끼를 잡겠다는 소비자의 요구에 맞춰서 기업에서도 신제품 메뉴 개발에 관심을 쏟고 있다. 이 외에도 각종 배달음식의 형태로 그 섭취량이 점점 증가하면서 많은 질병에 노출되어 있음을 알면서도 또한 그 문제점에 대하여 심각히 인식하면서도 바쁜 현대인들에게 다른 대안이 없다는 것이 심각한 현실이다.

이제 식생활은 배고픔을 해결하기 위한 생명의 유지를 위한 한 끼 때우는 식사의 개념에서 벗어나서, 눈으로 보고, 음식 만드는 소리와 씹는 소리를 듣고, 냄새로 음미하고, 입으로 맛을 보며 손으로 만지면서 모든 감각을 사용함으로 온몸이 만족감을 느끼도록, 또 삶의 의의를 높여주는 문화로 자리를 잡아가야 한다고 본다. 음식을 통하여 몸과 마음의 건강뿐 아니라 가족 간의 관계 유지 및 회복에 영향을 미치기도 하고 자연과 환경에 이르기까지 상호작용하는 사회 안에 살아가고 있다. 건강한 먹거리는 건강하고 안전한 환경 안에서만 가능하다. 그러므로 푸드테라피의 개념은 자연과 환경의 영향을 받으며, 식이요법을 포함한 음식과 관련된 전 영역의 포괄적이고도 역동적인 의미를 가지고 있다.

즉, 본서에서 푸드테라피는 병원의 외과적인 수술이나 약물치료, 화학요법을 대신하는 비과학적인 대체요법이 아니라, 병원 치료와 병행하여 환자에게 필요한 영양에 대한 지식 전달과 음식을 통하여 원활하게 소화 흡수될 수 있도록 도와주는 방법을 의미한다.

<표 1-1> 푸드테라피와 비슷한 용어들

용어	의미
푸드아트 (이광재, 2015)	여러 가지 음식을 재료로 창의적으로 꾸미는 예술 활동
푸드아트테라피 (이정연, 2008)	식품을 도구로 하여 자신의 내면 세계를 감성적으로 표현하는 예술의 한 장르이다.
푸드아트 심리상담 (조임숙, 2015)	음식 재료로 간단하게 작품을 만듦으로써 신체적인 회복(정상화)과 심리적인 회복을 할 수 있는 종합예술 활동이다.
요리 심리 상담 (백항선, 2017)	요리라는 매개체로 내담자와의 상담을 통해서 심리적 문제를 진단하거나 치료한다.

출처: 선행 연구를 참고하여 재정리 함.

<표 1-2> 푸드테라피의 정의

연구자	정의
이정연 (2009)	동양의 관점인 기미론과 서양의 영양학을 포괄함
최영옥 (2009)	육체와 정신의 질병을 예방하고 치유하는 서비스
미조구치 도루 (2011)	영양 식단과 올바른 식습관을 통한 치료
장석종 (2016)	음식(Food)과 치유(Therapy)의 합성어로서 조화와 균형으로 활기찬 삶을 영위하는 자연 치유법이다.

출처: 선행 연구를 참고하여 재정리 함.

02 | 음식의 의미

음식이 보약이란 말은 단지 신체적인 면뿐만이 아니라 심리적인 면까지 연결되며, 집에서 맛있는 냄새가 가득하다면 가족 구성원들 모두 식욕이 발동되고 맛있는 식사를 하면서 가족의 정을 나누게 되어 화목함에 다다르게 될 것이다. 또한, 음식은 향수를 불러일으키며 사람을 모이게 하는 농촌의 품앗이 문화 역할도 한다. 이러한 향수와 농촌의 품앗이 문화는 70~80년대 산업화가 가속화되고 경제생활이 복잡해져 맞벌이 사회가 정착되면서 서서히 사라져 이제는 농촌이나 산촌에서나 볼 수 있는 풍경이 되었다. 이와 같이 음식은 우리 생활에 있어서 인간과 자연, 자연과 인간을 이어주는 상징적인 구심적 역할을 해왔으며 민속 명절뿐 아니라 일상생활의 모임에서도 그 상징성을 구현하고 있다.[11] 하나님께서는 인간을 먹고 사는 존재로 만드셨다. 우리가 매일 먹는 생존의 필수품인 음식이 우리에게 어떤 의미가 있는지 알아본다.

1) 본능적인 식욕 해결

음식은 인류 최초 유혹의 대상이었다. "여자가 그 나무를 본즉 먹음직도 하고 보암직도 하고 지혜롭게 할 만큼 탐스럽기도 한 나무인지라 여자가 그 열매를 따 먹고 자기와 함께 있는 남편에게도 주매 그도 먹은지라" 말씀에서 보면, 에덴동산에서 먹음직하고 보암직한 선악과는 아담과 하와의 식욕을 자극하여 식탐을 일으켜 결국 죄가 들어오는 통로가 되었다. 또 성경에서 "네 원수가 배고파하거든 음식을 먹이고 목 말라 하거든 물을 마시게 하라" 말씀하시며 생명 유지를 위한 음식의 용도를 나타내셨다.

2) 의례와 의식, 제물

의례는 그 문화권과 민족성을 반영한다. 다양한 의례의 수준은 그 민족 고유의 정신세계를 반영한다. 음식은 이러한 의례나 의식 행위에 있어서 필수 요소로 작용한다. 음식이 제물로 사용된 예를 보면, 성경에서 "제사장은 그것을 제단 위에서 불사를지니 이는 화제로 여호와께 드리는 음식이니라"라고 기록되어 있다.

3) 교제와 선물

성경에서 조약의 의미로 음식을 나눈 예를 보면, 기브온 주민들이 여호수아가 여리고와 아이 성에 행한 일을 듣고 자신들의 목숨을 건지고자 음식을 가지고 꾀를 내어 이스라엘과 조약을 맺게 된다(수 9:3-15). 또 선물의 의미로 음식이 사용된 예는, 창세기 43장 11절에 "너희는 이 땅의 아름다운 소산을 그릇에 담아가지고 내려가서 그 사람에게 예물로 드릴지니 곧 유향 조금과 꿀 조금과 향품과 몰약과 유향나무 열매와 감복숭아 이니라"라는 말씀을 통해 알 수 있다.

4) 집단주의 형성

한솥밥을 먹으면 정을 나누듯 음식은 친화력을 높이는 효과를 지닌다. 그리고 자연스럽게 집단의 동질성, 소속감, 화합을 도모한다.[12] 요즘에는 많이 사라진 풍경이지만, 시골에서는 집에서 결혼과 장례를 치루며 음식을 함께 나누었고 또 겨울 김장을 준비하며 서로에게 품앗이로 공동체의 친밀감을 형성하기도 하였다.

5) 현대예술

팝 아트Pop Art에서 새로운 장르의 실험이 계속되면서 식품 본래의 기능 외에 설치미술, 퍼포먼스 등의 소재로 등장하고 있다.[13]

6) 상징적인 의미

음식이 상징적인 의미로 사용된 성경의 예를 보면, "내가 곧 생명의 떡이니라 너희 조상들은 광야에서 만나를 먹었어도 죽었거니와 이는 하늘에서 내려오는 떡이니 사람으로 하여금 먹고 죽지 아니하게 하는 것이라 나는 하늘에서 내려온 살아있는 떡이니 사람이 이 떡을 먹으면 영생하리라 내가 줄 떡은 곧 세상의 생명을 위한 내 살이니라 하시니라"라고 말씀하시며 '그리스도 자신'의 의미로 나타내셨다.

B. 현대 음식과 건강

01 | 현대인의 식습관

과학기술의 발전과 첨단 생명 공학의 발달로 조기 진단과 치료의 결과는 실로 눈부시게 성장한 것은 인정해야만 한다. 그동안 난치병과 불치병으로 알려진 많은 질환이 치료의 기회를 얻은 것도 사실이다. 그럼에도 불구하고, 여전히 진단조차 되지 않는 질병으로 인하여 인간은 의료의 한계를 느끼게 되었고 특별히 마음에서 비롯된 심인성 질병에 대하여 더욱 관심을 갖기 시작하였다.

오늘날 서구화된 현대 음식들로 인하여 과거 없었던 여러 질병을 겪고 있는 것은, 신경계의 교란을 일으키고 몸의 항상성을 깨는 음식들의 중독 현상으로서 자신의 의지와 상관없이 도파민dopamine에 의해 지배를 받게 된다. 그 결과 많은 중독 증세와 심리 질병들을 야기(惹起)하고 개인뿐 아니라 많은 사회적 문제를 일으키는 주범이 되며 또한 여러 신체 질병으로도 나타나고 있다. 그러므로 하나님이 인간에게 허락하신 특권인 자유의지를 제한하는 것이 음식이 될 수도 있다는 사실을 간과(看過)하는 오류를 범해서는 안 될 것이다.[14]

심인성 질병에 대한 의학적 치료 노력의 한계는 새삼 거론할 필요가 없을 정도가 되었다. 실제로 많은 병이 마음에서 비롯됨에도 불구하고 현대 서양의학에서는 마음을 도외시한 채 오직 신체적인 차원에서만 병을 다루기 때문에 치료의 한계가 있다는 것은 잘 알려진 사실이다.[15]

히포크라테스의 말에 의하면, "질병 치료에 있어서 약품의 역할은 5%에 불과하다.

95%는 자연치유력natural healing power에 의존한다. 자연이야말로 병을 치료해 주는 위대한 의사다. 병은 자연이 치료해 주는 것이고 의사는 다만 이를 도와줄 뿐이다".[16] 더불어 일보 이명수 박사님은 "인간의 몸은 물질을 먹어야 살고, 마음은 사랑을 먹어야 살고, 영은 말씀을 먹어야 산다"라고 말씀하였고 "인간은 Fork와 Knife로 자기의 무덤을 파고 있다. 과식으로 장수를 망치지 말라. 과식은 생명을 단축한다"라고 표현하였다. 전인 건강뿐 아니라 건강한 자연환경 및 건강한 식습관의 중요성을 알 수가 있다.

또한, 현대인들의 지나친 동물성 음식의 섭취로 성인병 및 대사질환의 가능성을 높이고 있다. 특히 동물성 지방은 암을 일으키는 데 중요한 역할을 한다. 동물성 지방을 지나치게 섭취하면 우리 몸은 담즙산을 많이 분비시켜 지방분을 소화 시키려는 생리적인 현상을 보이지만, 담즙산은 대장에 있는 박테리아인 박테로이데테스bacteroidetes와 결합하여 발암물질을 만들어내게 된다. 나쁜 박테리아인 박테로이데테스 중에는 콜레스테롤을 발암물질로 바꾸어 주는 '콜레스테롤 탈수소'가 있는데, 대장암 환자의 장에는 채식하는 사람보다 3배가 더 많다는 보고가 있다. 또한, 채소를 먹지 않는 사람은 육식으로 인해 발암물질을 작용케 하는 효소가 나타나 채소를 먹는 사람보다 4배나 많다고 지적하고 있다.[17] 지나친 동물성 음식 섭취 증가와 함께 정제 탄수화물, 액상과당, 결정 과당, 탄산음료 섭취 증가는 비만과 당뇨, 각종 대사 질환, 암의 발생을 높이고 있다.

현대인들의 식습관을 살펴보면, 가공식품, 패스트푸드, 정크푸드, 배달 도시락 등의 형태로, 식사를 그저 배고픔을 해결하려고 한 끼 때우는 개념으로 생각하는 경향이 많다. 이러한 음식들에서는 온전한 영양소나 영양의 균형을 찾기가 어려울뿐더러 가공 과정과 요리 과정 및 배달 용기 상태에 따라 영양소의 파괴와 더불어 영양물질의 변성이 생겨 오히려 건강에 해를 끼치게 됨을 알아야 한다.

현대 문명의 발달로 인한 문명의 이기(바쁜 현대인들에게는 편리함으로)와 반대로 현대인들의 몸은 건강과는 점점 더 멀어지고 있지는 않은지 점검할 필요가 있다. 주방과 멀어질수록 병원과 가까워질 수 있다는 사실을 심각하게 인식할 때이다. 편안함을 얻는 대신 우리는 너무 소중한 것들을 잃어버리게 된다.

02 | 현대인의 음식과 질병

인간에게 주신 첫 번째 먹거리가 왜 식물이었는지 생각해 본다. 식물들은 광합성을 통해 빛과 이산화탄소를 사용하여 인체가 필요한 포도당과 산소를 만들어 낸다. 또한, 땅의 기운을 얻어 스스로 생존을 위한 파이토케미컬phytochemical[18]을 만들어 내고, 번식을 위해서 종자와 열매에 많은 양분을 저장한다.

하나님이 인간의 생존을 위해 주신 건강한 먹거리로서 식물의 중요성에 대하여는 시대를 막론하고 논란의 여지가 없다. 인간은 하늘과 땅의 기운이 녹아있는 씨앗과 열매를 먹고 몸의 신진대사를 통해 에너지를 얻어 생명을 이어갈 수 있는 것이니, 이것이야말로 하나님이 인간에게 주신 양식이다.[19]

하지만 현대인들의 식습관의 형태를 보면, 생체 세포 내의 화학반응의 촉매 역할을 하는 효소의 부족으로 인한 여러 질병을 유발하고 있음을 알 수가 있다. 노화 현상으로 체내 효소 생성량은 줄어들고, 먹거리를 통한 효소 섭취량 또한 화식(火食)으로 인하여 줄어들어 효소 부족으로 인한 대사 질환자가 늘고 있음이 이미 밝혀진 사실이다.

효소는 단백질이어서 온도가 일정 수준 이상으로 상승하면 단백질의 변성이 일어나 활성 효소가 감소하므로 반응속도는 낮아진다. 일반적으로 45℃를 넘으면 열변성이 시작되고 55℃가 되면 효소는 촉매로서의 기능을 잃게 된다.[20]

체내 효소는 나이와 함께 줄어든다. 식사로 살아있는 효소를 듬뿍 섭취하는 것이 가장 좋지만, 필요한 양 전부를 음식으로 보충하기도 쉬운 일은 아니다.[21] 그래서 최근 미국, 유럽뿐만 아니라 한국에서도 효소에 대한 관심이 높아지고 있는 실정이다. 효소 이외에도, 채소를 일정량 이상 먹으면 섬유소 때문에 콜레스테롤이 줄어들어 피가 맑아지고, 채소에 들어있는 풍부한 비타민 등 항산화 물질이 몸의 노화를 막아준다. 다니엘과 친구들이 고기와 술을 먹지 않으면서도 지혜나 두뇌의 능력이 조금도 뒤떨어지지 않은 것은 바로 그 덕분이었다.[22]

고령화 시대에 접어들면서 대다수의 사람들이 완치가 힘든 생활습관병을 갖게 되었다. 과거에는 노인병과 성인병으로 또한, 대사 증후군, 만성 질환으로 불리던 것이 이제 연령과 상관없이 전 연령대에 생기는 '생활습관병'으로 불리기 시작했다. 병의 치료 차원뿐 아니라 병의 예방과 건강한 삶의 질을 위하여, 식물이 자신을 보호하기 위하여 만들어 낸 물질인 파이토케미컬phytochemical이 제7의 영양소로 자리 잡으며 이에 많은 연구가 계속되고 있다.

최근 식품의 개념은 탄수화물, 지방, 단백질과 같은 영양소의 양적인 정보뿐만 아니라 플라보노이드나 라이코펜, 카로티노이드, 안토시아닌 등과 같은 식물 유래 물질의 생리적인 활성을 중요시하고 있다. 식품에서 생리활성을 가지는 기능성 물질은 생체 방어 계, 호르몬계, 신경계, 순환계 등의 인체 기능을 조절해 줌으로써 질병으로부터 예방과 회복을 가능케 하는 것을 뜻한다.[23]

항산화 파이토케미컬을 이용하여 노화 및 관련 인체질환을 예방하거나 증세를 호전시키려는 연구가 최근 많은 관심을 끌고 있다. 또 최근에 와서는 생리활성을 갖는 파이토케미컬의 건강 기능 효능을 임상 실험을 통해 검증하려는 연구도 활발히 진행되고 있다.[24] 대부분의 과일과 다양한 채소들의 항산화 및 생리활성 물질들은 그 안에 있는 영양들이 함께 어우러져 여러 효능을 갖게 된다. 인간은 각 영양소를 별도로 분리해서 따로 섭취하지 않았다. 항상 우리 식탁 위에서 동시에 몸으로 들어왔다. 식물마다 각각 다양한 파이토케미컬 함유하고 있기에 건강을 위해 골고루 먹는 것이 건강한 식습관의 방법이라고 하겠다.

C. 푸드테라피 컨설턴트

01 | 푸드테라피 컨설턴트의 필요성

동양 의학적 관점에서 체질과 음양오행설에 기초해 개인의 맞춤형 푸드테라피를 진행하기엔 현대인들에게는, 특히 20대, 30대 젊은 층에서 접근하기엔 쉽지 않음을 고민해 보아야 한다. 본서에서는 현대의학적 관점에서 병원 치료를 거부하는 대체요법이 아니라 병원 치료(약물 치료, 수술 등)와 병행하여 실시하는 식이요법을 강조하고자 한다. 그러므로 병원의 검진 자료와 건강평가 질문지 및 독소 체크리스트를 활용하여 개인의 식습관과 대표 증상들, 독소 양을 파악하고 본인에게 맞는 개인 맞춤형 식이요법을 제공하는 푸드테라피 프로그램(해독 프로그램, 건강증진 프로그램, 건강개선 프로그램 등)을 제공할 수 있다.

우리 몸의 자가 치유 기능을 회복시키는 물질에 대한 과학적이고 안전한 먹거리 정보 수집 및 건강한 식습관 개선을 위한 교육과 가이드를 통하여 삶의 질을 높일 수가 있다. 이를 위해 전문적인 푸드테라피 컨설턴트의 역할의 중요성과 그 필요성이 날로 증가하고 있는 실정이다.

푸드테라피 컨설턴트에 의한 구체적인 푸드테라피의 진행을 보면, 먼저 병원의 검진 자료를 참고하여 건강평가 질문지 및 독소 체크리스트를 작성한다. 그다음 세포의 기능 회복과 증상 완화에 필요한 영양 공급을 위한 레시피와 식재료 및 추가할 영양 보충제를 선택한다. 그리고 영양소의 생체 이용률과 흡수력을 높일 수 있는 조리법을 선택하여 섭취할 수 있도록 돕는다.

국민들의 올바른 식생활 습관, 질병 예방 및 건강증진을 위해 생태학, 생리학, 생화학, 세포 영양학 등을 근간으로 식이요법을 지도하는 푸드테라피 컨설턴트는 힐링 푸드healing food를 개발하고 자연 음식에 들어있는 영양소들의 약리작용에 대한 과학적 지식을 토대로 컨설팅 한다.

02 | 푸드테라피 컨설턴트의 역할

현대 과학은 질병을 진단하고 치료하는 데 수많은 노력을 기울이고 있다. 현대인의 질병은 과거와 같이 역병(전염병)에 의한 세균성 질환이 아니라 각자가 속해있는 환경에서 얻는 생활습관병인 경우가 많다. 음식에 대한 올바른 사고와 꾸준한 실천으로 건강한 습관을 갖게 된다면, 우리는 질병으로부터 자신을 건강하게 지킬 수 있다는 자신감을 회복할 것이다. 그중 하루도 빠지지 않고 체내로 유입되는 숱한 음식들은 우리의 건강을 유지하기도 하지만, 때로는 세포를 손상시켜 질병을 일으키는 치명적인 원인이 되기도 한다.

푸드테라피 컨설턴트는 다음과 같은 역할을 하게 된다.[25]

첫째, 환자의 과거 병력이나 과거부터 현재까지의 식습관, 현재 증상과 진단명(질병)에 대한 치료 내역과 함께 관련된 병원 검사 자료들을 분석한 후 환자의 몸 상태에 맞는 정확한 식단을 짠다. 그래서 환자의 몸의 항상성 균형을 이루고 손상된 자가 치유 기능을 정상으로 회복시키도록 돕는다.

둘째, 식용식물들이 가지고 있는 각각의 약리적 특성에 대한 전문 지식을 습득해야 하며, 약리 효과의 극대를 위해 생체 이용율과 흡수율을 높이는 조리법과 섭취량에 대한 지식이 갖추어져 있어야 한다.

셋째, 조리 과정에서 영양물질의 파괴를 최소화해야 한다.

넷째, 식이요법을 통해 몸의 변화와 회복을 얻을 수 있다는 과학적인 근거를 바탕으로 한 신뢰감이 있어야 한다.

다섯째, 환자의 병에 대한 분명한 이해와 병원 치료의 한계를 파악하고 있어야 한다.

여섯째, 식이요법 진행 중 나타나는 증상들에 대해 해석하고 맞춤 식단과 적절한 섭취량으로 안내할 수 있어야 한다.

일곱째, 혈액 검사에서 질병과 관련된 여러 수치를 정확하게 분석함으로 환자의 식단에 반영한다. 검사 결과에 따른 의사 소견을 바르게 해석함으로 병의 진행을 모니터한다.

여덟째, 복용 중인 약의 작용기전에 대한 정보를 찾고, 식이요법으로 대체 가능한지를 판단한다.

아홉째, 환자의 몸 상태에 따라서 발생할 수 있는 응급상황에 대비해 사전 고지하고, 식이요법 진행 도중에라도 위급한 상황이 발생 되면 병원에서 응급조치하도록 안내한다.

푸드테라피 컨설턴트는 위와 같은 푸드 컨설팅food consulting 과정을 통해 바른 먹거리, 힐링 푸드healing food를 올바르게 선택하고 킬링 푸드killing food를 차단함으로 스스로 자신의 몸을 돌볼 수 있도록 도와주며 검증된 정보와 지식을 제공하게 된다. 국민들에게 건강 유지 및 증진을 위한 건강한 음식문화를 교육하고 이해시킬 수 있도록 음식에 관한 전문 지식을 갖춘 푸드테라피 컨설턴트의 역할이 현 시대적 요구에 부응할 것이라 여겨진다.

D. 푸드테라피 컨설턴트

푸드테라피를 통해서 사람들은 그동안 경험했던 자신만의 내면세계를 표현하게 되고 현재의 상태, 즉 건강과 심리 및 영적 상태를 표현하는 것이 자연스럽게 흘러나오게 되는 통로가 되기도 한다. 그동안 말로는 제대로 표현하기 어렵고 복잡하고 미묘한 생각과 감정들, 자신의 바램과 욕망, 개인 성향 등을 무의식중에 표현되도록 치유의 통로를 마련해 준다는 점에서 매우 유용한 방법이라고 생각한다.

건강에 대한 관심이 증폭됨에 따라 푸드테라피에 대한 인식의 양상도 많이 달라지기 시작했다. 그동안 음식은 여성에게만 국한된 영역이고 살아가기 위해 본능적으로 해결해야만 하는 생활의 일부로만 취급되었다. 푸드테라피는 현대인의 건강과 밀접한 관련이 있을 뿐 아니라 성장기 아동의 발달에도 중요한 교육적 기능을 수행한다는 사실들이 밝혀지고 있다. 생활의 일부에서도 이제는 교육과 삶의 질의 향상 등 인류의 총체적 건강과 긴밀하고도 직접적인 상관관계에 있음이 드러나고 있으면서 인류의 건강에 지대한 영향을 미치기 시작했다. 정정숙 교수는 아동의 요리 활동이 학습활동에 매우 효과가 있고, 다음과 같은 교육적 기능, 즉 "이해가 빨라진다. 학습에 대한 흥미가 높아진다. 자기 주도적인 학습 능력을 기를 수 있다. 독서에서 중요한 정보를 찾아내게 한다. 언어 학습 능력이 발달, 다른 교과의 기초학습 능력을 발달"의 기능이 있다고 주장하고 있다.[26]

자아 성장을 이루는 창조적인 활동이며 자연적 치료를 통해 총체적 치유를 경험하도록 돕는 푸드테라피는 다음과 같은 기능들을 가지고 있다.

첫째, 푸드테라피는 신체적, 정신적, 영적 상황을 분석하는 진단의 기능이 있다. 요리 활동을 통하여 자신만의 심리 세계를 표현하는 과정에서 자신만의 내면의 세계를 들여다보고 자신의 문제와 대면할 때 객관적인 시각으로 여유를 가지고 개인 문제를 직면할 수 있는 동기를 제공해 준다. 또한, 외부 세계에 대한 세계관의 양태도 분석할 수 있으며 개인의 현재 삶의 질을 파악하는 것도 가능하다. 그러므로 다른 어떤 도구보다 매우 유용하고 다양한 각도에서 진단함으로 문제 해결을 돕는다.

둘째, 진단의 기능 외에도 다양한 신체 기능의 치료적 효과가 있음을 알 수가 있다. 푸드테라피를 통하여 문제에 대한 긴장감이나 우울감을 해소함으로, 정서적 안정을 통해 문제를 극복해 나갈 수 있도록 신체 기능을 향상시키는 치료적 기능도 탁월하다. 약물의 지속적 섭취나 수술의 반복은 여러 부작용과 후유증의 가능성이 많지만, 식이요법을 통해 우리 몸을 이루는 세포가 필요로 하는 영양을 충분히 섭취함으로 건강을 증진 및 개선할 뿐 아니라 질병을 예방할 수 있도록 몸의 환경을 좋게 만들어 준다.

셋째, 심리적 질병의 완화를 도와준다. 자아존중감을 향상시켜 생활의 활력을 갖게 해준다. 원하는 재료를 스스로 선택하여 자신만의 독창적인 방법으로 표현하면서 심리적 안정감을 느끼고 성취감을 경험하며 자존감이 살아난다.

넷째, 식재료를 매개체로 활용하기에 경제적 부담이 적고 불필요한 소모 재료가 아닌 것에 가치를 느낄 수 있다. 또한, 친밀감을 갖고 자연스럽게 접근 용이한 형태로 자주 또 쉽게 사용할 수 있다는 장점이 있다.

다섯째, 오감을 자극하는 자발적이고도 적극적인 활동으로 신체의 통합적인 발달과 감성 개발에 도움이 된다. 오감을 통해 체험하고 경험하면서 좋은 추억으로 무의식에 기억될 수 있고 긍정적인 생각을 갖게 해준다.

여섯째, 음식을 조리하고 섭취하며 개인의 삶을 자연스럽게 표현하게 되므로 타인과의 긍정적인 상호작용을 가능케 한다. 말로 표현하기 어려웠던 자신의 내면의 문제나 감정, 욕구들을 자연스럽게 표현하고, 래포rapport를 형성하게 되면서 인간관계 개선에도 도움을 준다.

Chapter 01 Case

"가족의 식량안전보장과 아동환경: 구조 방정식 모델링을 통한 종합적 분석"[27]

가족 식량안보가 자녀의 건강과 학교 성적에 밀접한 관련성이 있다. 본 연구는 중국의 7~12세의 아동 452명을 대상으로 가족 식생활 습관, 아동의 건강, 학교성적에 대해서 심층적으로 조사하였다. 가족 식량안보는 가족의 식생활 습관, 자녀의 식생활 습관, 남편의 식생활 균형 등의 내용이 포함되었고, 자녀의 건강은 신체적 건강, 정신적 건강, 심리적 건강, 행동적 건강 등의 내용이 포함되었으며, 학교 성적은 학교 출석, 학교 문제, 수학 성적, 읽기 성적 등의 내용이 포함되었다. 본 연구는 가족 구성원의 바른 식생활 습관이 자녀의 건강과 학교 성적에 직접적인 영향을 미친다는 점을 강조하였다. 특히 본 연구에서 강조하고자 하는 것은 가족 식량안보와 자녀의 학교성적 간의 관계에서 자녀의 건강이 매개 효과로 작용하였다는 것을 의미한다. 이는 가족의 식생활 습관이 균형을 이루는 가정일수록 자녀의 학교성적에 긍정적인 영향을 미친다는 것을 제시함과 동시에, 자녀의 건강이 양호한 가정의 자녀들이 그렇지 않은 가정의 자녀들에 대비해서 학교 성적에 대한 학습효과가 더 크게 발생하였다. 또한, 아동들의 성별, 연령, BMI에 따라서 식생활 습관, 자녀의 건강과 학교 성적에 차이를 보였다. 아동 중에서 여자가 남자보다 학교성적이 더 높은 것으로 나타났고, 연령은 낮을수록 학교 성적이 높은 것으로 나타났다. BMI는

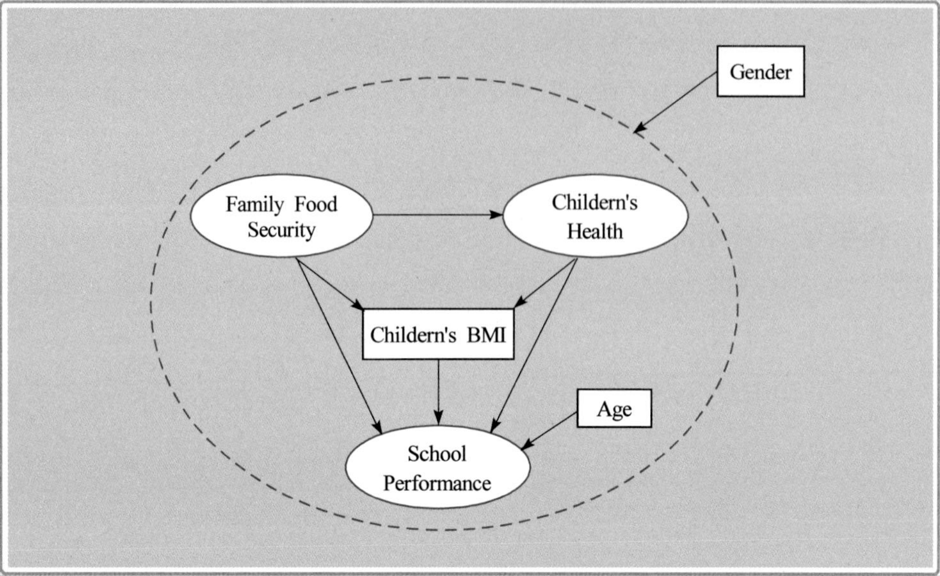

가족의 식생활 습관과 부(-)의 상관관계가 나타났으며, 또한 BMI는 아동의 건강과도 부(-)의 상관관계가 나타났다. 이는 BMI가 낮은 아동일수록 가족의 식생활 습관이 균형을 이루고 있으며, 아동의 건강도 양호하였다는 것을 의미한다. 이는 가족의 건강을 위해서 푸드테라피를 통한 균형 있는 식생활 습관을 가지는 것이 중요하며, 가족의 바른 식생활 습관은 자녀의 건강뿐만 아니라, 장기적으로 자녀의 학교 출석, 학교 문제에 긍정적인 영향을 미칠 뿐만 아니라, 실제로 아동의 수학 성적과 읽기 성적이 향상되는데도 긍정적으로 작용하였다는 것을 의미한다.

Radzi et al.(2017)는 가족의 식량안전보장과 아동 환경에 대해서 연구모형을 설정하였다. 연구모형은 가족의 식량안전보장의 독립변수를 사용하였고, 학교 성과는 종속변수로 사용하였다. 아동건강은 가족의 안전보장과 학교성과 간의 관계에서 매개 역할을 설명하는 매개변수로 사용하였다. 또한 아동의 BMI 지수는 가족의 안전보장, 학교 성과, 아동건강 간의 관계에서 매개효과를 분석하기 위해서 매개변수를 사용하였으며, 성별은 전체 연구모형을 분석함에 있어서 조절 변수로 사용되었다. 이들은 가족의 식량안전보장과 아동 환경, 학교 성과 간의 관련성을 규명하기 위해서 구조방정식모형(Structured Equation Modeling, SEM)을 사용하여 분석하였다. 이들은 구조방정식모형의 종합적 분석을 통해서 가족의 식량안전보장과 학교 성과 간의 관계에서 아동건강의 매개 역할을 분석하였는데, 이는 가족의 건강을 위해서 푸드테라피를 통한 균형 있는 식생활 습관을 갖는 것이 중요하며, 가족의 바른 식생활 습관은 자녀의 건강뿐만 아니라, 장기적으로 자녀의 학교 출석, 학교 문제에 긍정적인 영향을 미칠 뿐만 아니라, 실제로 아동의 수학 성적과 읽기 성적이 향상되는데도 긍정적으로 작용하였다는 교육 정책적 시사점을 제시하였다.

출처: Radzi, C. W. J. W. M., Hui, H.(2017), Family food security and children's environment: a comprehensive analysis with structural equation modeling, *Sustainability*, 9, 1-19.

참고문헌

01. 도영미, 자연치유력 증진 효과에 대한 홍채의 형태학적 분석, 서울 장신대학교 박사학위논문, 2020, p.13.

02. 장석종, 푸드테라피가 다차원적 건강에 미치는 영향, 한국콘텐츠 학회논문지, 18호, 2018.

03. 황금주, 성경 시대 음식과 관련하여 치유 선교의 도구로서 푸드테라피의 필요성 고찰, 선교신학, 61호, 2021, p.254.

04. 서울대학교병원 의학정보, 식이요법(diet therapy), 2022.

05. 한국건강문화교육협회, 식생활 비만 관리 지도사과정 교재, 2022, p.8.

06. 한국건강문화교육협회, 식생활 비만 관리 지도사과정 교재, 2022, p.9.

07. 한국건강문화교육협회, 식생활 비만 관리 지도사과정 교재, 2022, p.12.

08. 이계호, 태초 먹거리, 대전: 새 숨, 2019, p.91.

09. 국제환경규제 종합정보망, 자류성 유이오염 물질, 2022.

10. 황금주, 성경 시대 음식과 관련하여 치유 선교의 도구로서 푸드테라피의 필요성 고찰, 선교신학, 61호, 2021, p.253.

11. 장석종, 푸드테라피를 활용한 자연치유 증대방안에 관한 연구, 서울 장신대학교 석사학위논문, 2006, p.19.

12. 장석종, 푸드테라피를 활용한 자연치유 증대방안에 관한 연구, 서울 장신대학교 석사학위논문, 2006, p.20.

13. 이정연, 푸드테라피, 서울: 도서출판 신정, 2009, pp. 34-35.

14. 황금주, 성경 시대 음식과 관련하여 치유 선교의 도구로서 푸드테라피의 필요성 고찰, 선교신학, 61호, 2021, p.252.

15. 이안 맥더모트·조셉 오코너/설기문 역, NLP와 건강, 서울: 학지사, 2002, p.20.

16. 이명수, Note of Lectures on Holistic Hearing, 1993, p.14.

17. 이길상, 성서에서 본 식생활과 건강법, 기독교신문사, 1984, pp.72-73, 재인용.

18. 한국영양학회, 파이토뉴트리언트 영양학, 서울: 라이프사이언스, 2011, p.2.

19. 김수경, 예수님은 뭘 먹고 살았을까?, 서울: 넥서스 북스, 2004, p.165.

20. 김나현·도성탁·신창호·유경혜·정무상, 생명과학을 위한 생화학, 경기도: 지구문화사, 2014, p.134.

21. 츠루미 다카후미/ 김희철 역, 효소 식생활로 장이 살아난다, 면역력이 높아진다, 서울: 전나무숲, 2020, p.83.

22. 유승준, 신의 밥상, 인간의 밥상, 소담출판사, 2018, p.377.

23. 한국영양학회, 파이토뉴트리언트 영양학, 서울: 라이프사이언스, 2011, 머리말.

24. 한국영양학회, 파이토뉴트리언트 영양학, 서울: 라이프사이언스, 2011, p.31.

25. 한국건강문화교육협회, 식이요법전문 푸드컨설턴트, 제2012-1122호, 2022.

26. 정정숙, 푸드테라피가 필요합니까?, 상담과 선교, 2018, p.100.

27. Radzi, C. W. J. W. M., Hui, H.(2017), Family food security and children's environment: a comprehensive analysis with structural equation modeling, *Sustainability*, 9.

학습목표

1. OECD 국가별 푸드테라피 사례를 살펴본다.
2. 미국과 한국의 푸드테라피 사례를 살펴본다.
3. 미국인과 한국인의 음식 섭취와 질병 관계를 이해한다.

Chapter

02

푸드테라피의 국가별 사례

Contents

Introduction

이효정의 푸드테라피 "복숭아"

음식으로 못 고치는 병은 약으로도 고칠 수 없다 - 히포크라테스

"연일 계속되는 폭염에 기력이 떨어진다고 말하는 분들이 많은데요. 여름 제철 과일 '복숭아'로 피로 회복을 해보는 건 어떨까요. 탐스러운 모양과 뽀얀 색깔, 은은하고 달콤한 향까지 보기만 해도 매력적인 복숭아, 맛을 보면 더욱 반하는 과일이죠.

새콤달콤한 맛은 물론이고 항산화 작용, 항암효과, 성인병 예방, 피로 회복, 노화 방지, 피부 미용 등 다양한 효능을 자랑합니다. 단맛이 강하지만 당분은 10% 정도이며, 몸이 필요로 하는 영양소가 골고루 함유되어 있어 종합 비타민으로 불리기도 합니다."

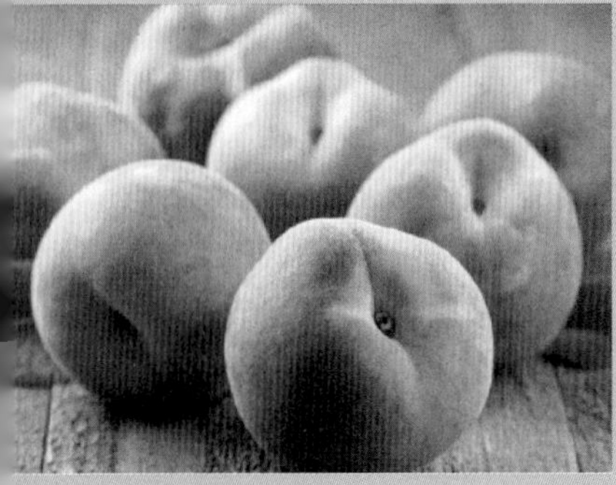

WHAT

복숭아는 중국에서 처음 재배하기 시작해 아시아에서 지중해 연안의 여러 국가로 퍼진 뒤 다른 유럽 지방에도 전파된 것으로 추정됩니다. 스페인 탐험가들이 복숭아를 신대륙으로 가져갔고, 1600년경에는 멕시코에서도 복숭아가 발견되었다고 해요. 미국에서는 19세기에 이르러 대규모로 상업적인 복숭아

복숭아가 함유된 제품	해태제과 '백도바'	국순당 '쌀 복숭아'	대상웰라이프 '뉴케어 복숭아젤'
특징	고과즙, 고과육에 집중해 만든 생과일 아이스 바로, 과일 본연의 맛과 아이스 바의 청량감을 극대화한 제품. 복숭아을 으깨 만든 과육이 35% 함유.	쌀을 발효시키는 전통주의 제조기법을 바탕으로 복숭아 농축액을 첨가하여 만든 신개념 술.	단백질·칼슘·식이섬유는 높이고, 당과 칼로리는 낮춘 프리미엄 영양 보충 간식.
별점	★★★★	★★★	★★★★
의견	복숭아의 달콤함과 특유의 말캉한 식감이 좋음. 수분과 비타민 C가 풍부한 여름 제철과일을 아이스 바로 간편하게 즐길수 있음.	기본 전통주의 묵직함과 고유의 누룩향을 복숭아의 새콤달콤함과 탄산의 청량감이 잡아줘 젊은 층에게도 추천. 부드럽고 목 넘김이 좋음.	부드러운 식감으로 먹기 편함. 근손실, 골다공증이 우려되는 실버 층과 많은 영양이 필요한 성장기 어린이 간식으로 추천.

재배가 시작되었습니다. 껍질을 벗겨내고 날것을 많이 먹지만 크림과 같이 먹기도 하며, 파이로 굽는 등 다양한 요리에 활용됩니다. 통조림으로 가공한 복숭아도 여러 나라에서 흔하게 볼 수 있죠.

WHY

복숭아는 알칼리성 식품으로 다량의 단백질과 아미노산을 함유하고 있어 건강식품으로 좋습니다. 복숭아 등 과실은 당분, 유기산, 비타민, 섬유소, 무기질 등 인체 영양상 요구되는 영양소가 골고루 함유되어 있어 '종합영양제'로도 불리죠. 복숭아에는 식이섬유를 다량 함유하고 있어 배변을 촉진하여 변비치료에 효과가 있으며 대장암 예방에도 좋습니다.

TIP

복숭아는 따뜻한 성질을 지니고 있어 차게 먹으면 오히려 당도가 떨어집니다. 되도록이면 상온에 보관하고 빨리 섭취하는 게 좋으며, 냉장고 보관 시에는 30분 정도 상온에 뒀다가 먹는 게 복숭아의 진짜 맛을 건강하게 즐길 수 있는 방법입니다.

출처: 이효정의 푸드테라피 '복숭아', Seoul Press 이코노믹 리뷰, 이효정 기자(2016.08.25. 10:17)

A. OECD 국가의 푸드테라피 사례

01 | OECD 국가의 비만 실태

OECD 국가의 성인 비만율은 평균 19.5%로 1990년 이해 지속적인 증가세를 보이고 있다. 비만은 심혈관 질환과 당뇨병, 신장질환 등의 위험과 장애 수명 손실 연수를 증가시키는 것으로 나타났으며, 2015년 비만으로 인한 사망자 수는 약 400만 명에 달한다. 각국에서는 비만 퇴치를 위해 재정적인 인센티브 부여, 비만 유발 음식료품의 조세 강화 등 다양한 국가 차원의 비만 관리 대책을 마련하고 있다.[1]

비만 아동의 증가 속도는 개발도상국이 선진국보다 30% 더 높게 나타났다. 국가별 성인 비만율을 보면 미국이 38.2%이고 멕시코가 32.4%로 가장 높게 나타났으며, 일본이 3.7%, 한국이 5.3%로 가장 낮게 나타났다. 미국의 비만율은 현재 비만율 추세로 보면 2030년에 46.6%까지 증가하여 성인 2명 중 1명은 비만일 것으로 전망되며, 한국과 스위스는 현재 낮은 수준이나 현재의 비만율의 증가세를 보면 80% 이상의 증가율을 보일 것으로 전망된다.[2]

과체중이나 비만인 5세 이하 아동의 수는 2014년 기준 4,100만 명이며, 특히 아프리카를 포함한 개발도상국의 경우 비만 아동의 수가 1990년보다 2배 까지 증가하였다. 개발도상국의 경우 낮은 소득수준으로 인한 정크 푸드 섭취 증가 등이 비만 아동의 증가 요인으로 작용하고 있다. 비만 아동은 성인이 된 후에도 비만이 될 가능성이 높고 당뇨병 등 만성 질환에 걸릴 위험이 높아 성인보다 더 큰 사회문제로 이어질

수 있다.[3]

2015년 비만으로 인한 사망자 수는 약 400만 명에 달하고 있으며, 장애 수명 손실 연수는 건강수명을 단축시키는 것으로 나타났다. 이 중에서 비만 BMI가 30 이상인 사망자의 41.4%가 심혈관 질환으로 사망하였으며, 당뇨병은 9.5%, 신장 질환은 4.7%인 것으로 나타났다. 비만으로 인해 장애 수명 손실 연수가 증가한 사람 중 33.7%는 심혈관 질환에 의한 것이었으며, 18.0%는 신장질환, 4.7%는 당뇨병에 의한 것으로 나타났다. 미국 클리블랜드 클리닉 연구소에 따르면 장애 수명 손실 연수를 발생시키는 요인들 중 비만이 당뇨병, 흡연, 고혈압보다 수명을 47% 이상 단축시키는 것으로 나타났다.[4]

각국은 비만으로 인한 사회적 비용이 빠르게 증가함에 따라 각국에서는 재정적인 인센티브 부여, 비만을 유발하는 음식료품에 대한 조세 강화 등 국가 차원의 비만 관리 대책을 마련하고 있다. 미국 몇 개 중에서는 비만 환자가 건강 목표치를 달성할 경우 의료비를 환급해 주는 제도를 시행하고 있으며, 멕시코에서는 지하철역에 설치된 측정기 위해서 스쿼트를 10회 할 경우 승차권을 제공해 주는 등 스스로 체중 관리에 노력을 기울일 수 있도록 재정적인 인센티브를 부여하고 있다. 비만을 유발하는 정크푸드나 설탕이 많이 들어간 음식료품에 세금을 부과함으로써 해당 식품의 소비를 줄이도록 유도하고 있다.[5]

프랑스는 가당 음료 1.5리터당 11유로센트, 헝가리는 소금 및 설탕 함량이 높은 가공식품에 개당 10포인트, 멕시코는 1리터당 1페소, 미국 캘리포니아주 버클리시에서는 1온스당 1센트의 소다세를 부과하고 있다. 프랑스는 소다세 시행 2년 만에 가당 음료 소비가 6.7% 감소하였으며, 미국은 소다세 시행에 맞물려 탄산음료 소비가 21%나 감소하였다.[6]

02 | OECD 국가의 음식 섭취와 질병

2024년 2월 기준으로 OECD 국가 중에서 영국과 아일랜드가 과일과 채소를 가장 많이 소비하는 국가로 나타났으며, 한국은 일일 섭취량이 가장 높은 국가로 나타났다. OECD 국가의 과일과 채소 섭취량은 전체의 평균이 15%로 나타났으며, 하루에 최소 5회 이상 과일과 채소를 섭취하는 이들은 7명 중 1명꼴로 나타났다. 국가별로는 영국과 아일랜드 성인의 33%가 하루에 최소 5회 이상 과일과 채소를 섭취하는 것으로 나타났으며, 한국과 이스라엘이 32%로 그 뒤를 따랐다. 이에 비해 독일은 11%, 루마니아는 2%에 불과해 과일과 채소 섭취율이 가장 낮은 국가로 나타났다.[7]

과일과 채소의 일일 섭취량의 경우 한국이 인구의 99%가 매일 최소 한 끼 이상을 섭취해 가장 높았으며, 이 밖에 벨기에가 76%를 차지했고, 아일랜드, 노르웨이, 스웨덴이 그 뒤를 이었다. 또한 대부분의 국가에서 여성이 남성보다 과일과 채소 섭취량이 높은 것으로 나타났다. 평가 대상 국가 전체에서 평균적으로 여성의 62%, 남성의 52%가 매일 채소를 섭취하는 것으로 나타났으며, 멕시코를 제외한 모든 국가에서 남성보다 여성이 매일 채소를 더 많이 섭취했다.[8]

OECD 보고서는 여전히 과일과 채소 섭취량이 부족하여 심지어 채소와 과일 소비량이 감소하고 있다고 설명하고 있으며, 실제로 2019년에서 2021년 사이 일일 채소 소비량의 평균 비율은 59%에서 57%로 2% 감소한 것으로 나타났다. 과일과 채소 소비량의 감소로 인해 2019년에는 과일, 채소, 콩류 섭취가 부족한 식단으로 인해 270만 명이 사망했다고 설명하면서, 과일과 채소의 정기적인 섭취를 독려했다. 또한 하루에 최소 400g, 즉 5인분 이상의 과일과 채소를 섭취할 것을 권장하면서 이를 통해 심장병, 뇌졸중, 당뇨병, 특정 암, 비만 등 건강 문제가 발생할 위험을 크게 낮출 수 있을 것으로 전망했다.[9]

OECD 국가의 전체 흡연율은 하락하고 있지만, 성인의 18%가 여전히 매일 흡연하고 있다. 알코올 소비는 OECD 국가 전체의 소비를 순 알코올로 환산하면 1년 1인당 평균 9리터에 이르며, 이는 거의 와인 100병에 해당된다. 성인의 거의 4%가 알코올 의존성을 가지고 있다. 비만율은 대다수의 OECD 국가에서 계속 상승세를 보이고 있으며, 성인의 56%가 과체중이거나 비만이고 5~9세 아동의 거의 1/3이 과체중이다. 대기오염은 OECD 국가 전체에서 100,000명 중 약 40건의 사망을 유발했다. 인도와 중국과 같은 협력국가에서 이와 관련된 사망률은 훨씬 높아서 100,000명당 약 140건의 사망이 대기오염에서 비롯되었다. 건강하지 못한 라이프스타일(대표적으로 흡연, 유해한 알코올 소비, 비만)이 만성적인 건강 상태의 근본 원인으로, 수명을 단축시키고 삶의 질을 악화시키고 있다.[10]

OECD 국가 전체에서 평균적으로, 오늘 태어난 사람은 거의 81년의 수명을 가질 것으로 기대할 수 있다. 하지만, 기대수명의 상승 속도는 대부분의 OECD 국가 전체에서 둔화 되었으며, 이러한 둔화 추이는 미국, 프랑스, 네덜란드에서 두드러진다. 특히 2015년은 가장 나쁜 한 해로, 19개국에서 기대수명이 하락했다. 그 원인은 다면적인 것으로 보인다. 비만과 당뇨 수준의 상승은 심장질환과 뇌졸중으로 인한 사망이 감소했던 이전의 개선 추이를 유지하기 어렵게 만들었다. 독감과 폐렴 같은 호흡기 질환으로 인한 사망은 최근 몇 년 동안에, 특히 노인층에서 증가 추세를 보였다.[11]

심근경색, 뇌졸중 및 기타 순환기질환은 OECD 전체에서 세 명 중 한 명에 대한 사망 원인이며, 네 명 중 한 명의 사망은 암과 관련이 있다. 예방과 건강관리의 향상되었다면 거의 3백만 명의 이르는 사람들이 조기 사망을 피할 수 있었을 것이다. 성인 열 명 중 거의 한 명이 자신은 건강 상태가 좋지 않은 것으로 간주하고 있다. 이러한 판단은 부분적으로는 만성 질환의 부담을 반영하고 있다. 즉, 거의 세 명 중의 한 명의 성인이 두 가지 이상의 만성 질환을 앓고 있기 때문이다. 정신질환도 커다란 영향을 끼치고 있으며, 두 명 중의 한 명이 일생 동안에 정신 건강 문제를 경험하는 것으로 추산된다.

B. 미국의 푸드테라피 사례

01 | 미국인의 식습관

다이아몬드 박사는 2021년 4월에 발간된 그의 책 '자연치유 불변의 법칙'에서 "독소가 빠지면 비만과 질병은 저절로 사라진다"라고 강조하며 현대를 사는 미국인들의 독소 위험도에 대하여 심각하게 경고하고 있다. 몸의 기능이 떨어지는 이유가 바로 독혈증Toxemia을 그 원인으로 보고 있다.

미국을 비롯한 선진국에서 섭취하는 가공식품의 양은 상상을 초월한다. 소장과 대장에서 쓸모없는 노폐물과 유독한 첨가제가 흡수된 다음 신속히 배출되지 않으면 이 독성 물질은 서서히 축적된다. 세포의 시체, 소화된 후의 음식물 찌꺼기, 그리고 가공식품의 첨가제 들이 만들어내는 독성의 잔여물이 독혈증을 유발하는 원인이다.[12]

미국은 이미 1992년에 국립보건원 내에 '대체 의료국'을 설치하고 200만 달러의 예산을 배정했으며, 1994년엔 650만 달러, 1998년엔 2천만 달러로 증액했다. 이와 별도로 매년 137억 달러를 대체 의료를 위해 지출하고 있다. 국제건강기구National Institues of Health도 수백만 불을 들여 대체의학을 연구하고 있다.[13]

의학이 발달하면서도 환자들은 더 이상 자신의 건강을 현대 의학에 맡길 수 없다는 의식이 지배하면서 '기존 의학'의 한계를 느꼈고,[14] 기존 의학을 보완하는 대체 의학의 필요했던 것이다. '대체의학'이라는 용어는 미 국립보건원NIH이 공식 채택한 것으로, '기존 의학을 보완하는 대안적 학문'을 뜻한다. 이러한 시대적 배경 속에서 현대 음식의 문제점과 기존 의학의 한계를 드러내는 목소리가 커지는 그 중심에 푸드테라피의 중요성은 더욱 부각되고 있다고 본다.[15]

국가별 성인 비만율을 보면 미국이 38.2%이고 멕시코가 32.4%로 가장 높게 나타났으며, 일본이 3.7%, 한국이 5.3%로 가장 낮게 나타났다. 미국의 비만율은 현재 비만율 추세로 보면 2030년에 46.6%까지 증가하여 성인 2명 중 1명은 비만일 것으로 전망되며, 한국과 스위스는 현재 낮은 수준이나 현재의 비만율의 증가세를 보면 80% 이상의 증가율을 보일 것으로 전망된다.[16]

미국 클리블랜드 클리닉 연구소에 따르면 장애 수명 손실 연수를 발생시키는 요인들 중 비만이 당뇨병, 흡연, 고혈압보다 수명을 47% 이상 단축시키는 것으로 나타났다. 각국은 미만으로 인한 사회적 비용이 빠르게 증가함에 따라 각 국에서는 재정적인 인센티브 부여, 비만을 유발하는 음식료품에 대한 조세 강화 등 국가 차원의 비만 관리 대책을 마련하고 있다. 미국 몇 개 중에서는 비만 환자가 건강 목표치를 달성할 경우 의료비를 환급해 주는 제도를 시행하고 있다.

02 | 미국인의 음식 섭취와 질병

세계 최대의 아이스크림 기업인 배스킨라빈스의 최대 상속자인, 존 로빈스가 그의 저서 「음식 혁명」에서 주장하고 싶었던 것은 '인간과 지구를 파멸로 이끄는 육식과 유제품의 폐해'에 대한 것이었다. 이 책이 2002년에 출간된 이후 5년 만에 미국에서는 소고기 소비가 무려 20퍼센트 감소했다고 한다. 20여 년이 지난 오늘날 베스트셀러가 되었지만, 여전히 육류제품과 유전자 조작 식품의 폐해에 대한 논쟁은 끊이지 않고 지금도 이어지고 있다.

육류제품과 유전자 조작 식품이 인간의 건강과 지구에 미치는 영향에 관한 논쟁은 끝나지 않을 것이다. 법정과 언론에서 상반된 주장이 논쟁을 벌일 것이며, 사람들의 생각과 마음, 부엌에서도 갈등이 지속될 것이다. 그 과정에서 자신과 사회를 위해 더 인간적이고 안정된 생활방식을 추구하는 사람들은 인간과 지구에 해를 끼치는 행위로 이득을 취하는 산업계의 비난과 공격에 직면하게 될 것이다.[17]

이 책에서는 인간과 인간이 머물러 있는 지구의 생존이 벼랑 끝, 위기 상황임에 경고의 메시지를 던지고 있으며 인간과 식품, 지구의 관계를 새로 정립하려는 시도 및 희망적인 대안을 제시하고 있다.

인간의 육식에 대한 욕구를 충족시켜주기 위한 축산업의 확대가 우리의 건강뿐 아니라 우리 후손들의 건강과 생명을 위협하고 있다는 사실을 간과해서는 안 될 것이다. 그래야만 하는 이유를 존 로빈스의 다음과 같은 주장에서 그 근거를 찾을 수가 있다. "우리는 앞으로도 비자연적인 음식을 먹으면서 비만, 심장질환, 암, 당뇨병 발생률이 치솟는 것을 보게 될 것인가?"

그의 염려대로 2021년을 사는 우리에게 너무나 흔한 질병이 되지 않았는가? 점점 더 심해지는 생태계 황폐화로 인하여 지금보다도 더 훨씬 우리의 미래는 암울할 수도 있음을 시사하고 있다고 본다. 그러니 이러한 모든 일련의 과정들을 계속 무시하고 살 수는 없다.

미국인들이 먹는 음식에 일상적으로 첨가되는 화학물질의 양은 연간 50만 톤에 육박한다. 온갖 종류의 화학물질이 있다. 자연색을 강화하거나 조정하기 위한 색소, 부패 방지를 위한 방부제(덕분에 흰색 빵 한 덩어리는 구입 후 3주가 지나도 멀쩡하다)를 비롯해 유연제, 안정제, 기포 제거제, 발효를 막아주는 화학물질, 질감과 경도와 점도를 향상시켜 주는 화합 물질, 유화제, 향미증진제, 수분 함량을 높이거나 낮추기 위한 화학물질, 시험용 혹은 손실된 영양분을 보충하기 위한 다양한 인공 영양소 등이 그것들이다.[18]

C. 한국의 푸드테라피 사례

01 | 한국인의 식습관

경제성장에 따른 변화된 식습관으로 인해 새로운 질병이 발생하고 있다. 특히 우리나라의 경우 경제 발전이 시작되던 1970년대 이후부터 빠른 경제회복과 더불어 배고픔의 시절을 극복하며 고칼로리, 고지방 식사 형태로 바뀌게 되었다. 편리함과 중독적인 맛 위주의 가공식품들, 그리고 기호식품의 생산이 증가함에 따라 식품첨가물과 가공식품들을 다량으로 섭취하게 되면서 과거에는 전혀 발생하지 않았던 새로운 질병에 노출되게 되었다.

국민건강보험공단에 따르면 지난 2015년부터 2020년까지 최근 5년간 당뇨병으로 진료를 받은 국민은 전체 1,723만 명에 달한다. 2015년 253만 명에서 매년 증가해 2017년 287만 명, 지난해에는 322만 명으로 5년 새 27.7% 증가했다. 여기서 주목할 점은 20대다. 20대 당뇨 환자는 연간 11% 늘어나 5년 사이 51.4%나 급증했다. 당뇨병이 더 이상 노인 만성 질환이 아니라는 얘기다. 건강보험공단이 올해 초 발표한 '2020 알고 싶은 건강정보 통계'를 살펴보면, 우리나라 고도 비만율은 5.1%에서 6.1%로 약 20% 증가했으며, 비만 환자도 약 5% 늘었다.[19]

경제협력개발기구(OECD)는 특히 우리나라 20~30대 비만 인구가 늘어나는 점을 지적하며 오는 2030년 고도비만 인구가 지금보다 2배로 늘어날 것이라고 전망했다. 증가하는 비만 인구와 더불어 젊은 당뇨를 야기하는 위험 요소는 또 있다. 최근 사회관계망서비스(SNS)를 중심으로 유행하고 있는 '단짠단짠' 등 자극적인 맛을 즐기는 식문화가 대표적이다.

여기서 우리는, 젊은 층의 당뇨 환자는 매년 11%씩 늘어나고 있고 그 속도는 40~50대보다 2배나 더 높다는 통계수치에 주목해야 한다. '단짠단짠'의 맛에 중독이 되고, 실제 외식업계에서는 이러한 소비자들의 욕구를 채우기 위해 '단짠'의 음식을 넘어서 '단맵(달고 매운 맛)', '맵느(맵고 느끼한 맛)'등 더욱더 자극적인 맛으로 신메뉴를 개발하며 제품들을 출시하고 있다. TV에서는 연일 과식과 폭식 문화를 조성하며 젊은 당뇨 환자의 증가에 한몫을 하고 있는 셈이다. 젊은 층에서는 이러한 문화에 대한 아무런 비판 의식이 없이 단지 '스트레스 해소'라는 명분으로 그대로 수용하고 있다는 것이다. 젊은 당뇨를 부추기는 사회의 많은 요인에 대한 인식 제고의 중요성이 더욱 높아져야 할 때이다.[20]

최근 코로나19로 인하여 식습관의 변화를 가져왔다. 외식률은 감소했지만, 외부 활동의 감소와 함께 배달 음식의 증가로 비만 인구는 오히려 증가하였다. 바쁜 현대인들에게 영양의 균형을 갖춘 집밥 형태의 음식들에 관한 관심이 높아지고 있는 실정이다.

02 | 한국인의 음식 섭취와 질병

당뇨 외에도 잘못된 식습관으로 생기는 여러 질병(고혈압, 고지혈, 비만, 암 등)이 있지만, 또 하나 우리가 심각히 인식해야 할 질병이 있다면, 그것은 바로 결핵이다. 다음의 2021년 질병관리본부의 통계자료를 살펴보자.[21]

우리나라 결핵 환자의 수는 전체적으로 많이 감소하였지만, 여전히 많은 사람들이 결핵으로 고통 받고 있다. 여기서 우리가 주목해야 할 부분은 젊은 층의 결핵 환자가 적지 않은 이유가 무엇인지 고민해 보아야 한다는 것이다. 못 먹고 굶주려 영양실조의 상태가 아니고 나이가 들어 다른 병으로 인해 면역력이 떨어진 상태도 아님에도

<표 2-1> 연령 및 성별에 따른 전체 결핵 환자 현황(2020년) (단위:명)

구분	계	~10대	20대	30대	40대	50대	60대	70대	80대 이상
계	25,350	308	1,629	1,935	2,641	4,153	4,393	4,794	5,502
남자	15,400	169	874	1,080	1,701	3,007	3,168	2,943	2,458
여자	9,950	134	755	855	940	1,146	1,225	1,851	3,044

출처: 2020년 결핵 환자 신고 현황(질병관리본부, 2021)

불구하고 매년 3,000명 이상의 젊은 층의 결핵 환자들이 생겨난다. 25년째 결핵 발병률 1위와 경제개발 협력기구(OECD) 회원국 중 1위를 고수하면서 '결핵 후진국'의 오명을 씻지 못하고 있다는 사실에 주목해야 한다. 결국, 이들이 먹고 있는 음식을 돌아보아야 한다. 과거보다 잘 먹고 살아 살은 찌고 성장은 하지만, 정작 우리 몸의 세포 입장에서 필요한 영양이 들어오지 않기에 세포가 영양 실종 상태인 것이다. 또한, 면역의 70%를 차지하고 있는 장의 환경이 좋지 않아서 면역세포의 기능이 제대로 발휘하지 못하기에 결핵균에 대한 저항력이 떨어졌다고 볼 수 있다. 최근 마이크로바이옴Microbiome의 중요성이 부각되고 또 유산균에 대한 관심이 급증하는 이유가 바로 여기에 있다.

또한, 과거 배고픈 시절을 생각하며 '밥이 보약'이라는 사고가 우리의 식습관을 지배하면서 많은 건강의 문제를 일으키고 있다. 그 하나의 예가 바로 '탄수화물 중독'이다. 탄수화물을 섭취할 때는 마약 복용 시 나타나는, 흥분과 행복한 감정을 느끼게 해주는 신경전달 물질인 도파민이 분비된다. 이런 쾌감을 자주 느끼고 싶은 충동이 곧 중독 현상을 일으키는 것이다. 사실 한국인이 섭취하는 음식 중에서 탄수화물이 차지하는 비중은 매우 높다. 밥을 잘 먹어야 하고 또 반드시 밥을 먹어야 한다는 강박관념이 있기 때문이다.

이러한 탄수화물 중독증은 대사증후군Syndrome X를 야기시켰다. 1988년 미국 뉴올리언스의 한 학술회의장에서 스탠퍼드 의대 내분비 교수 제럴드 레이븐이 미국 당뇨협회 최고 영예의 상을 받고 다음과 같이 말한다. "저희 팀은 최근 '심혈관 질환의 일단'과 같은 것을 발견했다. 심장병뿐만 아니라 당뇨병 등 각종 생활습관병으로 발전할 수 있는 그 증상을 대사증후군Syndrome X라고 명명하겠다.” 신드롬 X의 주범은 붉은 육류가 아니라 한국인이 즐겨 먹는 탄수화물이라는 사실이다.

설탕 등의 단당류와 흰 밀가루, 흰 쌀 등을 과잉 섭취하면 지속적으로 혈당이 급격히 상승하고 이때마다 인슐린의 과다 분비를 초래하고 인슐린 저항성을 유발하게 된다. 인슐린의 조절 실패가 비만뿐만 아니라 고혈당으로 인한 최종당화산물AGEs의 증가를 초래하여 심장질환을 유발할 수가 있다.

지난 10여 년간 우리나라 평균 수명은 꾸준히 증가하고 있다. 이와 비례해서 만성질환자와 암 환자 또한 증가세를 보이고 있다. 유해 물질로 인하여 오염된 먹거리와 오염된 환경은 생태계뿐 아니라 인간을 위협하는 상황에서 먹거리의 안전은 이제 선택이 아니라 필수인 상황까지 이르렀다. 단순히 건강관리의 차원이 아니다. 이것은 결국 우리 아이들에게 물려줄 환경에 관한 문제이다. 내가 지켜야 하고, 우리가 지켜야 하고, 국가가 제도적으로 지켜야 한다. 그리고 단기간 투쟁이 아니라 지속적으로 투쟁해야 할 장기적인 문제라는 점을 모든 사람이 인식하는 사고의 전환이 필수이다.

Chapter 02 Case

"신체적 테라피에서 국가 간 치료 제휴의 개념화에 관한 적정성"[22]

신체적 테라피 분야에서 국가 간의 치료적 제휴의 개념화와 적정성에 관한 연구이다. 신체적 테라피 분야에서 치료적 제휴(Therapeutic Alliance, TA)는 물리치료 분야에서 떠오르는 개념의 하나로, 일례로 생물 의학(BMM)에서 치료의 생물 심리 사회적 모델(BPSM)로의 지속적인 패러다임 전환이 대표적인 사례이다. 현재의 동맹에 대한 개념적 이해는 일반적으로 Bordin(1979)이 제시한 심리치료 맥락에 기초해서 정의를 하는데, 치료적 제휴의 정의를 명확하게 하기 위해서 개념 분석을 수행하였다.

본 연구의 연구 방법은 개념 분석의 진화적 방법을 적용하였다. 광범위한 문헌 검색을 수행했으며, 적합한 자료는 귀납적 의미론적 주제 분석에 기호해서 분류하였다. 연구 결과를 보면, 이 개념 분석에는 총 14개의 구성 요인이 포함되었다. 5개의 마스터 속성 테마 및 4개 해당하는 하위 주제는 주제 분석에 따라 식별된다. 마스터 속성 테마는 다음과 같습니다. '사람', '여행의 공유', '커뮤니케이션', '치료 공간', '자율성 함양' 4개의 소주제는 '자신의 베풀기', '경험의 정당화', '물리치료사 특성 중요', '개인 간 협력' 등이다.

본 연구는 신체적 테라피 관점에서 TA의 발견적 해석이 제공된다. 치료적 제휴는 다이나믹한 임상적 만남 내에서 구성하고 치료를 원하는 사람과 치료를 받는 사람

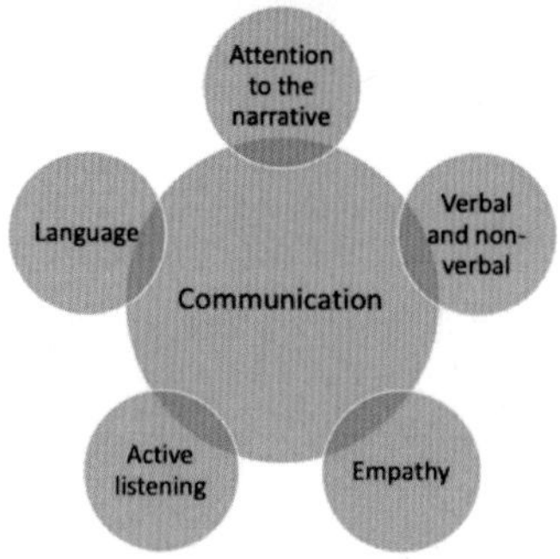

Fig. 5. Conceptual attributes constituting 'Communication' theme.

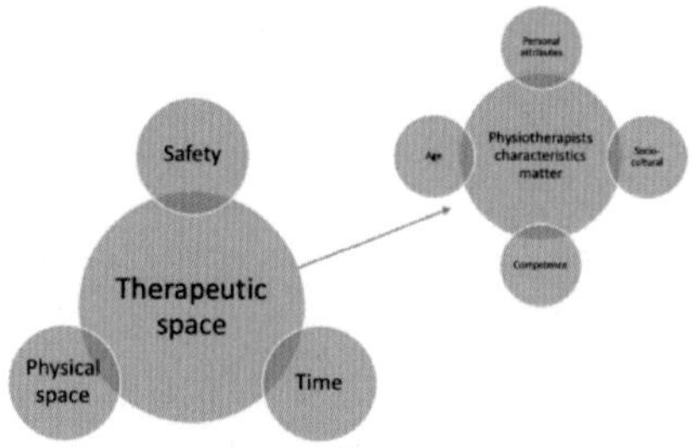

Fig. 6. Conceptual attributes constituting 'Therapeutic space' theme, and sub-theme 'Physiotherapist characteristics matter'.

Musculoskeletal Science and Practice 46 (2020) 102131

Contents lists available at ScienceDirect

Musculoskeletal Science and Practice

journal homepage: www.elsevier.com/locate/msksp

ELSEVIER

Original article

Conceptualisation of the therapeutic alliance in physiotherapy: is it adequate?

Petter Søndenå, Georgi Dalusio-King, Clair Hebron [*]

[a] University of Brighton, School of Health Sciences, 49 Darley Road, Eastbourne BN20 7UR, United Kingdom

ARTICLE INFO

Keywords:
Therapeutic alliance
Biopsychosocial model
Physiotherapy
Concept analysis

ABSTRACT

Objective: The Therapeutic Alliance (TA) is an emerging concept within physiotherapy practice, reflecting the ongoing paradigm shift from a biomedical- (BMM) towards a biopsychosocial model (BPSM) of care. Current conceptual understanding of the TA is commonly based on Bordin's (1979) definition, developed within a psychotherapy context. A concept analysis was conducted in order to provide conceptual clarity of the TA within physiotherapy literature.

Method: An evolutionary method of concept analysis was followed. An extensive literature search was conducted, and eligible articles were submitted to inductive, semantic thematic analysis.

Findings: A total of 14 articles were included within this concept analysis. 5 master attribute themes, and 4 corresponding sub-themes were identified following thematic analysis. The master attribute themes were: 'Seeing the person', 'Sharing the journey', 'Communication', 'Therapeutic space' and 'Fostering autonomy'. The 4 Sub-themes were: 'Giving of self', 'Legitimising the experience', 'Physiotherapist characteristics matter' and 'Inter-personal collaboration'.

Conclusion: A heuristic interpretation of the TA within a physiotherapy context is offered. The TA is a dynamic construct within the clinical encounter and is influenced reciprocally between the person seeking care and the physiotherapist by biological, social and psychological contributing factors. 'Communication' may act as a catalyst in operationalising the TA in a physiotherapy context. Continued efforts are needed in physiotherapy education and training in both enhancing theoretical awareness of the role of the TA within physiotherapy practice, as well as guidance on its implementation in clinical practice.

사이에 상호 영향을 생물학적, 사회적 및 심리적 요인에 기초해서 신체적 테라피스트를 연결한다. '커뮤니케이션'은 다음과 같은 역할을 할 수 있습니다. 신체적 테라피 분야에서 치료적 동맹을 운용하는 촉매. 물리치료에 대한 지속적인 노력이 필요하며, 신체적 테라피에서 치료적 제휴의 역할에 대한 이론적 인식을 향상시키는 교육 및 훈련과 임상 실습에 대한 체계적인 연구가 수행되어야 한다.

출처: Sondena, P., Dalusio-King, G., Herbron, C.(2020), Conceptualisation of the therapeutic alliance in physiotherapy: is it adequate?, *Musculosketal Science and Practice*, 46, 1-9.

참고문헌

01. 스태티스타 코리아, OECD 국가 비만율 현황, 2024.

02. 에너지경제신문, 한국, OECD 32개국 중 비만율 두 번째로 낮아, 2022.

03. 질병관리청 만성질환관리국, OECD 회원국의 과체중 또는 비만 인구 비율, 2023.

04. 보험연구원, 주요국의 비만 현황 및 대응방안, 2023, p.32.

05. 보험연구원, 주요국의 비만 현황 및 대응방안, 2023, p.33.

06. 보험연구원, 주요국의 비만 현황 및 대응방안, 2023. p.34.

07. 푸드네비게이터, OECD 보고서: 한눈에 보는 건강, 2024.

08. 비건뉴스, OECD 회원국 몸에 좋은 채소 얼마나 나, 한국 일일 섭취량 가장 높아, 2024.

09. 스태티스타 코리아, OECD 국가 비만율 현황, 2024.

10. 질병관리청 만성질환관리국, OECD 회원국의 과체중 또는 비만 인구 비율, 2023.

11. 에너지경제신문, 한국, OECD 32개국 중 비만율 두 번째로 낮아, 2022.

12. 히비 다이아몬드/ 이문희·강신원 역, 자연치유 불변의 법칙, 서울: 사이몬북스, 2021, p.57.

13. 김영준, 어느 노의사의 외침, 생명의 설계도를 따르라, 서울: 노란 숲, 2015, p.91.

14. 김영준, 어느 노의사의 외침, 생명의 설계도를 따르라, 서울: 노란 숲, 2015, p.90.

15. 김영준, 어느 노의사의 외침, 생명의 설계도를 따르라, 서울: 노란 숲, 2015.

16. 보험연구원, 주요국의 비만 현황 및 대응방안, 2023.

17. 존로빈스/ 안의정 역, 음식혁명, 2002.

18. 스태티스타 코리아, OECD 국가 비만율 현황, 2024.

19. 데일리메디뉴스, 당뇨병, 노인 만성질환 옛말: 2030 젊은 층 '위협', 2021.

20. 데일리메디뉴스, 당뇨병, 노인 만성질환 옛말: 2030 젊은 층 '위협', 5년간 20대 당뇨환자 54% 급증, 2023.

21. 질병관리본부, 2020년 결핵 환자 신고 현황, 2020.

22. Sondena, P., Dalusio-King, G., Herbron, C.(2020), Conceptualisation of the therapeutic alliance in physiotherapy: is it adequate?, *Musculoskeletal Science and Practice*, 46.

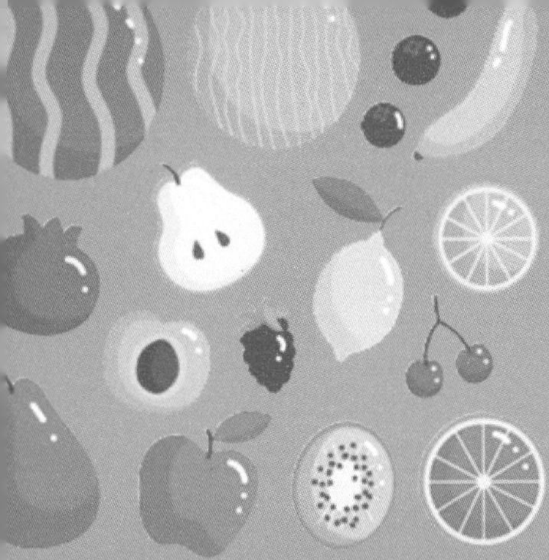

학습목표

1. 각 질환별 푸드테라피 프로그램에 대해 이해한다.
2. 스트레스 해소 및 항산화를 위한 푸드테라피를 학습한다.
3. 해독을 위한 푸드테라피를 학습한다.
4. 다이어트를 위한 푸드테라피를 학습한다.
5. 항암을 위한 푸드테라피를 학습한다.

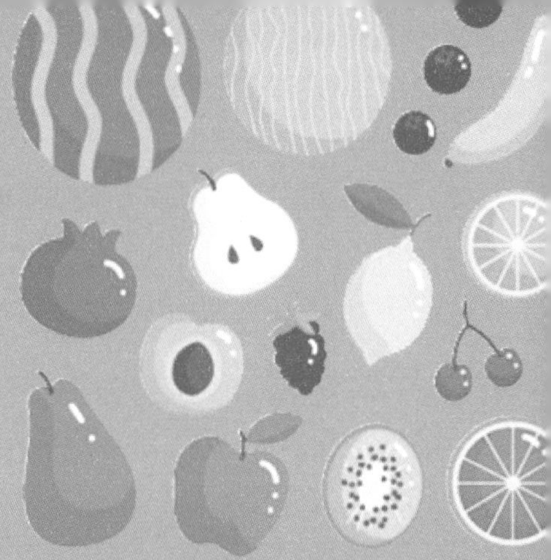

Chapter

03

푸드테라피의 질환별 프로그램

Contents

Introduction
"마음을 평온하게 하는 5가지 푸드 테라피"

생활을 하다 보면 불필요한 감정들 때문에 심리적인 고통을 받아 고민해본 적 있으시죠? 그런 감정들을 마냥 쌓아두기만 한다면 결국 내 감정만 더 힘들어질 텐데요. 나에게 필요한 감정만 골라서 남겨두고 필요 없는 감정들은 이 5가지 음식과 함께 '푸드테라피' 해보는 거, 어떠세요~?

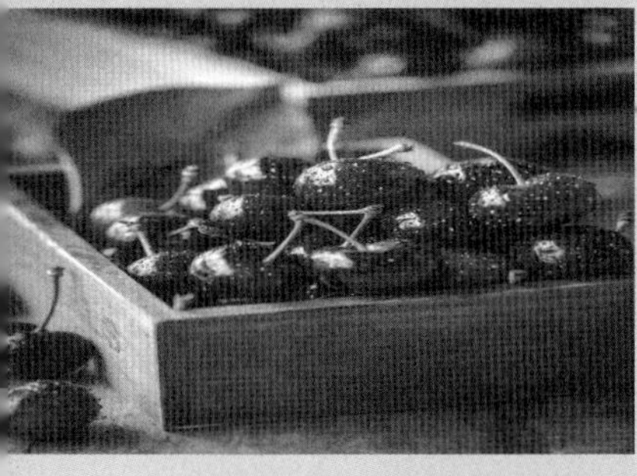

(1) 불안을 줄여주는 '체리'

새빨간 체리에는 불안과 우울한 기분을 감소시키는 클로로젠산 성분이 들어있어요. 우울증을 예방하고 각종 스트레스를 줄여 노화를 늦추는 폴리페놀의 한 종류로, 과일류에 풍부합니다. 체리에 함유되어 있는 멜라토닌은 수면에 도움을 주는 호르몬으로 생체리듬을 안정시키고 숙면을 돕는 효능도 있어요.

(2) 뇌의 염증 반응을 줄여주는 '레드 와인'

적포도에 다량 함유되어 있는 레스베라트롤 성분은 스트레스로 인한 뇌의 염증 반응을 줄이고 우울한 기분을 완화시켜 주는 효과가 있어요. 적포도를 오랫동안 숙성시켜 만든 레드 와인을 마셨을

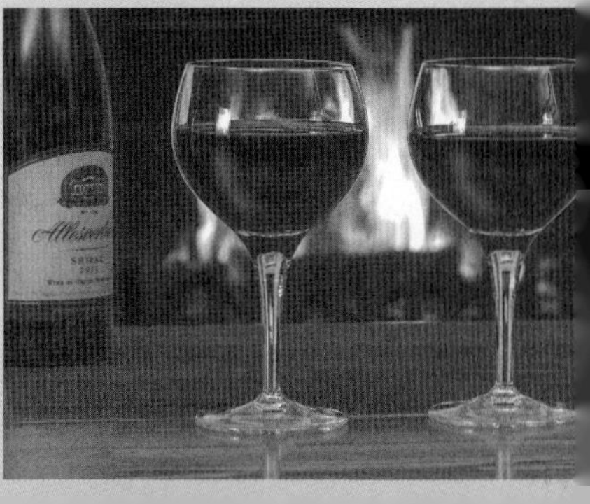

때 기분 전환이 되는 것도 이 효능 때문인데요. 일주일에 2~7잔의 와인을 마신 사람은 그렇지 않은 사람보다 우울증에 걸릴 위험이 낮다는 연구 결과도 있어요.

(3) 맵고 짠 음식 섭취 후에는 '바나나'

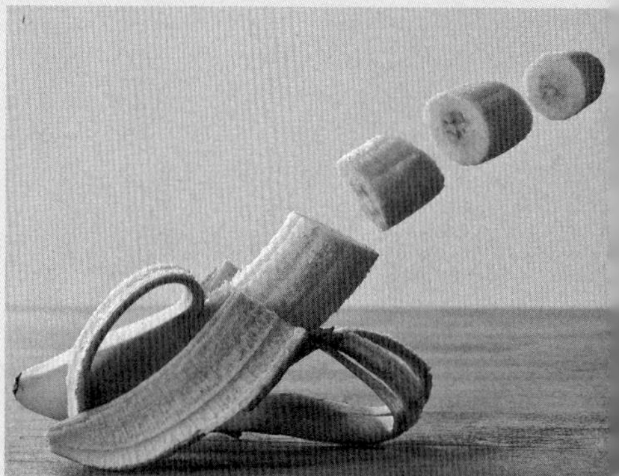

스트레스를 풀기 위해 맵고 짠 음식 즐기는 분들 많으시죠. 이런 음식은 당장의 기분을 풀어주는 효과는 있을지 몰라도 건강에는 그리 좋지 않습니다. 나트륨이 과다하기 때문이죠. 이럴 때, 칼륨이 풍부한 바나나를 먹어 나트륨을 배출시키는 것이 좋아요. 바나나는 식욕 감소와 우울증 개선에도 효과적인데요. 바나나 속에 함유되어 있는 트립토판이라는 성분은 행복 호르몬이라고 불리는 세로토닌을 생성하는 데 도움을 줍니다.

(4) 기분을 '업' 시키는 '블루베리'

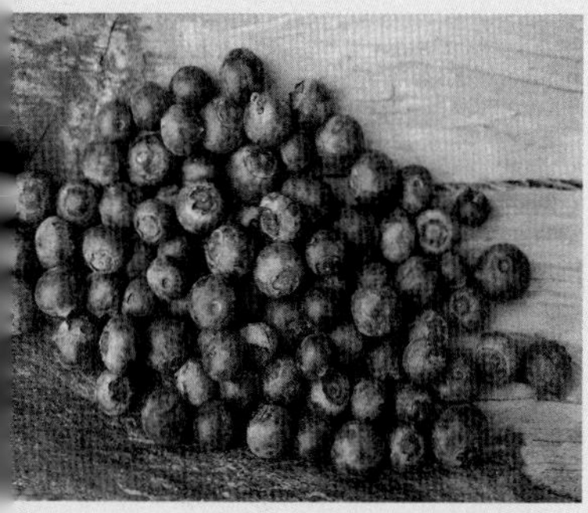

쉽게 즐겨 먹을 수 있게 된 블루베리. 블루베리는 기분 전환에 좋은 영향을 끼치는 성분을 다량 함유하고 있어요. 블루베리 속에는 플라보노이드 성분이 있기 때문인데요. 플라보노이드는 과일이나 채소에 함유된 식물 색소 성분으로 항산화 작용이 뛰어난 세포 손상을 억제하는데 효과가 있답니다. 이 밖에도 체내 염증세포와 암세포를 파괴하는 NK 세포를 증가시키고 눈 건강을 도와 백내장을 예방해 주기도 합니다.

(5) 어두운 기분은 '다크초콜릿'

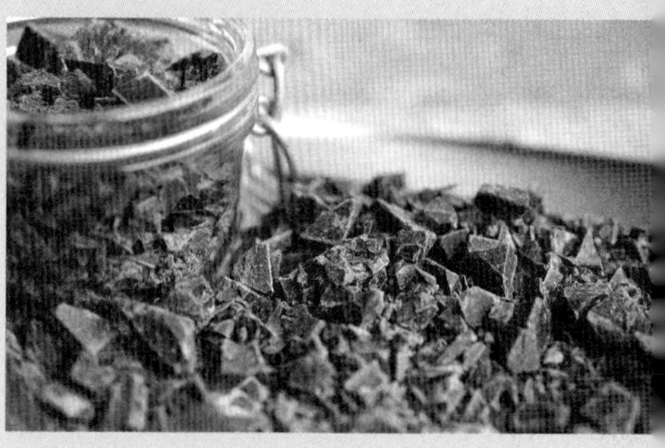

우울한 기분 달랠 때 초콜릿 생각 나시죠~? 밀크 초콜릿보다 다크초콜릿이 더 효과적이라고 해요. 다크초콜릿은 항우울 성분이 다량 포함돼 있어 스트레스 호르몬인 코르티솔 수치를 낮추는 것으로 알려져 있는데요. 스트레스가 심한 사람이 2주간 매일 630g의 다크초콜릿을 먹으면 코르티솔을 비롯한 스트레스 유발 호르몬 수치가 줄어든다는 연구 결과도 있습니다. 카카오 함량이 높을수록 우울감 해소 효과도 커진다고 하니, 심리적으로 위축된 날 한 조각의 초콜릿으로 기분을 업그레이드 해 보세요!

출처: "마음을 평온하게 하는 5가지 푸드테라피", *THE PARAN*(2018.10.12. 13:55)

A. 스트레스 해소 및 항산화를 위한 푸드테라피

01 | 항 스트레스 음식 레시피

인간은 본능적으로 개인의 고통에 대해 누군가 자신에게만 해당하는 특별한 관심과 사랑으로 돌봄을 받기를 원하고 있다. 특히 건강에 관한 한 개인마다 몸 상태나 느끼는 증상들이 다르기 때문에 개별 맞춤 건강컨설팅은 의뢰인의 요구도를 충분히 반영할 수 있다고 본다. 옷이나 구두와 같은 물건들도 대량 생산된 제품보다는 개인의 취향과 몸의 형태에 딱 맞는 제품을 선택하는 데 비용을 투자하는 것에 더 큰 의미를 두는 시대를 살아가고 있다. 그러므로 개인마다 다른 몸의 질환별로 맞춤 제공하는 푸드테라피는 융합 학문을 토대로 진행되어 그 가치와 희소성, 전문성을 가진 과학적인 접근 방법이라 여겨진다.

현대인의 질환 중에 병원에서도 진단하고 처방하기 어려운 스트레스와 독소 해소를 위한 맞춤 식이요법을 알아본다.[1]

스트레스 시에 많이 발생하는 활성산소를 중화시키는 베타카로틴과 플라보노이드가 풍부하다. 특히, 당근의 베타카로틴은 자연살해세포natural-killer cell이 종양세포에 대한 공격력이 향상되도록 도와준다. 당근에 팔카리놀falcarinol이 베타카로틴과 함께 항암효과를 만든다. 당근의 알파카로틴은 암세포의 분화를 방지하는 능력이 베타카로틴보다 10배나 뛰어나다.

또한, 비타민 B군이 많이 함유되어 있어 스트레스로 소모되는 양을 보충할 수

<표 3-1> 항 스트레스 음식 레시피 1

요리명	재료	만드는 법
항 스트레스 스무디	오렌지 착즙주스 200cc 적 채 50g 당근 1/2개	1. 당근을 깨끗이 씻어 적당히 썬 다음, 껍질 채 찜기에 10분 정도 찐다(냉장 보관 후 시원하게 사용). 2. 믹서기에 오렌지 착즙 주스를 100cc 붓는다. 3. 적채와 당근을 함께 넣고 곱게 갈아준다. 4. 그다음 나머지 오렌지 주스 100cc를 더 넣고 한 번 더 갈아준다.

출처: 황금주, 오감과 NLP를 매개로 한 푸드테라피 효과검증 모델 연구: 총체적 치유 관점에서, 박사학위논문, 2023, p.56.

<표 3-2> 항 스트레스 음식 레시피 2

요리명	재료	만드는 법
살사소스와 엽채류 샐러드	엽채류 200g, 방울토마토 150g, 바나나 1개, 오렌지 1개, 삶은 병아리콩 1컵 (라임 드레싱 재료) 화이트와인 식초 1T, 라임 주스 60cc, 아가베 시럽 3T, 디종 머스터드 1t, 소금 1/2t, 올리브유 3T, 청양고추 1개, 레몬껍질(겉 노란색 부분만)	1. 엽채류는 먹기 좋은 크기로 채 썰어 놓는다. 2. 방울토마토, 바나나, 오렌지는 적당한 크기로 썬다. 3. 라임 주스에 올리브유를 제외한 모든 재료를 넣어 섞은 후 올리브유를 조금씩 부어가며 잘 저어 드레싱을 만든다. 4. 넓은 볼에 엽채류와 방울토마토, 바나나, 오렌지, 병아리콩, 라임 드레싱을 잘 버무린 다음 접시에 수북이 담는다.

출처: 황금주, 오감과 NLP를 매개로 한 푸드테라피 효과검증 모델 연구: 총체적 치유 관점에서, 박사학위논문, 2023, p.57.

있으며 글루타티온glutathione과 같은 항산화 물질이 환원될 수 있도록 돕는 역할을 한다.

진청색 채소에는 각종 미네랄과 비타민이 풍부한데, 스트레스로 부족해지기 쉬운 영양소들을 보충하기에 좋으며, 엽채류와 곁들인 바나나와 아몬드, 병아리콩은 특히 많이 소모되고 꼭 필요한 마그네슘과 칼륨, 단백질 등을 공급해 몸이 빨리 회복될 수 있도록 돕는 역할을 한다.

오렌지는 베타크립토잔틴이 함유되어 있어 강한 항산화 작용을 하며 유방암, 자궁암에 대한 항암 작용(베타카로틴보다 5배)이 높다.

02 | 항산화 음식 레시피

항산화 영양소는 대부분이 과일과 채소에 많이 존재하므로 다양한 항산화 음식을 골고루 섭취하는 것이 산화스트레스로부터 우리 몸을 보호하는 데 중요하다.

토마토의 라이코펜은 가장 강력한 활성산소 제거 작용을 한다. 각종 암과 심장 질환 및 노인성 질환 예방에 탁월하며 활성산소에 의한 세포 손상을 막는다. 체내에서 콜레스테롤 합성을 억제하여 현대인의 다양한 대사 질환 예방에도 뛰어나다. 토마토는 지용성이므로 익혔을 때와 기름 성분과 함께 요리할 때 흡수율이 가장 높아진다. 함께 사용한 호박씨의 베타시토스테롤Beta-Sitosterol 성분은 식물성 스테롤로서 콜레스테롤 억제 작용을 하는 지질계열로 토마토의 라이코펜과 함께 항암 시너지 효과로 작용한다.

아가베 시럽은 아가베 추출물로서 천연 과당이 주성분이다. 혈당지수가 낮아 설탕보다는 건강에 좋다고 하지만 과다 섭취 시 지방간의 원인이 되고 혈중 중성지방 수치를 증가시킬 수 있으니 소량 사용하는 것이 좋다.

망고의 카로틴은 지질 계의 산화를 막아주고 파프리카는 비타민C가 풍부해서 혈액과 혈장의 산화를 막아준다. 특히, 망고의 크립토잔틴cryptoxanthin은 유방암과 자궁암에 대한 항암효과가 베타카로틴보다 5배나 높다. 토마토의 라이코펜은 탁월한 지질 계 항산화 물질로서 암, 노화, 심근경색 등을 예방하며 고혈압, 저혈압, 당뇨

<표 3-3> 항산화 음식 레시피 1

요리명	재료	만드는 법
토마토 스무디	토마토 3개 호박씨 1T 아가베 시럽 약간	1. 토마토는 씻은 다음 칼로 십자 모양을 낸다. 2. 찜기에 물이 끓기 시작하면 채반에 토마토를 올린 후 중불에서 20분간 찐다. 3. 식은 토마토는 껍질을 벗긴 다음 꼭지 부분을 제거한다. 4. 믹서기에 토마토와 나머지 재료를 넣고 곱게 간다. tip 식성에 따라 아가베 시럽 양을 조절한다.

출처: 황금주, 오감과 NLP를 매개로 한 푸드테라피 효과검증 모델 연구: 총체적 치유 관점에서, 박사학위논문, 2023, p.58

<표 3-4> 항 스트레스 음식 레시피 2

요리명	재료	만드는 법
망고 토마토 샐러드	망고 1개, 파프리카(빨강, 노랑) 1/2개씩, 청피망 1/2개, 양파(소) 1/2개, 토마토 3개, 레몬 1/2개, 귤 or 오렌지 1개, 마늘 1쪽, 소금 1/2t, 샐러리 잎 다진 것 1.5T, (드라이 허브는 1T 사용), 아가베 시럽 1/2T	1. 망고, 파프리카, 청피망, 양파, 토마토는 모두 사방 0.7cm(작은 깍둑썰기)로 썬다. 2. 유기농 귤은 3cm 미만 크기로 다진다. 3. 레몬은 반으로 잘라 즙을 짠다. 4. 샐러리 잎, 마늘은 다진다. 5. 큰 볼에 모든 재료를 넣은 후, 용기에 담아 냉장고에 보관 후 시원하게 먹는다.

출처: 황금주, 오감과 NLP를 매개로 한 푸드테라피 효과검증 모델 연구: 총체적 치유 관점에서, 박사학위논문, 2023, p.59.

등에 효과가 있다. 또한, 토마토에는 아미노산의 일종인 글루탐산이 다른 과채류보다 3~6배 많이 들어있기 때문에 피로물질인 젖산 생성을 억제하는 작용을 하여 피로 회복에 효과적이다.

B. 해독을 위한 푸드테라피

01 | 비트 스무디를 활용한 해독 레시피

비트에 있는 '베타인betaine'은 간 해독에 탁월하며 손상된 간세포 수리 · 재생을 돕는다. 지방간을 예방하며, 제2의 콜레스테롤이라 하는 '호모시스테인'을 제거해 주어 당 독소를 줄여준다. 비트의 풍부한 섬유질은 연동 운동을 도와 배변을 수월하게 한다. 사과의 껍질에 있는 퀴세틴 성분은 해독을 돕고 혈관 건강을 좋게 한다. 잘 익은 바나나에는 각종 비타민 미네랄뿐 아니라 올리고당을 함유하고 있어 장내 유익균의 먹이로 장 균의 활성을 돕는다. 레몬의 리모넨 성분은 비트의 성분과 서로 상승효과를 주며, 뛰어난 살균작용과 해독작용은 효과적으로 해독이 될 수 있도록 돕는다.

<표 3-5> 해독 레시피 1

요리명	재료	만드는 법
디톡스 스무디	비트 1/2개 바나나 1개 레몬수(오렌지 착즙 주스 가능) 200cc	1. 껍질째 비트는 50분 정도 찐 다음 껍질 벗긴다 2. 비트와 바나나에 레몬수(오렌지 착즙) 반을 넣고 믹서기에 갈다가 나머지 레몬수를 넣고 곱게 간다. 3. 껍질째 비트는 50분 정도 찐 다음 껍질 벗긴다. 4. 비트와 바나나에 레몬수(오렌지착즙) 반을 넣고 믹서기에 갈다가 나머지 레몬수를 넣고 곱게 간다.

출처: 황금주, 오감과 NLP를 매개로 한 푸드테라피 효과검증 모델 연구: 총체적 치유 관점에서, 박사학위논문, 2023, p.60

02 | 해독 야채찜을 활용한 해독 레시피

십자화과 채소는 발암물질과 결합해 체외 방출하는 효과가 뛰어나 해독뿐 아니라 항암효과가 탁월하다. 특히, 마늘은 황을 함유하고 있는 식품으로 간의 해독작용을 끌어 올려준다. 이뿐 아니라, 마늘은 조리되는 과정 중에도 여러 가지 약리작용으로 변화되면서 항산화 작용과 항암 작용을 하고 고콜레스테롤 수치도 낮춰준다. 표고버섯의 베타글루칸과 레티난은 강력한 항암 물질이며 자연 살해 세포 등 면역세포를 활성화시켜 면역기능을 올려준다. 양배추는 간의 해독 효소 생성을 촉진하고 발암물질을 체외로 방출시키며 위장을 보호한다.

<표 3-6> 해독 레시피 2

요리명	재료	만드는 법
해독 야채찜	양배추 7장, 적채 4장 케일 4장, 포고버섯 4개 브로콜리 1/2개 양파 1/2개 빨강 파프리카 1/2개 노랑 파프리카 1/2개 마늘 10개 표고 우린 물 약간 <소스> 사과식초 3T 저염 간장 3T 올리브오일 1t 다진 마늘 1t 아가베 시럽 2T	1. 양배추와 적 채는 7cm 길이로 가늘게 채 썬다. 2. 씻은 브로콜리와 케일은 먹기 좋게 잘라놓는다. 3. 파프리카는 반으로 갈라 가운데 제거하고 가늘게 채 썬다. 4. 마늘은 얇게 편 썰기하고 양파는 가늘게 채 썬다 5. 표고버섯은 모양대로 가늘게 편 썬다. 6. 프라이팬에 표고 우린 물을 두르고 마늘과 양파를 익힌 다음 모든 채소를 분리해서 살짝 익힌 후(찜기에 2분 정도 찐다) 접시에 담는다. 7. 접시에 양배추를 넓게 깔고 적 채, 양파, 표고버섯, 파프리카, 마늘 순서로 올린다. 8. 먹기 직전 소스를 뿌린다.

출처: 황금주, 오감과 NLP를 매개로 한 푸드테라피 효과검증 모델 연구: 총체적 치유 관점에서, 박사학위논문, 2023, p.61

C. 다이어트를 위한 푸드테라피

01 | 병아리콩 샐러드를 활용한 다이어트 레시피

콩류 중 병아리콩이 체중, 체중, 혈중 콜레스테롤 및 중성지방을 저하시키는 기능이 크다. 다른 콩류에 대비해 단백질 함량이 높고 적절한 탄수화물과 비타민 B군을 함유하고 있어 다이어트를 위한 최적의 식품이다. 생리전증후군(PMS)에도 도움이 되며 살균 효과가 있어 방광염이나 부종에도 효과가 있다. 병아리콩에 많이 함유된 아이소플라본isoflavonne은 인체에서 여성 호르몬과 같은 작용을 하여 파이토에스트로겐phytoestrogen에 속하는 물질이다. 아몬드는 LDL콜레스테롤 수치를 감소시키고

<표 3-7> 다이어트에 좋은 레시피 1

요리명	재료	만드는 법
병아리콩 샐러드	삶은 병아리콩 3컵, 토마토(중) 3개, 오이 1개, 청피망 1개, 노랑 파프리카 1/2개, 빨강 파프리카 1/2개, 아몬드슬라이스 1/2컵 <드레싱> 레몬즙 3T, 바질 3T, 올리브 오일 3T, 소금, 후추 약간, 아가베 시럽 2T	1. 병아리콩은 하루 동안 정수 물에 불려놓았다가 중불에서 40분간 삶아 물기를 빼준다. 2. 토마토는 단단한 것으로 구입해서 가운데 무른 부분 제거 후 작은 깍둑썰기를 한다. 3. 오이와 파프리카는 가운데 부분 제거 후 작은 깍둑썰기를 한다. 4. 큰 볼에 병아리콩과 나머지 재료를 넣고 만들어 놓은 드레싱을 골고루 섞는다. Tip 냉장고에서 시원하게 한 후 먹어도 좋다.

출처: 황금주, 오감과 NLP를 매개로 한 푸드테라피 효과검증 모델 연구: 총체적 치유 관점에서, 박사학위논문, 2023, p.62

심장질환을 개선하는 데 도움을 준다. 다이어트뿐 아니라 탈모 예방과 피부 미용에도 좋다.

02 | 블랙 스무디를 활용한 다이어트 레시피

검은깨(흑임자)에는 다른 참깨와 달리 안토시아닌 색소가 함유되어 강력한 항산화 작용을 하며 시력 회복과 당뇨 치료에 효과적인 식품이다. 필수아미노산인 트립토판과 상피구조의 기본을 형성하는 단백질인 케라틴이 들어있어 모발의 윤기 강화와 탈모 예방에도 도움을 준다. 검은 깨에는 콩에 부족한 메티오닌methionine이 풍부하다. 메티오닌은 황을 가지고 있는 필수아미노산의 하나이며 대표적인 항산화제인 글루타치온과 같은 다른 아미노산의 전구체로서 인체 건강에 중요한 역할을 한다.

캐슈넛의 영양 특성은 아몬드와 비슷하며 올레산과 단백질, 당질이 많고 비타민 B1이나 마그네슘, 철, 아연 등의 미네랄도 풍부하다. 또한, 셀레늄을 함유하고 있어 신체조직의 노화와 변성을 막고, 산화 작용을 억제하는 효능이 있다.

<표 3-8> 다이어트에 좋은 레시피 2

요리명	재료	만드는 법
블랙(Black) 스무디	캐슈넛 1/2 컵 검은 깨 4T 정수 물 300cc 소금 약간	1. 믹서기에 정수 물과 캐슈넛을 넣고 곱게 간다. 2. 남은 재료를 넣고 더 곱게 간다. 3. 여름철에는 차가운 정수 물을 사용하고 겨울철에는 따뜻한 정수 물을 사용해도 된다.

출처: 한국건강문화교육협회, 식생활비만관리지도사 과정 교재, p.77.

03 | 컬러 푸드(color food)를 활용한 무지개 다이어트

채소, 과일에 많이 함유된 식물 내재 화합물인 파이토케미컬phytochemicals은, 식물이 자신을 해충과 곰팡이, 자외선, 변화무쌍한 자연환경으로부터 자신을 보호하고 생존하기 위해 스스로 만들어 낸 자기 방어물질이다. 식물이 자신을 스스로 보호하기위해 만든 물질이 사람에게서도 각종 병원균이나, 독소, 염증 유발 물질을 차단시키고, 활성산소와 발암물질의 활동을 중단시키거나 체외로 내보내 면역세포의 기능을 강화시키는 등 여러 가지 항암 작용을 함으로써 우리 몸을 건강하게 유지할 수 있게 도와준다. 그러므로 항산화, 항염, 항암 작용을 하는 다양한 색소 물질을 띈 다양한 종류의 채소, 과일 식color food은 다이어트로 지친 내 세포에 활력을 불어넣어 주는 훌륭한 급원 식품으로, 다이어트와 건강을 동시에 얻을 수 있다.

<표 3-9> 다이어트에 좋은 레시피 3

요리명	재료	만드는 법
비트 샐러드 망고 드레싱	찐 비트 200g, 양파 1/3개, 브로콜리 100g, 로메인 상추 5장 <드레싱 재료 > 망고 100g, 사과식초 1T, 아가베 시럽 1t, 올리브오일 1T, 소금 약간	1. 비트는 깨끗이 씻어 껍질째 40분 중불에서 찐 다음 껍질을 벗기고 적당한 크기로 썬다. 2. 양파는 얇게 채 썰고, 브로콜리도 작은 송이로 잘라서 중불에 살짝 찐다. 3. 로메인 상추는 채 썬다. 4. 드레싱 재료는 모두 볼에 담아 블렌더로 갈아준다. 5. 접시에 재료를 담고 드레싱은 별도 용기에 담아 먹기 직전 뿌린다.

출처: 한국건강문화교육협회, 식생활비만관리지도사 과정 교재, p.33.

D. 항암을 위한 푸드테라피

항암을 위해서는 무엇보다도 암에 대한 인식 전환의 필요성이 중요하다.

우리 몸에는 항암을 위한 억제 장치, 즉 이미 내재된 시스템adapted system이 있다. 세포 분열 시 DNA 복제 과정에서 손상을 입거나 위치가 바뀌거나 공격을 받을 때에 수리하는 수리용 효소repair enzyme가 있고, 심각히 손상된 세포의 분열을 멈추고 죽게 만드는 p53 유전자는 계획된 자연사·자진 사멸apoptosis를 유도해 돌연변이를 막는다.[2] 텔로미어telomere는 지나친 세포 분열을 막는 세포의 장치이다. 이러한 억제 장치들이 제 기능을 발휘하기 위해서는 우리 몸의 환경이 매우 중요하다.[3]

<그림 3-1>을 통해 그 중요성에 대해 알아본다.[4]

그림을 보면, 암세포가 T세포에게 나노튜브를 만들어 놓고 에너지를 더 만들기 위해 면역세포의 미토콘드리아를 훔쳐 간다.[5] 범인 잡으러 간 허접한 경찰이 총을 뺏기고 오히려 당하고 오는 상황이다. T세포의 숫자가 중요한지 T세포의 공격력이 강한 것이 중요한지를 고민해 보아야 한다. 이 과정을 차단하는 항암제 개발이 필요할 것이다.[6] 결론적으로, 우리 몸의 면역을 높이고 암세포가 성장하지 않는 세포의 환경을 만들어 주는 것이 무엇보다 중요하다는 것을 알게 된다.[7]

<그림 3-1> 암세포와 T세포를 연결하는 나노튜브

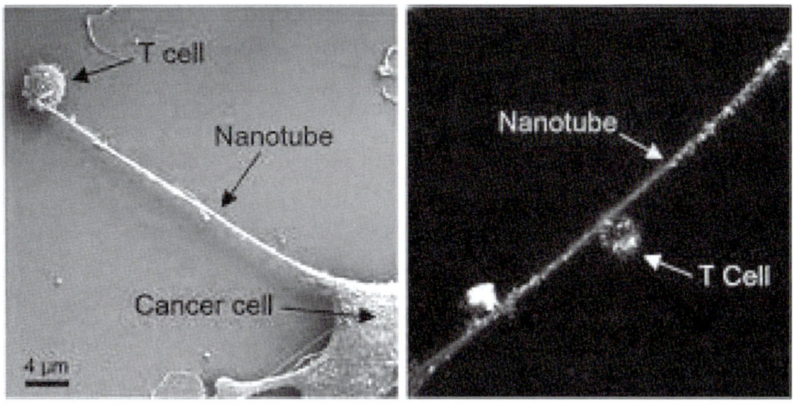

왼쪽은 생쥐의 유방암 세포와 T세포 사이에 나노튜브가 형성된 이미지이며, 오른쪽은 T세포의 미토콘드리아(녹색 형광)가 나노튜브를 통해 암세포로 이동하는 장면이고, 청색은 미토콘드리아의 DNA이다.

출처: Nature Nanotechnology(2021), https:// doi.org/ 10.1038/ s41565-021-01000-4

01 | 양배추를 활용한 항염, 항암 레시피

양배추는 일상에서 쉽게 구할 수 있고 가격도 저렴하면서 가지고 있는 약리효과는 생각보다 크다.

양배추는 식도나 위의 점막을 건강하게 해주는 L-Glutamin이라는 아미노산을 많이 함유하여 위염이나 위산과다로 위 점막이 많이 상한 경우에 효과적인 식재료이다. 양배추는 만성 위염을 일으키는 헬리코박터파일로리균을 죽이거나 성장을 억제하는 성분들이 있고 글루타민이 많아 손상된 위 점막을 복구시켜 위궤양 회복에 도움이 된다.

양배추에는 십자화과 채소에 들어있는 유기화합물인 글루코시놀레이트glucosinolate가 매우 풍부한데, 양배추를 요리하거나 씹을 때 글루코시놀레이트를 분해하는

<표 3-10> 항암에 좋은 레시피 1

요리명	재료	만드는 법
양배추 스무디	적채 200g 파인애플 100g 사과 100g 레몬수 300cc (레몬원액 2T+정수물)	1. 보라색 양배추(적채)는 가운데 심을 제외하고 적당히 썰어 둔다. 2. 껍질 벗긴 파인애플은 심지까지 사용한다. 3. 사과는 껍질째 적당히 썬다. 4. 믹서기에 정수 레몬수를 붓고 적 채를 넣고 곱게 간 다음 나머지 파인애플, 사과를 넣고 한번 더 곱게 갈아준다. 5. 바로 섭취하는 것이 좋다.

출처: 선행연구 참고하여 재정리

효소인 미로시나아제myrosinase가 물과 결합하여 가수분해로 생 활성이 높은 대사산물인 항암 물질을 만든다. 그 중 대표적인 인돌-3-카비놀(I3C)은 인체 생식세포 내에서 암세포의 성장 저해를 유도하여 항 발암 작용을 한다. 특히 유방암 치료제로 사용되는 타목시펜의 역할을 하여 유방암을 유발하는 호르몬 수용체의 작용을 억제하는 효능이 있다.

양배추에는 비타민 U가 풍부한데, 이름에서도 알 수 있듯이 '궤양ulcer'을 치료하는 데 좋은 급원 식품이다. 비타민U는 위벽을 보호하고 위염 및 위궤양 억제는 물론 위암 예방에도 이롭다. 비타민 U는 열에 약하고, 매운 맛과 향을 내는 글루코시놀레이트는 휘발성 성분이기에 열을 가하거나 끓이기 보다는 생으로 먹을 때 효과가 더 좋다. 하지만 위염이나 식도염이 심할 경우에는 생으로 먹기보다는 살짝 쪄서 먹는다. 또한 양배추 한가지보다는 다른 십자화과 채소들과 병행 섭취해서 시너지 효과를 높이는 것이 좋다. 소화기계통의 질환이 있을 경우 모든 항암 식이요법을

<표 3-11> 항암에 좋은 레시피 2

요리명	재료	만드는 법
양배추 수프	친환경 양배추 1통 양파 1개 당근 2개 정수물 2~3리터	1. 양배추, 당근, 양파는 적당한 크기로 썰어 스테인리스 냄비에 담고 정수 물을 부어준다. 2. 중간 불에서 50분 정도 끓인 다음 건더기는 건져내고 물을 섭취한다. 3. 상온에서는 변질될 수 있으니 병에 담아 냉장 보관한다. Tip 속이 편안해지면 물과 건더기를 믹서기로 갈아 수프 형태로 먹는다.

출처: 선행연구 참고하여 재정리

진행하기 어려우므로 먼저 소화기 회복에 도움이 되는 양배추를 다양하게 활용해 보는 것이 좋다.

02 | 100% 커리 파우더를 활용한 항암 레시피

100% 커리 파우더에 들어있는 컬큐민 성분은 강황이나 생강에서 발견되는 페놀산 계열의 파이토케미컬이다. 컬큐민은 암세포의 돌연변이나 증식, 전이를 막아주는 항암효과가 뛰어난 것으로 이미 잘 알려져 있다. 항암뿐만 아니라, 대표적으로 췌장염, 관절염, 염증성 장염(크론병, 궤양성 장염), 대장염, 위염, 알레르기에 대해 항염증 반응을 한다. 염증을 잡으면 암을 예방할 수 있다.

미국 생화학 저널에 발표된 UCLA 연구 결과 알츠하이머병을 유발시킨 쥐에

<표 3-12> 항암에 좋은 레시피 3

요리명	재료	만드는 법
항암 카레 수프	닭가슴살 100g 감자 2개 고구마1개 토마토 3개 가지 1/2개 양파 1개 파프리카(빨, 노) 1/2개 호박 1개, 고구마 1개 마늘 3쪽 소금, 후추 약간 커리 파우더 1.5T 표고 우린 물 2컵 해바라기씨유 약간 녹말가루 쓰임대로	1. 닭가슴살은 사각 썰기 후 소금, 후추에 재웠다가 팬에 기름을 두르고 익혀 둔다. 2. 감자와 고구마는 깍둑썰기해서 익혀둔다. 3. 토마토는 칼집을 넣은 후 찜기에 쪄서 껍질을 벗겨 다져 놓는다. 4. 가지는 깍둑썰기한 후 소금 1/4t에 절여 물기를 제거해 둔다. 5. 양파, 파프리카, 호박, 고구마는 깍둑 썰기 한다. 6. 마늘은 편썰기 한다. 7. 표고 우린 물을 만들어 둔다. 8. 스테인리스 냄비에 해바라기씨유를 두르고 양파→마늘→감자→호박→가지→파프리카 순으로 소금, 후추를 뿌려가며 볶는다. 9. 그다음 닭가슴살, 익힌 고구마, 토마토→커리 파우더→표고 우린 물을 넣고 15분 정도 끓인 다음 소금, 후추로 간을 맞추고 녹말물을 넣어 농도를 조절한다. Tip 으깬 고구마와 토마토를 넣어 감칠맛을 낸다. 삶은 병아리콩을 넣어도 좋다.

출처: 선행연구 참고하여 재정리

컬큐민을 주사한 결과 뇌세포를 파괴하는 베타아밀로이드를 분해하는 것을 발견했다. 또한 컬큐민은 이부프로벤보다 항염증 효과가 뛰어나다. 컬큐민은 염증 유발물질인 프로스타글란딘을 생성하는 효소COX2의 활성을 억제하여 세포의 산화를 방지하고 염증을 감소시켜 치매를 예방한다.[8]

또한 조리 시 사용하는 후추는, 항산화력이 높고 지질의 과산화를 방지한다. 항염작용으로 염증을 억제하며 췌장을 자극하여 아밀라제, 트립신, 리파아제 등의 분비를 촉진한다. 캡사이신, 컬큐민 등과 함께 사용하면 효과가 배로 상승한다. 특히 카레에 풍부한 컬큐민 성분은 인체의 생체 이용률이 매우 낮은 물질이다. 그러므로 후추와 같이 섭취하면 후추의 파이퍼린 성분이, 컬큐민이 쉽게 체외로 방출되지 못하도록 잡아주어 생체 이용률을 높혀 줌으로써 컬큐민의 효과를 20배나 증대시킨다.

03 | 약리효과가 뛰어난 히포크라테스 수프 레시피

기원전 550년경 만성 질환 및 암 환자 치료를 위해 히포크라테스가 개발한 수프를 1928년 막스 거슨 박사가 자신만의 방법으로 현대화하여 만든 음식이다.

위장 점막을 자극하는 나트륨은 적고 소화가 빠른 탄수화물과 세포, 조직 및 기관이 제대로 기능하게 해주는 칼륨 성분이 풍부해 위장 운동을 활발하게 만들어줘 기능성 소화불량증에 매우 효과적이다. 의학의 아버지 '히포크라테스'가 암 환자를 위해 항암제로 만든 수프이다.[9]

히포크라테스 수프의 효능은, 항산화, 항염, 항암, 항바이러스, 항박테리아, 항미생물, 항 알러지, 혈액순환 장애 개선, 면역기능 향상, 면역세포 과흥분 조절, 소화기 장애 개선, 세포 수리 및 재생 등 다양하다.

오랜 시간 익히면서 채소 속의 다양한 영양분(파이토케미컬의 항산화, 항염 성분, 미네랄 등)이 단단한 세포벽의 파괴를 통해 이온화되어 인체에 섭취했을 때 체내

<표 3-13> 항암에 좋은 레시피 4

요리명	재료	만드는 법
히포 크라테스 수프	토마토 680g 감자 450g 양파 600g 대파 40g 마늘 7쪽 샐러리 200g 파슬리 약간 (모두 친환경 재료로 사용)	1. 양파는 붉은 껍질을 벗기고 적당히 썬다. 2. 셀러리는 잎 부분도 함께 사용한다. 3. 토마토, 셀러리, 양파, 대파, 감자를 적당히 썬다. 4. 스테인리스 재질의 다중 냄비에 양파부터 넣고 나머지 재료를 넣은 다음 파슬리와 양파 붉은 껍질을 위에 올리고 정수 물을 재료가 잠길 정도로 넣고 뚜껑을 덮는다. 5. 중간 불에서 끓기 시작하면 약 불 또는 인덕션의 보온 기능으로 해서 2시간 정도 끓인 다음 식힌 후 양파, 마늘 껍질을 건져내고 나머지 재료를 믹서기로 곱게 간다. Tip 식힌 수프를 스파우트 파우치에 담아 냉동 보관 후 먹기 하루 전날 냉장고로 옮긴 다음 중탕으로 데워 먹는다. (대량 보관 시 참고)

출처: 한국건강문화교육협회, 푸드컨설턴트2급 검정교육 교재, p.128.

흡수율을 높이고 생체 이용률을 높여 약리효과가 매우 뛰어나다.

토마토의 라이코펜은 항산화, 항암효과가 뛰어나고, 마늘, 대파, 양파에 들어있는 알리신 성분은 동맥경화, 고콜레스테롤을 조절한다. 감자는 양질의 탄수화물로서 에너지 급원으로 좋다. 셀러리와 파슬리는 심혈관 질환 개선과 항암 효과를 나타내는 다양한 파이토케미컬을 함유하고 있다.

조리 시 주의할 점은, 모든 재료의 껍질을 버리지 않고 사용한다는 것이다. 모든 식물의 껍질에는 식물이 자신을 보호하기 위한 방어물질인 파이토케미컬을 많이 함유하고 있기 때문이다.

E. 항암치료 이후 회복을 위한 푸드테라피

01 | 빠른 약물 해독을 위한 '디톡스 레몬수' 레시피

주로 감귤류의 껍질에 많이 함유된 리모넨limonene 성분은 뛰어난 살균 효과와 해독 효과가 있다. 특히 피부암과 유방암의 항암효과가 있으며 간과 소장에서 발암물질 해독하는 효소Glutathione S-Transferase:GST의 생성을 촉진하여 종양의 성장을 억제하는 작용을 한다. 또한, 간의 1, 2단계 해독과정에서 해독 기능을 촉진하는 중요한 물질이다. 그러므로 항암 약물치료 이후 약물로 인하여 다른 기관이 손상되지 않도록 빠르게 체외로 방출시키기 위해서는 레몬수를 꾸준히 음용하는 것이 좋다.

<표 3-14> 항암치료 후 회복을 위한 레시피 1

요리명	재료	만드는 법
레몬수	레몬 10개 정수물 1컵	1. 레몬은 깨끗하게 씻은 다음, 베이킹 소다와 식초를 푼 물에 30분 정도 담근 후 세척한다. (소금으로 세척 가능, 왁스 처리된 레몬은 뜨거운 물에 살짝 넣었다 건진 후 사용) 2. 껍질을 필러로 벗겨 1/3만큼만 사용한다. (남은 껍질은 샐러드에 이용한다) 3. 흰 부분(쓴맛 강함, 때에 따라 사용 가능)을 잘라내고 씨를 뺀다. 4. 믹서기에 껍질과 레몬을 넣고 물을 부어 곱게 간다. 5. 레몬즙을 물과 희석해서 마신다. Tip 속 쓰림이 있을 경우에는 레몬즙의 양을 줄이고 완전 공복시는 피한다.

출처: 선행연구 참고하여 재정리

02 | 면역기능을 올리는 '이뮨 업 스무디' 레시피

케일은 WHO에서 정한 3대 면역 식품의 하나이다. 고구마나 토마토는 흔히 먹기가 쉽지만, 케일은 장점이 많음에도 활용 면에서 많이 부족하다. 케일 스무디를 통해 항암 이후 떨어진 면역기능을 상승시켜 본다.

케일은 다양한 항산화 성분이 풍부하게 들어있는데 그중 베타카로틴 함량이 녹황색 채소 중 가장 높다. 시력 유지 및 눈 건강에 도움을 주는데 특히 눈에 쌓이는 유해 산소를 제거한다. 해독 작용, 피부 개선, 뼈 건강 증진, 콜레스테롤 감소, 혈관 건강, 당뇨병 관리. 빈혈 예방, 각종 암 예방, 다이어트에도 좋다. 사과의 퀴세틴과 케일의 캠퍼롤 성분이 만나면 항염 작용의 상승효과를 나타내며 여기에 바나나의 올리고당은 장의 환경을 좋게 만들어 면역기능을 올리는 시너지 작용을 한다.

생 녹즙으로 섭취하기 보다는 살짝 쪄서 먹음으로 녹황색 채소에 많은 옥살산의 부작용을 막을 수 있다.

<표 3-15> 항암치료 후 회복을 위한 레시피 2

요리명	재료	만드는 법
이뮨업 스무디	사과 1/2개 쌈 케일 10장 바나나 1개 물 200cc	1. 케일은 찜통에 살짝 1~2분 찐 후 잘게 다진다 2. 사과는 껍질째 잘게 썬다. 3. 검은 반점이 생긴 숙성된 바나나는 껍질을 벗겨 적당히 썬다. 4. 다진 케일, 사과, 바나나, 정수 물을 조금씩 부어가면서 믹서기로 간다. 5. 믹서 후 바로 섭취하는 게 좋다.

출처: 한국건강문화교육협회, 식생활비만관리지도사 과정 교재, p.73.

03 | 항암 치료에 지친 몸에는 '퀴노아 영양 수프' 레시피

항암 치료 이후 식사를 제대로 하지 못하는 경우가 많다. 그래서 흰죽을 많이 먹게 되는데 백미는 면역을 올리기에는 영양적으로 많이 부족하다. 그러므로 단백질과 섬유소, 비타민, 미네랄이 풍부한 퀴노아를 활용해 다양한 야채와 버섯을 넣어 죽 형태로 섭취하면 체내 흡수율을 높이고 영양의 균형을 이루어 항암치료 이후 지친 몸의 빠른 회복에 도움이 된다.[10]

<표 3-16> 항암치료 후 회복을 위한 레시피 3

요리명	재료	만드는 법
퀴노아 영양 수프	퀴노아 30g 녹두 45g 멥쌀 50cc 찹쌀 100cc 양파 50g 당근 30g 양송이버섯 30g 건표고 5개 다시마 적당 표고 우린 물 1.5L 용융 소금 약간 해바라기씨유 약간	1. 녹두, 맵쌀, 찹쌀은 씻은 후 정수 물에 불려 둔다. 2. 건 표고와 다시마에 정수 물을 붓는다. 3. 양파, 당근, 버섯은 다져 둔다 4. 스테인리스 냄비에 해바라기씨유를 두르고 채소를 볶다가 불린 쌀을 넣고 투명해질 때까지 볶는다. 5. 씻은 퀴노아, 녹두, 표고 우린 물을 넣고 중불에서 30분 정도 끓인 다음 소금으로 간을 한다

출처: 한국건강문화교육협회, 식생활비만관리지도사 과정 교재, p.73.

04 | 빠른 회복을 위한 '황미 렌틸 수프' 레시피

빠른 회복을 위해서는 또 다른 죽의 형태로, 황미와 렌틸콩을 이용한 수프이다. 황미(5~9분도)는 현미에 비해 소화 흡수가 용이하고 백미보다 함유 영양소가 16배 이상 많은 최적의 쌀이다. 황미의IP6(inositol-hexa phosphate)는 신경전달, 면역 반응, 칼슘 채널 활성화와 같은 다양한 생물학적 활동에 관여한다. 또한 인슐린 분비를 도와 혈당 조절에 도움이 되고, 항산화 기능이 있다. IP6는 NK-cell을 증가하게 하고 암세포의 자진사멸apoptosis를 유도하여 암과 종양 생성 억제, 항염증, 면역 증강 작용도 한다. 폐암, 전립선암, 간암, 선암 및 백혈병에 대해 항암 효능이 입증되었다. 난소 기능을 향상시켜 다낭성 난소증후군을 예방한다. 황미에는 IP6뿐 아니라 다양한 비타민과 섬유소, 파이토스테롤이 함유되어 있다. 영양분이 풍부한 배아와 미강을 벗겨내지 않은 통곡물 형태의 탄수화물의 섭취는 환자의 회복에 매우 중요하다.

<표 3-17> 항암치료 후 회복을 위한 레시피 4

요리명	재료	만드는 법
황미 렌틸 수프	황미 1.5컵 브라운 렌틸 1/2컵 양파 1/2개 당근 1/2개 양송이버섯 5개 표고 우린물 1.5L 용융 소금 약간 해바라기씨유 약간	1. 렌틸, 황미는 정수물에 불려둔다. 2. 건 표고에 정수물을 부어 표고 우린 물을 만든다. 3. 양파, 버섯, 당근은 다져둔다. 4. 스테인리스 냄비에 해바라기씨유를 두르고 채소를 볶다가 불린 쌀과 렌틸을 넣고 투명 해질 때까지 볶는다. 5. 표고 우린 물을 넣고 중불에서 30분 정도 끓인 다음 소금 간을 한다.

출처: 선행연구 참고하여 재정리

F. 기타 질환 및 건강 맞춤 푸드테라피

01 | 혈압 조절에 필요한 영양소의 약리 작용과 함유 식품

혈압 조절에 필요한 영양소는 오메가3, 오메가9, 비타민3, 비타민B1, 비타민E, 비타민D, 마그네슘, 칼륨, 코엔자임Q10, 카로틴, 안토 시아닌, 퀴세틴, 비테인, D-Glucaric acid, 헤스퍼리딘, 알리신, 캠페 스테롤, 카테킨, 레즈 베라트롤 등 19개가 있으며, 혈압 조절에 필요한 영양소의 함유 식품을 섭취함으로써 혈압 조절에 효능이 있다.

<표 3-18> 혈압 조절에 필요한 영양소의 약리 작용과 함유 식품1

혈압 조절에 필요한 영양소의 약리 작용과 함유 식품	
오메가3	오메가3 필수지방산(두뇌와 망막의 구성 성분)인 EPA, DHA가 포함되어 있어 혈액 중의 콜레스테롤과 중성지방을 줄여 심혈관 질환을 예방하는 데 도움을 주며 좋은 HDL콜레스테롤 양을 늘리고 혈전을 억제하여 혈압을 낮추는 데 도움을 준다. 혈관의 상태가 좋아지면 혈압약의 효과도 증가시켜 준다.
	함유 식품 : 등푸른 생선, 아마씨유, 들기름
오메가9	HDL콜레스테롤 합성에 도움을 준다
	함유 식품 : 올리브유, 미강류, 아보카도, 참기름
비타민C	혈액 중의 콜레스테롤을 담즙산으로 만들어 십이지장으로 배설하는 데 관여한다. 그러므로 혈관의 경화를 예방하고 유연성을 좋게 하여 혈압을 조절하는 데 도움을 준다. 혈관의 상태(환경)를 좋게 하면 혈압약의 효과도 상승시켜 준다.
	함유 식품 : 레몬, 오렌지, 진청색 채소, 고구마

출처: 선행연구 참고하여 재정리

<표 3-19> 혈압 조절에 필요한 영양소의 약리 작용과 함유 식품2

혈압 조절에 필요한 영양소의 약리 작용과 함유 식품	
비타민 B1	이뇨제 계열 고혈압 약은 비타민 B1 결핍을 유발할 수 있다. 이뇨제 계열 약은 소변량을 늘여 혈액량을 줄게 하는 방식으로 혈압을 낮추는 데, 소변량이 늘면서 대표적인 수용성 비타민인 비타민 B1이 부족해지기 쉽다. 비타민 B1 결핍은 부정맥, 혈액 순환 저하, 부기, 손발 저림 등의 증상을 유발할 수 있다.
	함유 식품 : 도정하지 않은 곡류, 돼지고기
비타민E	모세혈관에서 혈액의 흐름을 좋게 하고 혈압을 조절한다. LDL콜레스테롤의 산화를 방지한다.
	함유 식품 : 곡류의 배아, 보리, 밀, 콩, 올리브유
비타민D	혈관에 칼슘 침착을 막아서 동맥경화를 예방하고 혈압을 조절한다.
	함유 식품 : 난황, 한류성 어류(청어, 고등어, 연어), 햇볕에 말린 표고버섯, 효모
마그네슘	혈압을 낮추고 뇌졸중 위험을 감소시키고 동맥경화를 예방한다.
	함유 식품 : 코코아, 견과류, 대두, 통곡식, 진청색 채소, 살구, 바나나, 아보카도, 마늘, 레몬, 생선, 해산물, 유제품, 육류
칼륨	혈압을 낮추고 뇌졸중 위험을 낮춘다.
	함유 식품 : 진청색 채소, 단호박, 오렌지, 감자, 콩류, 견과류, 다시마, 효모, 통곡식류
코엔자임 Q10	이상지질혈증(고지혈증) 약의 주요 약제인 스타틴은 코엔자임 Q10 결핍을 유발할 수 있다. 스타틴이 체내 콜레스테롤 수치를 낮추는 과정에서 코엔자임 Q10 생성이 억제되기 때문이다. 코엔자임 Q10 이 부족해지면 심장이나 폐의 세포 기능이 떨어져 호흡 곤란이 생기거나 근육이나 신경세포 기능이 떨어지면서 근육 경련이 생길 수 있다.
	함유 식품 : 쇠고기, 계란, 생선(대구, 고등어, 연어, 정어리), 시금치, 브로콜리, 정제되지 않은 곡류, 식물성 기름
카로틴	혈액의 흐름이 좋지 않을 때 활성산소가 만들어지는데 활성산소는 혈관의 내피에 상처를 내고 조직과 유전자를 손상 입힌다. 이런 유해 물질인 활성산소를 제거해 주는 역할을 한다.
	함유 식품 : 당근, 단호박, 브로콜리, 토마토
안토시아닌	혈관을 확장하고 혈류량을 증가시키며 혈전 생성을 억제하는 등 혈관 보호에 도움을 준다.
	함유 식품 : 가지, 블루베리, 적양파, 머루, 오디
퀴세틴	양파와 사과 껍질에 많이 함유된 퀴세틴은 혈관의 염증을 예방하고 혈액을 묽고 맑게 하여 혈압을 떨어뜨린다.
	함유 식품 : 양파, 사과, 녹차, 크렌베리

출처: 선행연구 참고하여 재정리

<표 3-20> 혈압 조절에 필요한 영양소의 약리 작용과 함유 식품3

혈압 조절에 필요한 영양소의 약리 작용과 함유 식품	
비테인	비테인은 혈중 호모시스테인의 수치를 감소시키고 동맥경화를 예방하고 혈압 하강 작용을 한다.
	함유 식품 : 비트, 수박
D-Glucaric acid	자몽에 많이 함유된 D-Glucaric acid와 식이 섬유소인 팩틴은 콜레스테롤을 감소시켜 심장질환 예방에 좋다. 칼슘 채널 blocker와 같은 혈압약이나 콜레스테롤 하강 제와 같이 복용하면 부작용이 생기니 주의가 필요하다.
	함유 식품 : 자몽
헤스퍼리딘	오렌지의 헤스페리딘 성분은 LDL콜레스테롤의 주성분이 되는 Cholesteryl ester가 간에서 생성되는 것을 제한 한다. 혈중 지질 하강 작용, 혈관 보호 작용이 높다.
	함유 식품 : 오렌지, 감귤류
알리신	동맥경화, 고콜레스테롤을 조절한다.
	함유 식품 : 마늘, 대파, 양파
캠페스테롤	음식으로 흡수되거나 인체에서 생성된 콜레스테롤의 흡수를 억제하고 혈중 콜레스테롤을 저하시켜 총 콜레스테롤과 LDL콜레스테롤을 낮추어 심장관상동맥 질환을 예방하고 고지혈 치료제로도 이용된다.
	함유 식품 : 바나나, 양파, 귀리, 자몽, 오이, 석류, 해바라기씨
카테킨	혈중 콜레스테롤 증가를 억제하는 작용을 한다. 혈중 콜레스테롤과 지질을 제거하여 혈액의 흐름을 원활하게 한다.
	함유 식품 : 녹차, 복숭아, 적포도, 바나나, 베리류
레즈베라트롤	LDL콜레스테롤의 수치를 낮춘다. 심혈관계 질환과 암 발병률을 낮춘다.
	함유 식품 : 포도껍질, 포도씨, 오디, 뽕잎, 땅콩나물

출처: 선행연구 참고하여 재정리

02 | 혈당 조절에 필요한 영양소의 약리 작용과 함유 식품

혈당 조절에 필요한 영양소는 단백질, 섬유소, 비타민E, 비타민D, 비타민K, 비타민C, 비타민B5, 비타민B6, 비타민B7, 비타민B12, 칼륨, 아연, 크롬, 마그네슘, 코엔자임 Q10, 퀴세틴, 페라고니딘, 갈산, 컬큐민, 클로로젠산, 레즈베라트롤, 신남산, 이눌린 등 23개가 있으며, 혈당 조절에 필요한 영양소의 함유 식품을 섭취함으로써 혈당 조절에 효능이 있다.

<표 3-21> 혈당 조절에 필요한 영양소의 약리 작용과 함유 식품1

혈당 조절에 필요한 영양소의 약리 작용과 함유 식품	
단백질	인슐린 합성에 반드시 필요한 성분이며, 인슐린 효과를 올려주거나 혈당 조절을 도와주어 당뇨환자들이 부족하지 않게 섭취해야 하는 영양소이다. 인슐린 호르몬의 구성 물질이다.
	함유 식품 : 방사 유정란, 초유, 대두, 닭가슴살, 견과류, 통곡류, 미역, 씨앗류, 흰살생선, 브로콜리, 아스파라거스
섬유소	섬유소는 혈당과 혈중 지방의 농도를 낮추므로 혈당 조절과 심장 순환계 질환의 예방에 도움이 된다. 포도당의 흡수를 늦춰 당이 서서히 오르게 한다.
	함유 식품 : 모든 진청색 채소, 껍질째 먹는 과일, 100%카카오빈
비타민 E	당뇨 환자의 주요 합병증인 심장병과 뇌졸중을 감소시킨다.
	함유 식품 : 곡류의 배아, 보리, 밀, 콩, 올리브유
비타민 D	혈당 조절을 돕는다. 비타민D 부족은 인슐린 분비와 근육 내 인슐린 민감도를 저하 시킨다. 부족 시 조직 내에서 인슐린 저항을 만들어 낸다.
	함유 식품 : 난황, 한류성 어류(청어, 고등어, 연어), 햇볕에 말린 표고버섯, 효모
비타민 K	인슐린 분비를 촉진 시키고 인슐린 저항성을 낮추어 당뇨병을 호전시킨다.
	함유 식품 : 아스파라거스, 브로콜리, 귀리, 대두, 양배추, 녹차, 컬리플라워, 진청색 채소, 미역, 계란 흰자
비타민 C	비타민C를 충분히 보충하면 포도당과 경쟁해서 이길 수 있으며 매일 2g씩 섭취할 경우 혈당과 당화혈색소 수치가 모두 감소하는 것으로 나타났다. 혈당의 독성 작용으로부터 세포를 보호한다.
	함유 식품 : 레몬, 오렌지, 진청색 채소, 고구마

출처: 선행연구 참고하여 재정리

<표 3-22> 혈당 조절에 필요한 영양소의 약리 작용과 함유 식품2

혈당 조절에 필요한 영양소의 약리 작용과 함유 식품	
비타민 B5	혈당 조절에 필요한 영양소이다.
	함유 식품 : 간, 이스트, 난황, 닭고기
비타민 B6	인슐린 합성과 활성을 증가시키고 이뇨 작용을 촉진한다. 당뇨병, 비만의 예방 및 치료에 효과가 있다.
	함유 식품 : 곡류, 감자, 콩, 바나나
비타민 B7	포도당이 고갈됐을 때 다른 에너지 자원으로 에너지를 만들 수 있게 해준다. 혈당 조절이 안 되는 환자에게 쉽게 조절이 가능하게 한다. 비오틴이 풍부하면 인슐린 의존성이 크지 않고 부족 시 혈당 장애가 악화 된다.
	함유 식품 : 견과류, 과일, 효모, 난황, 현미, 육류, 대두, 생선
비타민 B12	당뇨약 중 하나인 '메트포르만'은 장기 복용할 경우 비타민B12 감소가 발생할 수 있다. 메트포르민이 비타민B12 흡수를 방해하고 장운동을 저해하기 때문이다. 실제로 메트포르민 계열 약물 설명서에는 비타민B12 결핍이 흔하게 발생한다고 기재돼 있다. 비타민B12는 엽산과 함께 적혈구를 형성하고 성숙하게 하며 DNA를 합성하는 데 필요한 영양소라, 결핍되면 빈혈, 쇠약, 피로, 현기증, 손발 저림, 등의 증상이 생길 수 있다.
	함유 식품 : 쇠고기, 돼지고기, 계란, 우유, 치즈, 생선, 간, 유제품
칼륨	인슐린의 분비를 도와서 당뇨병을 예방하고 치료한다.
	함유 식품 : 진청색 채소, 단호박, 오렌지, 감자, 콩류, 견과류, 다시마, 효모, 통곡식류
아연	인슐린 생성을 촉진한다. 아연은 크롬과 함께 당뇨병 환자에게 필수적인 미네랄이며 췌장에 다량 함유되어 있고 췌장에서 인슐린을 생성하는 데 필요하다. 생성된 인슐린이 분비되고, 혈액 중에서 잘 순환할 수 있도록 인슐린 수송을 담당하며 세포의 인슐린 수용체를 보호한다.
	함유 식품 : 굴, 난황, 효모, 콩류, 버섯, 피칸, 호박씨, 해바라기씨, 생선, 미역, 양고기, 엉겅퀴, 카모마일
크롬	크롬은 콜레스테롤의 대사를 촉진하여 당뇨병 환자에게 흔히 발생하는 합병증인 고혈압, 동맥경화, 관상동맥 질환 등을 예방한다. 혈당을 정상적으로 조절(내당인자의 주성분), 인슐린 작용을 도와 혈당 수치를 안정화한다. 결핍 시 포도당 내성이 생기고 콜레스테롤과 중성지방이 증가되며 당뇨병의 위험이 증가한다.
	함유 식품 : 양파, 육류, 해조류, 감자, 치즈, 브로콜리, 효모, 버섯, 우유, 계란
마그네슘	인슐린이 정상적으로 기능하는 데 핵심적인 역할을 한다. 인슐린을 생산하고 분비하는 과정에 필요하다. 세포가 인슐린 민감성을 유지하고 인슐린 수용체의 수를 늘리는 데 필요하다.
	함유 식품 : 코코아, 견과류, 대두, 통곡식, 진청색 채소, 살구, 바나나, 아보카도, 마늘, 레몬, 생선, 해산물, 유제품, 육류

출처: 선행연구 참고하여 재정리

<표 3-23> 혈당 조절에 필요한 영양소의 약리 작용과 함유 식품3

혈당 조절에 필요한 영양소의 약리 작용과 함유 식품	
코엔자임 Q10	일부 당뇨약 성분의 경우 코엔자임 Q10 활성을 억제한다.
	함유 식품 : 쇠고기, 계란, 생선(대구, 고등어, 연어, 정어리), 시금치, 브로콜리, 정제되지 않은 곡류, 식물성 기름
쿼세틴	당뇨 합병증 예방 효과가 있다.
	함유 식품 : 양파, 사과, 녹차, 크렌베리
페라고니딘	당뇨병성 신증을 예방한다.
	함유 식품 : 빌베리, 블루베리, 체리, 크렌베리, 복숭아
갈산	당뇨병 치료에 사용된다.
	함유 식품 : 녹차, 딸기, 망고
컬큐민	인슐린 효과를 높여서 당뇨병 치료에 효과적이다. 쿼세틴이 시너지 효과를 일으킨다.
	함유 식품 : 터메릭, 강황
클로로젠산	간에서 혈당 신생작용을 억제한다. 글리코겐 저장을 촉진하여 식후 혈당이 서서히 오르게 하는 효과가 있다.
	함유 식품 : 커피, 고수, 해바라기씨
레즈베라트롤	혈당 하강 작용이 뛰어나다.
	함유 식품 : 포도껍질, 포도씨, 오디, 뽕잎, 땅콩나물
신남산	혈당 조절 작용이 있다.
	함유 식품 : 계피
이눌린	이눌린은 Neosugar 또는 당뇨병 환자용 설탕(Diabetic sugar)등의 별명을 갖고 있다. 그다지 달지 않고 GI 지수(Glycemic index)가 매우 낮기 때문이다.
	함유 식품 : 우엉, 건포도, 양파, 마늘, 치커리 뿌리

출처: 선행연구 참고하여 재정리

03 관절 건강에 필요한 영양소의 약리 작용과 함유 식품

관절 건강에 필요한 영양소는 컬큐민, 브로멜라인, 글루코사민, SAMe, 진저롤, 퀴세틴, 파이토에스트로겐, MSM, 비타민C, 비타민E, 오메가3, 비타민B5, 비타민D, 셀레늄, 아연 등 15개가 있으며, 관절 건강에 필요한 영양소의 함유 식품을 섭취함으로써 관절 건강에 효능이 있다.

<표 3-24> 관절 건강에 필요한 영양소의 약리 작용과 함유 식품1

관절 건강에 필요한 영양소의 약리 작용과 함유 식품	
컬큐민	코티솔 호르몬의 분비를 촉진 시켜 염증을 억제한다. 하루 400mg씩 3번을 섭취하면 효과적이다.
	함유 식품 : 터메릭, 강황
브로멜라인	혈액을 응고시키는 피브린을 녹여 혈액 순환이 잘되게 하고 염증을 억제 시킨다. 또한 항원항체의 복합체를 분해하여 염증을 없애준다. 류머티스 치료에도 효과적이다.
	함유 식품 : 파인애플
글루코사민	나이가 들면 글루코사민 생산 능력이 저하되어 연골이 감소하여 관절염의 원인이 된다. 연골은 GAGs와 콜라겐으로 되어있어 콜라겐에 GAGs가 없으면 수분이 말라 쉽게 손상되어 염증을 일으키는데 글루코사민은 연골 세포의 GAGs 생산을 촉진시킨다.
	함유 식품 : 게나 새우등 갑각류
SAMe	SAMe가 결핍되면 연골의 탄력이 저하되어 관절에 충격이 크다. SAMe는 연골 합성을 증가시키고 소염제와 같이 통증을 감소시킨다. 하루 400mg씩 하루 3회 섭취하면 좋다.
	함유 식품 : 비트
진저롤	염증을 일으키는 프로스타글란딘의 생성을 억제하고 피브린을 분해하는 효과와 류머티스로 인한 부종과 관절의 뻣뻣한 증상을 완화 시킨다.
	함유 식품 : 생강
퀴세틴	자연적인 항히스타민제로 히스타민의 생성과 분비를 억제하여 항염 작용을 한다.
	함유 식품 : 사과껍질, 양파껍질, 녹차,

출처: 선행연구 참고하여 재정리

<표 3-25> 관절 건강에 필요한 영양소의 약리 작용과 함유 식품2

관절 건강에 필요한 영양소의 약리 작용과 함유 식품	
파이토에스트로겐	에스트로겐 수용체와 결합하는 식물성 에스트로겐으로, 에스트로겐 길항 작용을 통해 에스트로겐 항상성을 유지하게 한다.
	함유 식품 : 대두, 알팔파싹, 병아리콩, 땅콩, 그외 다른 콩과 식물
MSM	글루코사민과 콘드로이친을 생성하여 관절염에 도움을 주는 천연 유황 성분으로 세포와 인대, 연골 등 결합 조직에 영양을 공급해 주고 항염 작용을 한다. 예방으로 1,000~2,000mg, 통증 완화로 3,000~8,000mg이 효과적이다. 그 이상으로 섭취할 때는 용량을 서서히 늘려가야 한다.
	MSM은 많은 식품에서 자연적으로 풍부하게 나타나지 않기 때문에 보충제 형태로 섭취하는 경우가 많다.
비타민C	비타민C는 비타민E와 함께 연골을 보호하는 작용을 한다. 또한 GAGs를 강화 시키고 콜라겐 합성을 촉진 시킨다. 류머티스 환자의 혈액에서는 비타민C가 현저히 부족하다.
	함유 식품 : 딸기, 블루베리 등 베리 종류를 통해 비타민C를 섭취하는 것이 좋다.
비타민E	연골의 손상을 방지하고 새로운 연골 생성을 촉진 시킨다.
	함유 식품 : 진청색 채소, 콩류, 넛츠, 씨앗류, 고구마, 통곡류, 계란흰자, 미역, 간
오메가3	오메가3 지방산이 부족하면 염증이 더 심해진다.
	함유 식품 :등푸른생선 기름, 아마씨유, 호두기름, 들기름
비타민 B5	비타민 B5의 결핍은 연골 성장의 심한 손상을 초래한다.
	함유 식품 : 육류, 버섯류, 견과류, 통밀, 계란, 간
비타민D	자가면역으로 인한 관절염, 류머티스 관절염에 효과가 입증되었다.
	함유 식품 : 난황, 한류성 어류(청어, 고등어, 연어), 햇볕에 말린 표고버섯, 효모
셀레늄	류머티스 환자들은 셀레늄 수치도 낮다. 비타민E와 함께 섭취하면 좋다.
	함유 식품 : 효모, 내장, 근육, 고기, 어패류, 브로콜리, 양파, 마늘, 현미, 우엉, 난황
아연	류머티스 환자는 아연의 수치도 낮다.
	함유 식품 : 굴, 난황, 효모, 콩류, 버섯, 피칸, 호박씨, 해바라기씨, 생선, 미역, 양고기, 엉겅퀴, 카모마일

출처: 선행연구 참고하여 재정리

04 | 치매 예방과 기억력 증진에 필요한 영양소의 약리 작용과 함유 식품

치매 예방과 기억력 증진에 필요한 영양소는 오메가3, 비타민D, 컬큐민, 비타민B군, 콜린&레시틴, L-글루타민, 각종 항산화제, Ginkgobiloba 등 8개가 있으며, 치매 예방과 기억력 증진에 필요한 영양소의 함유 식품을 섭취함으로써 치매 예방과 기억력 증진에 효능이 있다.

<표 3-26> 치매 예방과 기억력 증진에 필요한 영양소의 약리 작용과 함유 식품1

치매 예방과 기억력 증진에 필요한 영양소의 약리 작용과 함유 식품	
오메가3	오메가3가 중요한 이유는 세포막과 신경계를 구성하는 주요성분이기 때문이다. 오메가3는 체내에서 만들어지지 않기 때문에 필수적으로 섭취해야 한다. 현대인들은 오메가3의 섭취가 많이 부족하고 오메가3와 오메가6의 불균형이 심하다. 오메가3의 비율이 낮으면 치매, 염증 질환의 발생이 높아진다.
	함유 식품 : 등푸른생선 기름, 아마씨유, 호두기름, 들기름
비타민D	분당 서울대 병원 내분비내과 교수팀이 65세 이상 노인 412명을 5년간 추적한 결과 혈중 비타민D의 농도가 낮을수록 인지장애 치매 확률이 높았다는 결과를 얻었다.
	함유 식품 : 난황, 한류성 어류(청어, 고등어, 연어), 햇볕에 말린 표고버섯, 효모
컬큐민	미국 생화학 저널에서 발표된 UCLA 연구 결과 알츠하이머병을 유발 시킨 쥐에 컬큐민을 주사한 결과 뇌세포를 파괴하는 베타아밀로이드를 분해하는 것을 발견했다. 또한, 컬큐민은 이부프로펜 보다 항염증 효과가 뛰어나다. 컬큐민은 염증 유발 물질인 프로스타글란딘을 생성하는 효소(COX-2)의 활성을 억제한다. 이 성분이 세포의 산화를 방지하고 염증을 감소시켜 치매를 예방한다.
	함유 식품 : 터메릭, 강황
비타민 B군	뇌가 기능을 수행하는 데 필수적으로 필요한 영양소이며 특히 비타민 B3, 비타민 B6는 ADHD 치료에도 효과적이다.
	함유 식품 : 육류, 생선류, 콩류, 곡류, 채소류 등

출처: 선행연구 참고하여 재정리

<표 3-27> 치매 예방과 기억력 증진에 필요한 영양소의 약리 작용과 함유 식품2

치매 예방과 기억력 증진에 필요한 영양소의 약리 작용과 함유 식품	
콜린& 레시틴	학습 장애를 치료하는 데 사용한다. 콜린은 메틸화 경로에서 필수적이며, 인지 기능에 필수적인 신경전달 물질 중의 하나인 아세틸콜린의 합성에 관여한다. 그것은 신경 신호의 전송을 원활하게 하고 세포막의 완전성을 유지하는 역할을 하는, 포스파티딜콜린이라는 세포막 인지질의 일부이기도 하다. 레시틴과 함께 기억력 향상과 학습 능력을 개선시켜 주는데도 효과적이다.
	함유식품 : 난황, 견과류, 씨앗류
L-글루타민	L-글루타민은 두뇌 기능에 매우 중요한 아미노산이다. L-글루타민은 두뇌에서 글루탐산으로 전환되어, 두뇌용 연료로 주로 기여한다. 이것은 고성능의 두뇌 기능을 저해하는 암모니아를 줄여준다. 진정 작용을 하는 신경전달 물질인 GABA로도 전환된다.
	함유 식품 : 새우, 홍합 등의 해산물, 양배추, 파슬리, 견과류
각종 항산화제	과일, 채소 및 다크초콜릿의 항산화 성분은 미세먼지로 인한 뇌 속 염증을 감소시킬 수 있다고 샌프란시스코 대학 연구팀이 밝혔다.
	함유 식품 : 색깔이 짙은 채소와 과인, 카카오빈
Ginkgo biloba	은행잎 추출물은 수천 년 동안 알츠하이머병의 치료 약물로 사용 되어 왔다. 약용으로 사용되는 은행잎 추출물은 건조된 은행잎에서 제조되며, 혈액순환을 개선하는 효과가 있다.
	함유 식품 : 은행잎

출처: 선행연구 참고하여 재정리

05 | 과민성대장증후군에 필요한 영양소의 약리 작용과 함유 식품

과민성대장증후군에 필요한 영양소는 단백질, 비타민C, 비타민A, 비타민U, 아연 등 5개가 있으며, 과민성대장증후군에 필요한 영양소의 함유 식품을 섭취함으로써 과민성대장증후군에 효능이 있다.

<표 3-28> 과민성대장증후군에 필요한 영양소의 약리 작용과 함유 식품2

과민성대장증후군에 필요한 영양소의 약리 작용과 함유 식품	
단백질	식도부터 항문까지 소화기 점막의 재생에 관여, 소화기관의 면역 기능을 높여 염증을 예방한다.
	함유 식품 : 방사 유정란, 초유, 대두, 닭가슴살, 견과류, 통곡류, 미역, 씨앗류, 흰살생선, 브로콜리, 아스파라거스
비타민C	대장의 관장 효과, 염증성 장 질환, 과민성 대장 증후군에도 효과적이다.
	함유 식품 : 딸기, 감, 귤, 양배추, 오렌지, 무청, 시금치, 풋고추, 시금치, 키위, 망고, 사과
비타민A	점액 단백질이나 점액 다당류와 같은 점액을 합성하는 데 관여하며, 상피세포는 점액을 분비하여 외부로부터 침입하는 이물질을 방어하는 생리 기능을 가지고 있기 때문에 상피세포 건강에 영향을 미친다. 비타민 A가 부족하면 장점막 세포의 점액질 분비가 결핍되어 각질화 현상이 나타난다.
	함유 식품 : 아욱, 근대, 고구마, 무청, 취나물, 시금치, 당근, 부추, 장어, 망고, 호박, 미역, 파래
비타민 U	체내의 손상된 조직을 복구하는 작용이 있어 위염이나 위궤양을 예방하는 효과가 있다. 단백질을 만드는 필수성분인 핵산을 만들 때 필요한 물질이 비타민 U이다. 위, 십이지장 궤양을 예방하고 회복을 빠르게 하는 데 많은 단백질이 필요하므로 비타민U가 많이 필요하다.
	함유 식품 : 양배추 적채
아연	아연 결핍은 궤양성 장 질환, 크론병 발병율이 높아진다.
	함유 식품 : 굴, 난황, 효모, 콩류, 버섯, 피칸, 호박씨, 해바라기씨, 생선, 미역, 양고기, 엉겅퀴, 캐모마일

출처: 선행연구 참고하여 재정리

06 | 신장 건강에 필요한 영양소의 약리 작용과 함유 식품

신장 건강에 필요한 영양소는 단백질, 수용성 비타민C, B군, 칼슘, 비타민D, 철분, 엽산, 비타민B군, 필수지방산/오메가3, 아피올, 에피제닌, 캠퍼롤 등, 베타시토스테롤, 루틴, 쿠마린 등, 아스코르브산, 진세노사이드 등, 알리신, 알리인 등, 알파 리놀렌산, 로즈 마린산, 나린진 등, 갈릭산, 폴리페놀, 탄닌 등, 카페익산, 카테킨, 클로로젠산 등 13개가 있으며, 신장 건강에 필요한 영양소의 함유 식품을 섭취함으로써 신장 건강에 효능이 있다.

<표 3-29> 신장 건강에 필요한 영양소의 약리 작용과 함유 식품1

신장 건강에 필요한 영양소의 약리 작용과 함유 식품	
단백질	체단백의 분해를 막고 투석 중 손실되는 질소 보충과 단백질 수순을 유지하기 위해 체중 1kg당 1.2~1.4g을 섭취한다.
	함유 식품 : 유정란, 흰살생선, 퀴노아, 병아리콩, 브로콜리
수용성 비타민 C, B군	투석 시 혈액의 수용성 비타민 손실이 많아서 충분히 보충한다.
	함유 식품 : 식물성 식품, 다양한 육류, 해산물
칼슘	만성 신부전에서 전해물질 균형이 매우 중요하다. 저칼륨 혈증을 예방하기 위해 섭취해야 한다.
	함유 식품 : 미역, 다시마, 새우, 게, 참깨, 콩류
비타민 D	신장에서 활성 비타민 D 합성이 제한되므로 D3 형태로 섭취해야 한다.
	함유 식품 : 난황, 등푸른 생선, 건표고, 간유
철분, 엽산, 비타민 B군	신장은 에리스로포이에틴을 분비하여 골수에서 적혈구 형성을 자극하는 데 신장이 손상되면 이 역할을 할 수 없으므로 빈혈을 초래하기에 조혈 영양소가 필수적이다.
	함유 식품 : 콩류, 진청색 채소, 어패류, 카카오빈, 통곡류
필수지방산/오메가3	투석 시에는 지용성 비타민A, D가 높아지므로 영양제로 섭취하지 않는다. 칼륨과 나트륨의 농도 조절이 필요하다. 칼륨은 1kg당 1.5~2g 정도로 제한한다.
	함유 식품 : 아마씨유, 견과류, 아보카도, 등푸른 생선
아피올, 에피제닌, 캠퍼롤 등	이뇨 작용
	함유 식품 : 녹차, 토마토, 당근, 사과, 체리, 오레가노, 양파, 파프리카, 오렌지, 대두, 바질, 인삼
베타시토스테롤, 루틴, 쿠마린 등	항 부종
	함유 식품 : 당근, 토마토, 감초, 블루베리, 빌베리, 양파, 자몽, 고수, 샐러리
아스코르브산, 진세노사이드 등	인터페론 생성 촉진 작용
	함유 식품 : 대두, 우엉, 비트, 콜리플라워, 녹차, 파프리카, 당근, 딸기, 에키네시아

출처: 선행연구 참고하여 재정리

<표 3-30> 신장 건강에 필요한 영양소의 약리 작용과 함유 식품2

신장 건강에 필요한 영양소의 약리 작용과 함유 식품	
알리신, 알리인 등	항생제
	함유 식품 : 양파, 마늘, 은행잎, 대두
알파 리놀렌산, 로즈 마린산, 나린진 등	항염제
	함유 식품 : 오레가노, 로즈메리, 타임, 자몽, 토마토, 파프리카, 양파, 대두, 아보카도, 인삼, 감초 포도, 블루베리
갈릭산, 폴리페놀, 탄닌 등	면역억제제(신장이식 경우, 자가면역성 신장 질환)
	함유 식품 : 딸기, 빌베리, 비트, 녹차, 대두
카페익산, 카테킨, 클로로젠산 등	면역 촉진
	함유 식품 : 대두, 마늘, 녹차, 달기, 토마토, 포도, 양파, 사과, 콜리플라워, 파프리카, 오이, 당근, 에키네시아

출처: 선행연구 참고하여 재정리

07 | 갱년기(폐경기)에 필요한 영양소의 약리 작용과 함유 식품

갱년기(폐경기)에 필요한 영양소는 비타민E, 단백질, 비타민C, 글리시테인, 레즈베라트롤, 쿠메스트롤, 대이드제인, 제니스틴, GABA, 아데노신, 에피제닌 등, 베타시토스테롤, 데이드 제인, 큐마린 등, 헤스퍼리딘 등 9개가 있으며, 갱년기(폐경기)에 필요한 영양소의 함유 식품을 섭취함으로써 갱년기(폐경기)에 효능이 있다.

<표 3-31> 갱년기(폐경기)에 필요한 영양소의 약리 작용과 함유 식품

갱년기(폐경기)에 필요한 영양소의 약리 작용과 함유 식품	
비타민 E	하루 800IU 섭취하면 PMS(생리전증후군) 완화 및 홍조와 폐경기 질 불쾌감을 완화시킨다.
	함유 식품 : 진청색 채소, 대두, 잣, 호박씨, 고구마, 난백, 미역
단백질	단백질을 충분히 섭취하면 골다공증을 완화하고 점막을 튼튼하게 하며 탈모를 예방한다.
	함유 식품 : 유정란, 흰살생선, 퀴노아, 병아리콩, 브로콜리
비타민 C	폐경기 홍조 현상을 완화시킨다. 하루 1.2g 섭취를 권장한다.
	함유 식품 : 딸기, 감, 귤, 양배추, 오렌지, 무청, 시금치, 풋고추, 시금치, 키위, 망고, 사과
글리시테인	에스트로겐 성격을 띤 비스테로이드 계열의 물질이며 불수용체이다. 호르몬 작용은 아이소플라본 계열에서 가장 높다. 제니스테인의 3배이며, 대이드제인의 12배이다. 대두 배아에는 총 아이소플라본의 40%를 차지한다.
	함유 식품 : 대두
레즈베라트롤	식물성 여성 호르몬과 같은 작용을 하여 폐경기의 심혈관 환의 발생을 예방하고 여성 호르몬이 유방암 세포를 자극하는 것을 막아준다. 여성 호르몬의 항상성을 유지케 한다.
	함유 식품 : 포도 껍질, 포도 씨, 뽕잎, 오디, 땅콩나물
쿠메 스트롤, 대이드 제인, 제니스틴	골다공증 예방
	함유 식품 : 대두, 감초, 알팔파, 칡, 녹두, 신체리, 당근, 타임, 바질, 사과, 오레가노, 인삼, 녹차, 셀러리, 파슬리, 생강, 감자, 마늘, 자몽, 복숭아, 양파, 오트, 호두, 바나나, 치커리, 브로콜리, 오렌지, 상추, 호박, 아몬드, 무화과, 딸기, 자두, 아보카도
GABA, 아데노신, 에피제닌 등	불면증 완화
	함유 식품 : 샐러리, 바질, 녹차, 당근, 로즈마리, 생강, 후추, 타임, 오레가노, 포도, 오렌지, 레몬, 파프리카, 스피아민트, 토마토, 파슬리, 대두, 자몽, 사과, 호박씨, 감자, 파파야
베타시토스테롤, 데이드 제인, 쿠마린 등	여성 호르몬 작용
	함유 식품 : 대두, 알팔파, 자몽, 테라곤, 토마토, 당근, 바질, 파슬리, 타임, 신체리, 양파, 마늘, 토란, 파인애플, 딜, 셀러리, 비트
헤스퍼리딘	비타민C와 함께 섭취했을 때 홍조 완화 효과가 있다. 하루 900mg 섭취를 권장한다.
	함유 식품 : 오렌지, 감귤류
비타민C, 비타민E, 헤스퍼리딘을 함께 섭취했을 때 위축성 질염, 홍조 현상 완화 효과가 나타났다.	

출처: 선행연구 참고하여 재정리

08 | 간과 담낭 질환에 필요한 영양소의 약리 작용과 함유 식품

간과 담낭 질환에 필요한 영양소는 글루타치온, 실리마린, 단백질, 아연, 비타민 C, B군, 셀레늄, 레시틴, 리모넨, 베타인, 컬큐민, 기타 항산화, 항염, 항암 물질, DHA, 레시틴, 비타민B5, 비타민B7, 비타민B9, 비타민B12, 타우린, 콜린, 메티오닌, 카페산, 클로로젠산, 컬큐민, 카테킨, 베타인 등 25개가 있으며, 간과 담낭 질환에 필요한 영양소의 함유 식품을 섭취함으로써 간과 담낭 질환에 효능이 있다.

<표 3-32> 간질환에 필요한 영양소의 약리 작용과 함유 식품1

간질환에 필요한 영양소의 약리 작용과 함유 식품	
글루 타치온	간의 해독작용에 있어서 필수적인 성분이다. 심한 독성, 중앙 신경계 손상, 신장질환, 심장 혈관질환 등의 문제를 갖고 있는 환자에게 글루타치온 결핍이 나타난다.
	함유 식품 : 효모, 아보카도, 아스파라거스, 양배추, 브로콜리, 양파, 토마토, 오렌지, 수박, 당근, 시금치 등, 정제 형태보다 채소, 과일로 섭취되는 것이 가장 효과가 높음
실리마린	지방간 질환, 만성 알코올 간질환, 급성 바이러스성간염, 간경화에 효과적이고 급성 및 만성 바이러스성간염 치료에 모두 유효적이며 만성 바이러스성간염 연구에서 실리마린이 극적인 개선 효과를 보이고 있다.
	함유 식품 : 엉겅퀴 뿌리 추출물, 민들레
단백질	3가지 아미노산 (글리신, N-아세틸 시스테인, 메티오닌)이 필요한데 가장 중요한 것은 N-아세틸-시스테인 (NAC)이다.
	함유 식품 : 유정란, 흰살생선, 퀴노아, 병아리콩, 브로콜리
아연	체외 유입된 화합 물질로부터 간을 보호하며 결핍 시 간경화가 되기 쉽다.
	함유 식품 : 콩류, 버섯, 호박씨, 해바라기씨, 난황, 굴, 생선, 미역, 양고기, 카모마일
비타민C, B군	간의 해독작용과 대사 작용에 필수적이다. 하루 3g 정도면 손상된 간세포 회복 효과가 있다.
	함유 식품 : 동물성, 식물성 대부분 식품

출처: 선행연구 참고하여 재정리

<표 3-33> 간질환에 필요한 영양소의 약리 작용과 함유 식품2

간질환에 필요한 영양소의 약리 작용과 함유 식품	
셀레늄	항산화 작용과 해독작용을 하는 글루타치온 퍼옥시다아제의 주요성분이다.
	함유 식품 : 육류나 정제되지 않은 곡류에 많이 함유. 효모, 내장, 근육, 고기, 어패류, 브로콜리, 양파, 마늘, 현미, 우엉, 난황
레시틴	하루 3g 정도면 손상된 간세포 회복의 효과가 있다.
	함유 식품 : 난황, 견과류, 씨앗류
리모넨	간의 해독작용을 돕는다.
	함유식품 : 감귤류
베타인	간의 해독작용과 간세포 수리 재생, 지방간 예방 효과가 뛰어나다.
	함유식품 : 비트
컬큐민	간염이나 담석, 담도염 등에 효능을 인정받고 있으며 간 해독 기능이 있는 것으로 알려져 있다. 항바이러스 활성이 있어 바이러스성 간염 치료에 효과가 있다.
	함유 식품 : 강황, 카레, 생강
기타 항산화, 항염, 항암 물질	간질환에 좋은 허브 종류
	함유 식품 : 밀크티슬, 민들레, 감초, 우엉 뿌리

출처: 선행연구 참고하여 재정리

<표 3-34> 담낭 건강에 필요한 영양소의 약리 작용과 함유 식품1

담낭 건강에 필요한 영양소의 약리 작용과 함유 식품	
DHA	총콜레스테롤을 떨어뜨리고 담석증을 예방한다.
	함유 식품 : 등푸른 생선, 연어
레시틴	손상된 간세포 회복에 좋다. 지질을 분해하여 콜레스테롤 담석을 예방한다.
	함유 식품 : 난황(채소에서 얻을 수 없는 미네랄 많다), 대두
비타민 B5	콜레스테롤 생성을 억제시켜 콜레스테롤 담석을 예방한다.
	함유 식품 : 양파, 컬러플라워, 양배추, 파프리카, 오이, 당근, 딸기, 가지, 사과, 포도

출처: 선행연구 참고하여 재정리

<표 3-35> 담낭 건강에 필요한 영양소의 약리 작용과 함유 식품2

담낭 건강에 필요한 영양소의 약리 작용과 함유 식품	
비타민 B7	콜레스테롤과 지방산 대사에 필수적이다.
	함유 식품 : 간, 난황, 육류, 연어, 토마토, 당근, 대두, 해바라기씨, 견과류, 브로콜리, 고구마
비타민 B9	담즙 분비 촉진
	함유 식품 : 동물의 간, 아스파라거스, 브로콜리, 양배추, 오렌지, 콩, 아몬드 땅콩
비타민 B12	담즙 분비 촉진
	함유 식품 : 육류, 계란, 생선, 유제품
타우린	지방 대사 및 담즙산 분비를 촉진시켜 콜레스테롤 배설을 촉진시킨다. 콜레스테롤 담석을 녹인다.
	함유 식품 : 새우, 오징어, 낙지
콜린	간에서 지방이나 콜레스테롤이 분해되는 것을 촉진한다. 지방간 예방한다.
	함유 식품 : 곡류, 콩류, 간, 난황
메티오닌	필수아미노산으로 담낭에서 담즙 분비를 촉진시킨다.
	함유 식품 : 콩, 계란, 생선, 마늘, 양파, 파래 등
카페산	간을 자극하여 담즙 분비를 촉진, 담낭을 수축하여 담즙 배출을 촉진시킨다.
	함유 식품 : 양파, 컬러플라워, 파프리카, 오이, 당근, 딸기, 보리, 고구마, 토마토, 사과, 아보카도, 가지, 감자, 통밀, 포도
클로로젠산	간을 자극하여 담즙 분비를 촉진, 담낭을 수축하여 담즙 배출을 촉진 시킨다.
	함유 식품 : 커피 원두, 컬러플라워, 양배추, 토마토, 사과, 우엉, 고구마, 감자껍질
컬큐민	담즙산의 생성을 촉진하고 담낭을 수축하여 담즙 분비를 촉진하고 콜레스테롤 용해를 촉진하여 담석증에 효과.
	함유 식품 : 강황, 생강
카테킨	담즙산의 배설을 촉진하여 혈중 콜레스테롤을 낮춤, 간암 발생 억제 한다.
	함유 식품 : 녹차(중작 이상 먹어야 한다)
베타인	담즙 분비를 촉진
	함유 식품 : 비트

출처: 선행연구 참고하여 재정리

09 | 위장 질환에 필요한 영양소의 약리 작용과 함유 식품

위장 질환에 필요한 영양소는 섬유소, 단백질, EPA, 비타민A, 비타민C, 비타민U, 엽산, 아연, 셀레늄, 카페산, 진저롤, 베타인, 파파인, 글리신, 설포라판, 브로멜라인, 베타카로틴, 퀴세틴, 올리고당, 엘라그산, 컬큐민, 캡사이신, 파파인 효소 등 23개가 있으며, 위장 질환에 필요한 영양소의 함유 식품을 섭취함으로써 위장 질환에 효능이 있다.

<표 3-36> 위장 질환에 필요한 영양소의 약리 작용과 함유 식품1

위장 질환에 필요한 영양소의 약리 작용과 함유 식품	
섬유소	위와 장운동을 촉진, 변비 완화, 불용성 섬유소는 배변량을 증가시키고, 대장의 연동 운동을 증가시킴.
	함유 식품 : 병아리콩, 브로콜리, 사과, 렌틸, 무화과, 건포도, 단호박, 오트밀, 콩류, 푸룬, 고추, 살구, 아마씨, 표고버섯, 토마토, 레몬, 키위, 모과, 해조류, 100 %코코아
단백질	식도부터 항문까지 소화기 점막 재생에 관여, 소화기관의 면역기능을 높여 염증을 예방한다. ※ 뮤신 (당단백질) : 위를 튼튼하게 하며 여름철 식욕 저하를 없애준다. 배변에 좋다. 마, 난백, 미꾸라지, 연근, 토란, 우엉, 해삼, 소라, 굴, 장어에 많다.
	함유 식품: 방사 유정란, 초유, 대두, 닭가슴살, 견과류, 통곡류, 미역, 씨앗류, 흰살생선, 브로콜리, 아스파라거스 등
EPA	다가불포화 지방산이며 체내에서 프로스타글란딘으로 전환되어 알코올성 위염을 예방하는 효과를 가짐, 아스피린에 의한 위염도 개선 한다.
	함유 식품 : 고등어, 정어리, 도미 등 등푸른 생선에 많이 함유됨
비타민A	점액 단백질이나 점액 다당류와 같은 점액을 합성하는 데 관여하며, 상피세포는 점액을 분비하여 외부로부터 침입하는 이 물질을 방어하는 생리 기능을 가지고 있기 때문에 상피세포 건강에 영향을 미친다. 비타민 A가 부족하면 장 점막 세포의 점액질 분비가 결핍되어 각질화 현상 나타남. 케로틴 형태로 섭취하면 좋다.
	함유 식품 : 아욱, 근대, 고구마, 무청, 취나물, 시금치, 당근, 부추, 장어, 망고, 호박, 미역, 파래
도움이 되는 허브차 종류 : 레몬밤, 로즈 마리, 로즈힙, 민트, 계피, 캐모마일	

출처: 선행연구 참고하여 재정리

<표 3-37> 위장 질환에 필요한 영양소의 약리 작용과 함유 식품2

위장 질환에 필요한 영양소의 약리 작용과 함유 식품	
비타민 C	대장의 관장 효과, 염증성 장 질환, 과민성 장 증후군에도 효과적이다.
	함유 식품 : 딸기, 감, 귤, 양배추, 오렌지, 무청, 시금치, 풋고추, 키위, 망고, 사과
비타민 U	체내의 손상된 조직을 복구하는 작용이 있어 위염이나 위궤양을 예방하는 효과가 있다. 단백질을 만드는 필수성분인 핵산을 만들 때 필요한 물질이 비타민 U이다. 위, 십이지장 궤양을 예방하고 회복을 빠르게 하는데 많은 단백질이 필요하므로 비타민 U가 많이 필요하다.
	함유 식품 : 양배추, 적채
엽산	장점막의 구조가 변형되어 영양 흡수장애가 발생한다.
	함유 식품 : 강낭콩, 달걀, 시금치, 상추, 바나나, 밀베아
아연	아연 결핍은 궤양성 장 질환, 크론병, 발병률이 높아진다.
	함유 식품 : 굴, 닭고기, 멸치, 보리, 난황, 효모, 콩류, 호박씨, 버섯, 해바라기씨, 생선, 미역, 양고기, 캐모마일, 비트, 대두, 컬리플라워
셀레늄, 카페산, 진저롤	항 궤양 유발 인자로 작용
	함유 식품 : 파프리카, 양파, 우엉, 양배추, 비트, 오트밀, 고추, 생강
베타인, 파파인, 글리신	위염을 억제하는 작용을 한다.
	함유 식품 : 비트, 파프리카, 오렌지, 당근, 대두, 파인애플, 양파, 마늘
설포라판	헬리코박터균 사멸 효과
	함유 식품 : 브로콜리, 양배추, 컬리 플라워, 케일, 무우, 청경채,
브로멜라인	단백질 분해 작용, 소화 촉진 역할을 함, 쿼세틴과 함께 시너지 작용
	함유 식품 : 파인애플
베타카로틴	상피, 점막 세포를 건강하게 함.
	함유 식품 : 진청색 채소, 붉은색, 노란색, 오렌지색 계열의 채소와 과일
쿼세틴	위장보호와 항구토 작용이 있음, 브로멜라인, 파파인과 함께 시너지 작용이 있다.
	함유 식품 : 양파, 녹차, 포도주, 사과, 크랜베리, 메밀, 콩류

출처: 선행연구 참고하여 재정리

<표 3-38> 위장 질환에 필요한 영양소의 약리 작용과 함유 식품3

위장 질환에 필요한 영양소의 약리 작용과 함유 식품	
올리고당	올리고당은 소화효소가 분해하기 어려워 소화되지 않은 채 대장으로 이동하여 대장 내 유익균에 의해 분해된다. 장내 유해균의 증식을 억제하고 유익균의 증식을 돕는다.
	함유 식품 : 콩, 팥, 우엉, 양파, 바나나
엘라그산	식도암을 예방한다.
	함유 식품 : 호두, 딸기, 크랜베리, 포도, 석류
컬큐민	위염, 췌장암을 예방한다.
	함유 식품 : 강황, 생강
캡사이신	식욕 촉진 작용
	함유 식품 : 고추
파파인 효소	브로멜라인과 같은 단백질 분해 작용
	함유 식품 : 파파야

출처: 선행연구 참고하여 재정리

10 | 갑상선 질환에 필요한 영양소의 약리 작용과 함유 식품

갑상선 질환에 필요한 영양소는 요오드, 비타민D, 아연, 셀레늄, 단백질, 비타민A, 비타민E, 비타민B2, 비타민B3, 비타민B6, 비타민C, 셀레늄 등 12개가 있으며, 갑상선 질환에 필요한 영양소의 함유 식품을 섭취함으로써 갑상선 질환에 효능이 있다.

<표 3-39> 갑상샘 질환(갑상선기능저하)에 필요한 영양소의 약리 작용과 함유 식품

갑상샘 질환(갑상선기능저하)에 필요한 영양소의 약리 작용과 함유 식품	
요오드	갑상선 호르몬의 타이록신의 성분이다.
	함유 식품 : 해조류 (미역, 다시마, 해산물), 일일 600mg 이하로 충분히 섭취한다.
비타민D	비타민 D2 혹은 비타민 D3 형태로 들어 있는 것은 각각 이스트와 생선간유
	함유 식품 : 정어리와 같이 기름기 많은 생선, 건표고
아연, 셀레늄	T4에서 T3 전환에 필요한 미네랄이 결핍되면 갑상선저하증이 발생
	함유 식품 : 굴, 계란노른자, 효모, 콩류, 버섯, 피칸, 호박씨, 해바라기씨, 생선, 미역, 양고기, 엉겅퀴, 알팔파, 캐모마일 등
단백질	호르몬의 원료인 단백질을 충분히 섭취해야 한다.
	함유 식품 : 유정란, 흰살생선, 육류, 퀴노아, 병아리콩, 브로콜리
비타민A	갑상선 호르몬 생성을 포함해 인체 과정에 아연과 함께 작용한다.
	함유 식품 : 아욱, 근대, 고구마, 무청, 취나물, 시금치, 당근, 부추, 장어, 망고, 호박, 미역, 파래
비타민E	갑상선 호르몬 생성을 포함해 인체 과정에 아연과 함께 작용한다.
	함유 식품 : 진청색 채소, 대두, 잣, 호박씨, 고구마, 난백, 미역
셀레늄	T4에서 T3 전환에 필요한 미네랄로 결핍되면 갑상선저하증이 발생한다.
	함유 식품 : 효모, 내장, 근육, 고기, 어패류, 브로콜리, 양파, 마늘, 현미, 우엉
그 외에 비타민B2, B3, B6와 함께 비타민C도 함께 섭취하는 것이 좋다.	
구리	갑상선 호르몬의 과다 증대를 막는다.
	함유 식품 : 굴 등 해산물 갑각류, 콩류, 아몬드, 아보카도, 보리, 비트, 마늘, 진청색 채소, 브로콜리, 버섯, 오렌지, 건포도, 토마토, 가지, 고등어, 꽁치, 연어, 정어리
아연	갑상선 호르몬의 과다 증대를 막는다
	함유 식품 : 굴, 난황, 효모, 콩류, 버섯, 피칸, 호박씨, 해바라기씨, 생선, 미역, 양고기, 엉겅퀴, 알팔파, 카모마일 등
단백질	근육감소, 면역기능 저하, 영양 결핍의 문제를 해결하기 위해 양질의 단백질 필요하다.
	함유 식품 : 유정란, 흰살생선, 퀴노아, 병아리콩, 브로콜리
그외에 당근, 셀러리, 귀리, 들깨, 양배추, 비트, 토마토, 케일, 단호박을 섭취. *피해야 하는 식품 : 생강, 아보카도, 코코넛, 커피, 녹차(한잔은 무방함).	

출처: 선행연구 참고하여 재정리

11 | 전립선 질환에 필요한 영양소의 약리 작용과 함유 식품

전립선 질환에 필요한 영양소는 아연, 오메가3, 비타민E, 리그난, 쏘팔메토, 베타시토스테롤, 비다민 D, 셀레늄, 라이코펜, 마이리세틴, 퀴세틴 등 11개가 있으며, 전립선 질환에 필요한 영양소의 함유 식품을 섭취함으로써 전립선 질환에 효능이 있다.

<표 3-40> 전립선 질환에 필요한 영양소의 약리 작용과 함유 식품1

전립선 질환에 필요한 영양소의 약리 작용과 함유 식품	
아연	전립선비대 예방과 치료에 중심이 되는 역할을 한다. 아연은 5-알파리덕타아제 작용을 억제하고 디하이드로테스토스테론(DHT)이 전립선 수용체에 결합하는 것을 억제하여 DHT를 전립선에서 제거한다. 뇌하수체에서 유즙 분비 호르몬인 프로락틴의 분비를 억제하여 남성 호르몬이 전립선에 증가하는 것을 감소시켜 전립선비대를 예방한다.
	함유 식품 : 콩류, 버섯, 호박씨, 해바라기씨, 난황, 굴, 생선, 미역, 양고기, 카모마일
오메가3	전립선은 호르몬 변화와 염증에 가장 민감한데 스웨덴의 동물 실험에 의하면 오메가 3는 염증을 가라앉히고 전립선암을 억제하였다. 주 3~4회 정도 생선(등푸른생선)을 섭취하면 전립선암에 걸릴 확률이 50% 감소하고 주 1~2회 정도 섭취하면 25% 감소하는 것이 나타났다. 하루 2회 15cc씩 오메가3 오일(판매 재제, 들깨, 아마씨에도 있다. 섭취량이 체중과도 비례)을 섭취하는 것이 좋다.
	함유 식품 : 등푸른생선 기름, 아마씨유, 호두기름, 들기름
비타민E	콜레스테롤 산화를 방지하여 전립선비대를 감소시킨다. 지방이 있는 곳에는 다 있다.
	함유 식품 : 진청색 채소, 콩류, 넛츠, 씨앗류, 고구마, 통곡류, 계란 흰자, 미역, 간
리그난	아마씨에 많이 함유된 리그난은 5-알파리덕타아제의 작용을 감소시켜 전립선비대를 방지한다.
	함유 식품 : 아마씨, 통곡류, 딸기류
쏘팔메토	전립선비대증에 가장 많이 사용하는 약초로 야자나무 열매이다. 이 열매 5알이면 5-알파리덕타아제의 작용을 감소시키고 여성 호르몬이 전립선에 붙는 것을 막아주어 전립선비대증을 감소시킨다.
	함유 식품 : 쏘팔메토

출처: 선행연구 참고하여 재정리

<표 3-41> 전립선 질환에 필요한 영양소의 약리 작용과 함유 식품2

전립선 질환에 필요한 영양소의 약리 작용과 함유 식품	
베타시토스테롤	시험관실험에서 전립선암 세포 LNCaP를 죽이는 것으로 나타났으며 전립선염에도 항염 작용을 한다. 전립선비대증 환자 519명에게 26주간 복용한 결과 현저히 개선되었고 콜레스테롤 흡수도 억제한다.
	함유 식품 : 호박씨, 바질, 대두, 달맞이꽃, 메밀, 쏘팔메토
비타민D	혈중 비타민D가 충분하면 전립선암을 예방하는 것으로 보고되고 있다.
	함유 식품 : 난황, 등푸른생선, 건 표고, 간유
셀레늄	글루타티온의 전구물질을 강력한 항산화 작용을 촉진하여 지질계의 산화를 예방하므로 전립선비대를 예방한다.
	함유 식품 : 육류나 정제되지 않은 곡류에 많이 함유
라이코펜	카로티노이드계열 중에 가장 항산화력이 높고, 전립선암 발생률을 현저히 감소시키며 세포 간의 통신 능력을 향상시켜 암 발생률을 감소시키며 인슐린 계열 성장인자로 인한 암 증식을 억제시킨다.
	함유 식품 : 토마토, 당근, 수박
마이리세틴	핀란드에서 조사된 결과에 의하면 미리세틴 섭취가 많은 남성은 전립선암 발생률이 매우 낮은 것으로 밝혀지고 있다.
	함유 식품 : 포도, 딸기 켐퍼롤과 쿼세틴이 함께 작용할 때 효과 가 좋다.
쿼세틴	전립선암에 매우 좋은 결과를 보인다.
	함유 식품 : 양파와 사과의 껍질

출처: 선행연구 참고하여 재정리

12| 아토피 질환에 필요한 영양소의 약리 작용과 함유 식품

아토피 질환에 필요한 영양소는 비타민E, 비타민D, 비타민A, 단백질, 오메가3, 아연, 비오틴, 엽산, 비타민 B6, 카로티 노이드, 진저롤, 에피제닌 등, 항염제, 컬큐민, 페루산, 카페익산, 프로안토 사이아닌 등 16개가 있으며, 아토피 질환에 필요한 영양소의 함유 식품을 섭취함으로써 아토피 질환에 효능이 있다.

<표 3-42> 아토피 질환에 필요한 영양소의 약리 작용과 함유 식품1

아토피 질환에 필요한 영양소의 약리 작용과 함유 식품	
비타민E	항염 작용
	함유 식품 : 진청색 채소, 콩류, 넛츠, 씨앗류, 고구마, 통곡류, 계란 흰자, 미역, 간
비타민D	면역강화에 필요하다.
	함유 식품 : 난황, 등푸른생선, 건 표고, 간유
비타민A	피부 점막 건강에 도움이 되고 지질계 산화를 막아준다.
	함유 식품 : 아욱, 근대, 고구마, 무청, 취나물, 시금치, 당근, 부추, 장어, 망고, 호박, 미역, 파래
단백질	면역기능 증강에 필수적이다.
	함유 식품 : 유정란, 흰살생선, 육류, 퀴노아, 병아리콩, 브로콜리
오메가3	건선과 습진 치료에 매우 중요하다.
	함유 식품 : 등푸른생선 기름, 아마씨유, 호두기름, 들기름
아연	습진 치료에 아연이 도움이 된다. 아토피 습진 환자들에게는 아연 수치가 낮았다.
	함유 식품 : 콩류, 버섯, 호박씨, 해바라기씨, 난황, 굴, 생선, 미역, 양고기, 카모마일
비오틴	유아의 경우 아토피 피부염의 대표적인 원인은 비오틴의 결핍이다.
	함유 식품 :견과류, 과일, 소간, 난황, 현미
엽산	지루성 피부염 개선에 효과적이다.
	함유 식품 : 당근, 간, 난황, 살구, 호박, 콩류, 통밀, 진청색 채소
비타민B6	시카배리언트로 불리는 지루성 피부염 형태의 치료에 효과적이다.
	함유 식품 : 감자, 바나나, 생선, 콩, 견과류, 닭고기
카로티노이드	베타카로틴은 상피세포를 건강하게 만든다.
	함유 식품 : 진청색 채소나 붉은색, 오렌지색, 노란색 계열의 채소와 과일에 분포

출처: 선행연구 참고하여 재정리

<표 3-43> 아토피 질환에 필요한 영양소의 약리 작용과 함유 식품2

아토피 질환에 필요한 영양소의 약리 작용과 함유 식품	
진저롤, 에피제닌 등	항히스타민 작용
	함유 식품 : 오레가노, 자몽, 페널, 타임, 녹차, 파프리카, 토마토, 바질, 포도, 생강, 당근
항염제	
	함유 식품 : 오레가노, 자몽, 페널, 타임, 녹차, 파프리카, 토마토, 양파, 대두, 아보카도, 인삼, 감초, 포도, 블루베리
컬큐민	TNF 억제 작용을 한다.
	함유 식품 : 생강, 강황
페루산	비타민 C, E와 함께 피부의 산화 물질로 인한 손상을 막아준다.
	함유 식품 : 아티초크, 오렌지, 파인애플, 오트, 현미, 씨앗류, 사과, 커피
카페익산	항염 작용이 높다. 급성염증 반응을 억제하고 과잉 면역 반응을 조절한다.
	함유 식품 : 아티초크, 우엉, 배, 바질, 타임, 오레가노, 사과
프로안토 사이아닌	알레르기 치료에 효과적이다.
	함유 식품 : 포도씨, 코코아, 사과, 베리류, 아몬드, 땅콩

출처: 선행연구 참고하여 재정리

13 | 우울증과 불면증에 필요한 영양소의 약리 작용과 함유 식품

우울증과 불면증에 필요한 영양소는 단백질, 복합 탄수화물, 엽산, 비타민 B6, 나이아신, 마그네슘, 칼슘, 비타민E, 오메가3, 비타민C, 파이토케미컬 등 11개가 있으며, 우울증과 불면증에 필요한 영양소의 함유 식품을 섭취함으로써 우울증과 불면증에 효능이 있다.

<표 3-44> 우울증과 불면증에 필요한 영양소의 약리 작용과 함유 식품1

우울증과 불면증에 필요한 영양소의 약리 작용과 함유 식품	
단백질	양질의 아미노산 공급은 뇌에 필수적이다.
	함유 식품 : 유정란, 흰살생선, 육류, 퀴노아, 병아리콩, 브로콜리
복합 탄수화물	반응성 저혈당 증세를 예방하고 뇌에 충분한 에너지 공급을 위해 복합 탄수화물의 섭취가 필수적이다. 정제당 섭취는 피하고 저항성 전분 형태로 섭취하는 것이 좋다.
	함유 식품 : 보리, 귀리, 통밀, 감귤류, 사과, 해조류, 바나나, 콩류, 기타 잡곡류
엽산	우울증 환자들의 35% 정도가 엽산 결핍으로 나타났다.
	함유 식품 : 강낭콩, 달걀, 시금치, 상추, 바나나, 밀배아
비타민B6	세로토닌 생성에 필수적이며 뇌에서 많은 기능을 수행한다.
	함유 식품 : 감자, 바나나, 생선, 콩, 견과류, 닭고기
나이아신	신경전달 물질의 합성 과정에 필수적이다.
	함유 식품 : 트립토판은 나이아신의 전구물질이므로 트립토판이 풍부한 음식을 섭취한다. 100% 코코아, 바나나, 쇠고기, 가금류, 계란, 견과류, 병아리콩
마그네슘	세로토닌이 멜라토닌으로 합성되는 과정에 절대적으로 필요한 미네랄이다. 그러므로 마그네슘이 결핍되면 불안증까지 가중된다. 하루 300mg을 섭취하면 치료 효과가 있다.
	함유 식품 : 코코아, 견과류, 대두, 통곡식, 진청색 채소, 살구, 바나나, 아보카도, 마늘, 레몬, 생선, 해산물, 유제품, 육류
칼슘	뇌에서 신경전달 물질 생성 회로를 켜는 스위치 역할을 한다. 칼슘의 항상성이 중요하다. 지나친 섭취는 오히려 해롭다.
	함유 식품 : 치즈, 진청색 채소, 시금치, 케일, 브로콜리, 무청
비타민E	1일 200~400IU 섭취가 필요하다.
	함유 식품 : 진청색 채소, 콩류, 넛츠, 씨앗류, 고구마, 통곡류, 계란 흰자, 미역, 간
오메가3	세포막에서 필수지방산이 결핍되면 세포막 손상을 야기시킨다. 뇌는 인체에서 가장 풍부한 지방산의 근원이며 적절한 신경세포 기능은 적절한 막 유동성에 크게 의존한다.
	함유 식품 : 등푸른생선 기름, 아마씨유, 호두기름, 들기름

출처: 선행연구 참고하여 재정리

<표 3-45> 우울증과 불면증에 필요한 영양소의 약리 작용과 함유 식품2

우울증과 불면증에 필요한 영양소의 약리 작용과 함유 식품	
비타민C	뇌에서 비타민C 수치가 낮으면 우울증과 히스테리가 일어날 수 있다. 또한 비타민C는 흡연으로 인한 독소를 처리하는 데 사용되므로 흡연은 상대적으로 비타민C 결핍을 초래한다. 따라서 우울증 치료를 위해서는 반드시 금연해야 한다.
	함유 식품 : 딸기, 감, 귤, 양배추, 오렌지, 무청, 시금치, 풋고추, 키위, 망고, 사과
아연	우울증과 불면증 환자에게서 결핍 현상이 나타났으며 하루 25mg만 섭취해도 우울증약 섭취보다 효과적이다.
	함유 식품 : 콩류, 버섯, 호박씨, 해바라기씨, 난황, 굴, 생선, 미역, 양고기, 카모마일
파이토 케미컬	파이토케미컬(식물 내재 화합물)을 함유하고 있는 다양한 과일과 채소 섭취는 우울증 과 불면증 치료에 매우 도움이 된다.
	함유 식품 : 식물

출처: 선행연구 참고하여 재정리

14 | 눈 질환에 필요한 영양소의 약리 작용과 함유 식품

눈 질환에 필요한 영양소는 황, 베타카로틴, 루테인, 지아잔틴, 비타민C, 안토시아닌, 샐레늄, 퀴세틴, 마그네슘, 오메가3 등 10개가 있으며, 눈 질환에 필요한 영양소의 함유 식품을 섭취함으로써 눈 질환에 효능이 있다.

<표 3-46> 눈 질환에 필요한 영양소의 약리 작용과 함유 식품1

눈 질환에 필요한 영양소의 약리 작용과 함유 식품	
황	렌즈 형성에 필요한 물질이다.
	함유 식품 : 콩, 십자화과 채소, 난황, 양파
베타 카로틴	베타카로틴이 결핍되면 안구의 렌즈가 활성산소의 손상을 받기 쉬워 백내장이 될 확률이 높아진다.
	함유 식품 : 당근, 단호박, 호박 고구마, 시금치

출처: 선행연구 참고하여 재정리

<표 3-47> 눈 질환에 필요한 영양소의 약리 작용과 함유 식품2

눈 질환에 필요한 영양소의 약리 작용과 함유 식품	
루테인	시력 향상과 안구 질환에 효과적인 항산화제이며, 망막의 황반과 수정 렌즈에서 발견되고 자외선으로부터 이들을 보호한다. 루테인은 망막 전반에 걸쳐 분포되어 있으며 노인성 백내장과 퇴행성 황반 변성을 예방한다.
	함유 식품 : 난황, 오렌지, 망고, 시금치, 당근, 토마토, 고구마, 양배추, 호박, 옥수수
지아잔틴	시력 향상에 필수적이며 망막 중심에 있는 포비아(fovea)에 집결된다.
	함유 식품 : 시금치, 옥수수, 망고
비타민C	안구의 렌즈에는 혈중 농도보다 20배 이상 비타민C가 많다. 하루 1g씩 하루 3회를 섭취한 환자는 백내장이 더 진행되지 않고 시력이 향상된 결과가 있다.
	함유 식품 : 딸기, 감, 귤, 양배추, 오렌지, 무청, 시금치, 풋고추, 키위, 망고, 사과
안토시아닌	비타민E와 함께 섭취했을 때는 시너지 효과가 높다.
	함유 식품 : 빌 베리, 블루베리와 같이 보라색을 띤 식물에 많다.
셀레늄	글루타치온은 렌즈에 많이 집결해 있어서 활성산소를 중화시키는데 글루타치온의 합성을 위해서는 셀레늄이 필수적이다.
	함유 식품 : 난황, 효모, 내장, 근육, 어패류, 브로콜리, 양파, 마늘, 현미, 우엉
퀴세틴	비타민C를 절약해 주고 백내장을 예방한다.
	함유 식품 : 양파와 사과 껍질
마그네슘	칼슘 유입을 차단해 동맥을 이완시켜 녹내장을 치료하는 채널 차단제 약물과 비슷한 수준으로 안압을 낮춘다. 그래서 자연 칼슘 차단제로 불릴 정도이다.
	함유 식품 : 코코아, 견과류, 대두, 통곡식, 진청색 채소, 살구, 바나나, 아보카도, 마늘, 레몬, 생선, 해산물, 유제품, 육류
오메가3	안압을 낮추는 효과가 있다.
	함유 식품 : 등푸른생선 기름, 아마씨유, 호두기름, 들기름

출처: 선행연구 참고하여 재정리

15 | 비염, 축농증에 필요한 영양소의 약리 작용과 함유 식품

비염, 축농증에 필요한 영양소는 단백질, 오메가3, 오메가6, 비타민A, 아연, 비타민C, 헤스퍼리딘, 퀴세틴, 카바크롤, 설포라판, 브로멜라인, 베타카로틴, 에키네시아 추출물 등 13개가 있으며, 비염, 축농증에 필요한 영양소의 함유 식품을 섭취함으로써 비염, 축농증에 효능이 있다.

<표 3-48> 비염, 축농증에 필요한 영양소의 약리 작용과 함유 식품1

비염, 축농증에 필요한 영양소의 약리 작용과 함유 식품	
단백질	면역 기능을 증강시켜 염증을 억제한다.
	함유 식품 : 유정란, 흰살생선, 육류, 퀴노아, 병아리콩, 브로콜리
오메가3	항염 작용이 뛰어나다.
	함유 식품 : 등푸른생선 기름, 아마씨유, 호두기름, 들기름
오메가6	항염 작용이 뛰어나다.
	함유 식품 : 씨앗류, 견과류, 해바라기유, 참기름
비타민A	점막을 건강하게 만든다. 하루 5000IU 섭취 권장
	함유 식품 : 생선, 치즈, 유정란, 진청색 채소
아연	1일 20~30mg 섭취 권장
	함유 식품 : 굴, 난황, 효모, 콩류, 버섯, 피칸, 호박씨, 해바라기씨, 생선, 미역, 카모마일
비타민C	항바이러스 작용을 한다.
	함유 식품 : 딸기, 감, 귤, 양배추, 오렌지, 무청, 시금치, 풋고추, 키위, 망고, 사과
헤스퍼리딘	염증 관련 효소들의 작용을 억제한다. 또한, 비만세포가 흥분하여 일어나는 히스타민 방출을 억제한다.
	함유 식품 : 오렌지, 감귤류

출처: 선행연구 참고하여 재정리

<표 3-49> 비염, 축농증에 필요한 영양소의 약리 작용과 함유 식품2

비염, 축농증에 필요한 영양소의 약리 작용과 함유 식품	
쿼세틴	비만세포, 중성구, 호염구 등이 흥분하여 과립 물질들을 방출시키는 것을 억제한다.
	함유 식품 : 양파와 사과 껍질
카바크롤	항곰팡이, 항 박테리아성이 높다.
	함유 식품 : 오레가노
설포라판	헬리코박터파일로리 균의 사멸 효과가 입증되었다.
	함유 식품 :브로콜리 싹, 양배추, 케일, 머스타드, 콜라드그린, 순무
브로 멜라인	급성 부비동염 환자들은 브로멜라인 요법이 효과적이다.
	함유 식품 : 파인애플
베타 카로틴	점막 세포를 건강하게 하고 면역 기능을 높인다.
	함유 식품 : 당근, 단호박, 호박 고구마, 시금치
에키네시아 추출물	천연 항생제로 허브의 일종이다. 에키네시아의 핵심 성분인 알리신 성분은 항염 효과가 뛰어나다.
	함유 식품 : 에키네시아

출처: 선행연구 참고하여 재정리

16 | 통풍에 필요한 영양소의 약리 작용과 함유 식품

통풍에 필요한 영양소는 브로멜라인, 쿼세틴, 엽산, 비타민E, 안토시아닌, 비타민C, 플라보노이드 계열, 기타 식사 가이드 등 8개가 있으며, 통풍에 필요한 영양소의 함유 식품을 섭취함으로써 통풍에 효능이 있다.

<표 3-50> 통풍에 필요한 영양소의 약리 작용과 함유 식품

통풍에 필요한 영양소의 약리 작용과 함유 식품	
브로멜라인	항염증 작용이 우수하여 관절염 약 대용으로도 쓰인다.
	함유 식품 : 파인애플
퀴세틴	요산 억제에 효과적이다.
	함유 식품 : 사과와 양파의 껍질
엽산	요산을 만드는 효소의 작용을 억제하여 통풍에 매우 효과적이다. 통풍 처방 약으로 쓰이는 알로푸리놀(allopurinol) 보다 효능이 뛰어나다. 하루 10~40mg의 엽산 섭취는 통풍 치료에 효과적이다. 단, 간질환으로 약을 복용하는 경우 고용량의 엽산제를 섭취하면 간 치료 약의 효과가 저하된다.
	함유 식품 : 진청색 채소, 당근, 간, 난황, 살구, 호박, 콩류, 통밀, 효모
비타민E	통풍 치료에 도움이 된다.
	함유 식품 : 견과류, 씨앗류
안토시아닌	요산을 낮추는 능력이 뛰어나다.
	함유 식품 : 빌베리, 블루베리, 체리, 포도씨
비타민C	이뇨 작용으로 요산을 배출하는 프로베네시드 약과 같은 기전으로 요산을 소변으로 배출시켜 체내 요산을 조절한다.
	함유 식품 : 딸기, 감, 귤, 양배추, 오렌지, 무청, 시금치, 풋고추, 키위, 망고, 사과
플라보노이드 계열	항염증 작용이 있어 알로푸리놀과 비슷한 원리로 요산 생성을 억제한다.
	함유 식품 : 다양한 색 깔의 채소와 과일
기타 식사 가이드	하루 물 1.5L 정도는 섭취한다. 섬유소가 많은 채소를 섭취한다. 통풍 치료 약으로 결핍되기 쉬운 베타카로틴, 비타민B12, 칼슘, 칼륨, 인이 함유된 식품 섭취가 필요하다. 퓨린 함유가 적은 음식(고구마, 감자, 채소류, 과일, 해조류, 코코아, 유정란, 시금치, 생선, 버섯류)을 섭취한다. 요산 배설을 돕는 음식은 인삼, 포도, 아스파라거스, 비트, 양배추, 콜라드그린, 케일, 파프리카, 병아리콩, 녹차 등이 있다.

출처: 선행연구 참고하여 재정리

17 | 자궁 질환에 필요한 영양소의 약리 작용과 함유 식품

자궁 질환에 필요한 영양소는 비타민E, 단백질, 글리 시테인, 제니스틴, 데이드제인, 레즈베라트롤, 기타 등 7개가 있으며, 자궁 질환에 필요한 영양소의 함유 식품을 섭취함으로써 자궁 질환에 효능이 있다.

<표 3-51> 자궁 질환에 필요한 영양소의 약리 작용과 함유 식품

자궁 질환에 필요한 영양소의 약리 작용과 함유 식품	
비타민E	하루 800IU 섭취하면 PMS 완화 및 홍조와 질 불쾌감을 완화
	함유 식품 : 진청색 채소, 대두, 잣, 호박씨, 고구마, 난백, 미역
단백질	단백질을 충분히 섭취하면 골다공증을 줄이고 점막을 강화시키며 탈모를 예방한다.
	함유 식품 : 유정란, 흰살생선, 육류, 퀴노아, 병아리콩, 브로콜리
글리 시테인	에스트로겐 성격을 띤 비스테로이드 계열의 물질이며 불수용체이다. 호르몬 작용은 이소플라본 계열에서 가장 높다. 제니스테인의 3배이며, 다이드제인의 12배이다. 골다공증을 예방한다.
	함유 식품 : 대두. 대두 배아에는 총 이소플라본의 40%를 차지
제니스틴, 데이드제인	파이토에스트로겐(식물성 에스트로겐)은 에스트로겐 수치가 낮으면 에스트로겐 활성을 통해 수치를 증가시키고, 반대로 에스트로겐 수치가 높으면 에스트로겐 수용체 부위에 결합해 에스트로겐과 경쟁하여 에스트로겐 효과를 저하시키기 때문에 여성 호르몬 작용을 보이면서 동시에 여성 호르몬 작용을 방해하여 호르몬 항상성을 유지하는 역할을 한다.
	함유 식품 : 대두, 칡과 같은 콩과 식물에 많다.
레즈 베라트롤	파이토에스트로겐과 같은 작용을 하여 폐경기의 심혈관계 질환의 발생을 예방하고 여성 호르몬이 유방암 세포를 자극하는 것을 막아준다.
	함유 식품 : 포도 껍질, 포도 씨, 뽕잎, 오디, 땅콩 나물
기타	여성 호르몬 작용하는 식품들이다.
	함유 식품 : 자몽, 토마토, 당근, 바질, 파슬리, 타임, 양파, 마늘, 토란, 파인애플, 딜, 셀러리, 비트, 아스파라거스

출처: 선행연구 참고하여 재정리

18 | 난임 극복에 필요한 영양소의 약리 작용과 함유 식품

난임 극복에 필요한 영양소는 오메가3, 비타민12, 엽산, 비타민E, 베타 카로틴, 아연, 코엔자임Q10, 셀레늄, 비타민C등 9개가 있으며, 난임 극복에 필요한 영양소의 함유 식품을 섭취함으로써 난임 극복에 효능이 있다.

<표 3-52> 난임 극복에 필요한 영양소의 약리 작용과 함유 식품1

난임 극복에 필요한 영양소의 약리 작용과 함유 식품	
오메가3	정충의 세포막은 오메가3 지방산으로 이루어져 있어서 오메가3가 풍부하면 정충의 세포막이 유연하여 난자까지 잘 헤엄쳐 갈 수 있다.
	함유 식품 : 등푸른생선 기름, 아마씨유, 호두기름, 들기름
비타민 B12	비타민B12가 부족하면 정충의 수와 운동성이 감소한다. 하루 1g 섭취를 권장한다.
	함유 식품 : 육류, 계란, 생선, 유제품
엽산	정충 생성에 필수적이다.
	함유 식품 : 진청색 채소, 당근, 간, 난황, 살구, 호박, 콩류, 통밀, 효모, 코코아
비타민E	비타민C와 함께 중요한 항산화제로 정충 세포막의 산화스트레스를 억제하고 난자를 뚫고 들어가는 능력을 향상시킨다. 또한 자궁 점막을 건강하게 한다. 하루 600~800IU 섭취를 권장한다.
	함유 식품 : 견과류, 씨앗류
베타 카로틴	지용성 항산화제로 비타민C, E와 함께 상승 작용을 하고 면역 기능을 증가시켜 난소나 자궁에 염증을 예방한다.
	함유 식품 : 당근, 단호박, 호박 고구마, 시금치
아연	남성 호르몬 대사, 정충 생성, 정충 운동성, 전립선 건강 등 남성의 모든 생식 능력에 관여하여 섹스 미네랄이라고도 한다. 여성의 자궁 점막을 건강하게 한다. 하루 30~60mg 섭취를 권장한다.
	함유 식품 : 굴, 난황, 효모, 콩류, 버섯, 피칸, 호박씨, 해바라기씨, 생선, 미역, 카모마일
코엔자임 Q10	정자가 헤엄을 치는 데 필요한 에너지를 공급하고 정자의 산화스트레스를 방지한다.
	함유 식품 : 쇠고기, 계란, 생선(대구, 고등어, 연어, 정어리), 시금치, 브로콜리, 정제되지 않은 곡류, 식물성 기름

출처: 선행연구 참고하여 재정리

<표 3-53> 난임 극복에 필요한 영양소의 약리 작용과 함유 식품2

난임 극복에 필요한 영양소의 약리 작용과 함유 식품	
셀레늄	산화스트레스를 예방한다.
	함유 식품 : 난황, 효모, 내장, 근육, 어패류, 브로콜리, 양파, 마늘, 현미, 우엉
비타민C	비타민C는 정액에 많이 농축되어 있어 정충의 유전인자 손상을 보호해 준다. 흡연자의 경우 비타민C를 두 배로 섭취해야 한다. 하루 1g 섭취를 권장한다.
	함유 식품 : 딸기, 감, 귤, 양배추, 오렌지, 무청, 시금치, 풋고추, 키위, 망고, 사과

출처: 선행연구 참고하여 재정리

19 | 임신 중 필요한 영양소의 약리 작용과 함유 식품

임신 중 필요한 영양소는 아연, 감마 리놀렌산(GLA), 엽산, 비타민C, 비타민A, 카로티노이드, 철분, 단백질, 칼슘 등 8개가 있으며, 임신 중 필요한 영양소의 함유 식품을 섭취함으로써 임신 중에 효능이 있다.

<표 3-54> 임신 중 필요한 영양소의 약리 작용과 함유 식품1

임신 중 필요한 영양소의 약리 작용과 함유 식품	
아연	태아와 신생아의 정상적인 발육에 필수적이다. 아연이 부족하면 태아의 척수 돌출이 발생하고 조산아를 출산할 수 있으며 특히 면역 저하와 백신의 효과가 저하된다. 임산부에게 하루 15mg의 아연을 섭취하게 하면 태아의 성장 발육에 효과적으로 나타났다.
	함유 식품 : 굴, 난황, 효모, 콩류, 버섯, 피칸, 호박씨, 해바라기씨, 생선, 미역, 카모마일
감마 리놀렌산 (GLA)	두뇌 성장 발달과 두뇌 기능에 필요하며 임신 중 태아의 두뇌 발육을 위해 꼭 섭취하는 것이 필요하다. 출산 후에도 산모가 충분히 섭취하면 모유를 통해 아이에게 공급된다.
	함유 식품 : 달맞이꽃과 보라지꽃 종자유

출처: 선행연구 참고하여 재정리

<표 3-55> 임신 중 필요한 영양소의 약리 작용과 함유 식품2

임신 중 필요한 영양소의 약리 작용과 함유 식품	
엽산	엽산은 태아의 신경계의 발달에 중요한 역할을 한다. 척추이분증은 가장 일반적인 신경관 결손으로 신경 손상, 수족 마비, 학습 장애 등을 유발하기 때문에 신경관의 폐쇄를 완전하게 해야 하는데 엽산이 여기에 크게 관여하고 있다. 신경관 결손을 예방하기 위해 임신 3개월 전부터 꾸준히 엽산을 섭취하는 것이 좋다.
	함유 식품 : 병아리콩, 강낭콩, 대두, 쑥갓, 김, 아스파라거스, 시금치, 양상추, 오렌지즙, 100% 코코아
비타민C	체내에 비타민C, E의 농도가 높은 임산부일수록 건강한 신생아를 출산할 가능성이 높다는 연구 결과가 있다. 그 이유는 비타민C, E의 농도가 높을수록 산화스트레스를 덜 받기 때문이다.
	함유 식품 : 딸기, 감, 귤, 양배추, 오렌지, 무청, 시금치, 풋고추, 키위, 망고, 사과
비타민A, 카로티노이드	비타민A는 초기 배아의 성장과 발달을 포함한 신체의 많은 기능에 중요한 역할을 한다. 임신 기간 중 비타민A가 결핍되면 태아의 성장 장애, 조산, 저체중 등이 야기된다. 부족한 비타민A는 보충제 보다는 전구물질인 카로티노이드 형태로 섭취하는 것이 바람직하다.
	함유 식품 : 당근, 단호박, 시금치, 브로콜리, 고구마, 케일
철분	철분의 결핍은 가임기 여성, 임산부에게 가장 흔히 나타나는 영양 결핍이다. 임신 중 태아의 성장에 필요한 혈액량이 증가하므로 철분 부족이나 빈혈이 발생하기 쉽다. 철분 결핍은 조산이나 저체중아 출산이 높기 때문에 임신 중에는 임신 전보다 두 배로 섭취해야 한다.
	함유 식품 : 굴, 유정란, 시금치, 근대, 건포도, 100% 코코아
단백질	임신 기간 중에는 다른 때보다 더 많은 양의 단백질이 필요하다. 단백질은 태아의 세포 조직을 구축하기 때문이다. 임신한 여성의 단백질 요구량은 하루 70g이다.
	함유 식품 : 유정란, 흰살생선, 육류, 퀴노아, 병아리콩, 브로콜리
칼슘	임신 중 태아는 모체로부터 약 25~30g의 칼슘을 얻고 임신 후기에 가장 양이 많다. 임신 중 하루 1,000mg 정도를 섭취하는 것이 필요하다.
	함유 식품 : 천연치즈, 아몬드, 브로콜리, 로메인 상추, 플레인 요구르트

출처: 선행연구 참고하여 재정리

Chapter 03 Case

"신경언어프로그래밍(NLP)이 중환자 간호 간호사의 직업적 스트레스에 미치는 영향"[11]

직업 스트레스가 높은 중환자실에 근무하는 간호사들에게 신경 언어 프로그래밍(NLP)이 심리적 테라피에 효과적으로 작용하였다. 본 연구는 Urmia Imam Khomeini & Motahari 교육/치료의 중환자실에서 근무하는 간호사 60명을 대상으로 하였으며, 신경 언어 프로그래밍(NLP)과 스트레스 간의 중재를 하기 위해서 간호사 60명을 180분 동안 18회에 걸쳐서 중재 처치를 수행하였다. 본 연구는 신경 언어 프로그래밍(NLP)과 스트레스 간의 상관관계를 분석하기 위해서 신경 언어 프로그래밍(NLP)의 구성요인은 목표인지, 자기 주장기술, 신경학적 수준, 실용적이고 유용한 기술 활용 등의 요인을 사용하였으며, 스트레스 척도는 간호 스트레스 척도(ENSS)를 사용하였다. 스트레스 척도는 죽음과 사망, 의사와의 갈등, 부적절한 정서적 준비, 동료와 관련된 문제, 감독자와 관련된 문제, 업무량, 치료에 관한 불확실성, 환자와 보호자, 차별 등 9개의 영역에 57개 문항을 리커트 5점 척도로 측정하여 사용하였다.

본 연구는 신경 언어 프로그래밍(NLP)과 스트레스 간의 상관관계를 분석하기 위해서 실험 집단과 통제 집단을 설정하여 실증분석을 수행하였다. 본 연구의 실증분석을 위해서 기술통계분석, 카이스퀘어 검정, 만-휘트니 검정, 독립표본 t-검정이 수행되었으며, 유의수준 $p<.05$에서 연구가설을 채택하고 기각하는 것을 판단하였다.

18/04/2017 The effect of neuro-linguistic programming on occupational stress in critical care nurses

Iranian Journal of Nursing and Midwifery Research

Home
Current issue
Instructions
Submit article

Iran J Nurs Midwifery Res. 2016 Jan-Feb; 21(1): 38–44. PMCID: PMC4776559
doi: 10.4103/1735-9066.174754

The effect of neuro-linguistic programming on occupational stress in critical care nurses

Masumeh HemmatiMaslakpak,[1] Masumeh Farhadi,[1] and Javid Fereidoni[2]

[1]Department of Nursing, Urmia University of Medical Sciences, Urmia, Iran
[2]Department of English Language, Urmia University of Medical Sciences, Urmia, Iran
Address for correspondence: Dr. Masumeh HemmatiMaslakpak, Faculty of Nursing and Midwifery, Nazlu Campus, Urmia University of Medical Sciences, Urmia, Iran. E-mail: hemmatma@yahoo.com

Received 2014 Nov 24; Accepted 2015 Aug 19.

Copyright : © Iranian Journal of Nursing and Midwifery Research

This is an open access article distributed under the terms of the Creative Commons Attribution-NonCommercial-ShareAlike 3.0 License, which allows others to remix, tweak, and build upon the work non-commercially, as long as the author is credited and the new creations are licensed under the identical terms.

Abstract

Background:

The use of coping strategies in reducing the adverse effects of stress can be helpful. Nero-linguistic programming (NLP) is one of the modern methods of psychotherapy. This study aimed to determine the effect of NLP on occupational stress in nurses working in critical care units of Urmia.

Materials and Methods:

This study was carried out quasi-experimentally (before–after) with control and experimental groups. Of all the nurses working in the critical care units of Urmia Imam Khomeini and Motahari educational/therapeutic centers, 60 people participated in this survey. Eighteen sessions of intervention were done, each for 180 min. The experimental group received NLP program (such as goal setting, time management, assertiveness skills, representational system, and neurological levels, as well as some practical and useful NLP techniques). Expanding Nursing Stress Scale (ENSS) was used as the data gathering tool. Data were analyzed using SPSS version 16. Descriptive statistics and Chi-square test, Mann–Whitney test, and independent *t*-test were used to analyze the data.

Results:

The baseline score average of job stress was 120.88 and 121.36 for the intervention and control groups, respectively ($P = 0.65$). After intervention, the score average of job stress decreased to 64.53 in the experimental group while that of control group remained relatively unchanged (120.96). Mann–Whitney test results showed that stress scores between the two groups was statistically significant ($P = 0.0001$).

Conclusions:

The results showed that the use of NLP can increase coping with stressful situations, and it can reduce the adverse effects of occupational stress.

Keywords: Critical care units nurse, Iran, nero-linguistic programming, occupational stress

중재 및 통제 그룹의 경우, 스트레스의 평균은 120.88 및 121.36으로 측정되었으나, 통계적으로 유의하지 않았다. 개입 후 직업 스트레스의 평균 점수는 64.53으로 감소했습니다. 대조군은 실험군에 대비해, 상대적으로 변화가 없었다(120.96). 만-휘트니 검정 결과는 두 그룹 간의 스트레스 점수가 통계적으로 유의한 것으로 나타났다(P = 0.0001). 이는 신경 언어 프로그래밍(NLP)이 스트레스를 완화시키는데 효과적으로 작용하였다는 것을 의미한다. 본 연구는 자연 언어 프로그래밍(NLP)이 현대 심리치료 방법 중 스트레스를 완화 시키는 효과적인 프로그램이라는 것을 제시하였고, Urmia의 중환자실에서 일하는 간호사가 스트레스의 부작용을 줄이면서 직업적 스트레스를 완화 시키는 데 있어서 자연 언어 프로그래밍(NLP)이 효과성을 정책적, 실무적으로 시사점을 제시한 연구이다.

출처: Hemmati-Maslakpak, M., Farhadi, M., and Fereidoni, J.(2016), The effect of neuro-linguitic programming on occupational stress in critical care nurses, *Iranian Journal of Nursing and Midwifery Research*, 21(1), 38-44.

참고문헌

01. 한국건강문화교육협회, 푸드컨설턴트2급 검정교육 교재, p.145.

02. Dash, C., Saha, T., Sengupta, S. & Jang, H. L. Inhibition of Tunneling Nanotubes between Cancer Cell and the Endothelium Alters the Metastatic Phenotype. *International Journal of Molecular Sciences* 22, 6161 (2021).

03. Dammeijer, F., Lau, S. P., van Eijck, C. H., van der Burg, S. H. & Aerts, J. G. Rationally combining immunotherapies to improve efficacy of immune checkpoint blockade in solid tumors. *Cytokine & growth factor reviews* 36, 5-15 (2017).

04. Wang, X. & Gerdes, H.-H. Transfer of mitochondria via tunneling nanotubes rescues apoptotic PC12 cells. Cell Death & Differentiation 22, 1181-1191 (2015).

05. Saha, T., Dash, C., Jayabalan, R. et al. Intercellular nanotubes mediate mitochondrial trafficking between cancer and immune cells. Nat. *Nanotechnol.* 17, 98–106 (2022). https://doi.org/10.1038/ s41565-021-01000-4

06. Dash, C., Saha, T., Sengupta, S. & Jang, H. L. Inhibition of Tunneling Nanotubes between Cancer Cell and the Endothelium Alters the Metastatic Phenotype. *International Journal of Molecular Sciences* 22, 6161 (2021).

07. Sowinski, S. et al. Membrane nanotubes physically connect T cells over long distances presenting a novel route for HIV-1 transmission. *Nature cell biology 10*, 211-219 (2008).

08. 한국건강문화교육협회, 푸드컨설턴트2급 검정교육 교재.

09. 황금주, 오감과 NLP를 매개로 한 푸드테라피 효과검증 모델연구: 총체적 치유 관점에서, 건양대학교 박사학위논문.

10. 한국건강문화교육협회, 푸드컨설턴트2급 검정교육 교재.

11. Hemmati-Maslakpak, M., Farhadi, M., and Fereidoni, J.(2016), The effect of neuro-linguitic programming on occupational stress in critical care nurses, *Iranian Journal of Nursing and Midwifery Research*, 21(1).

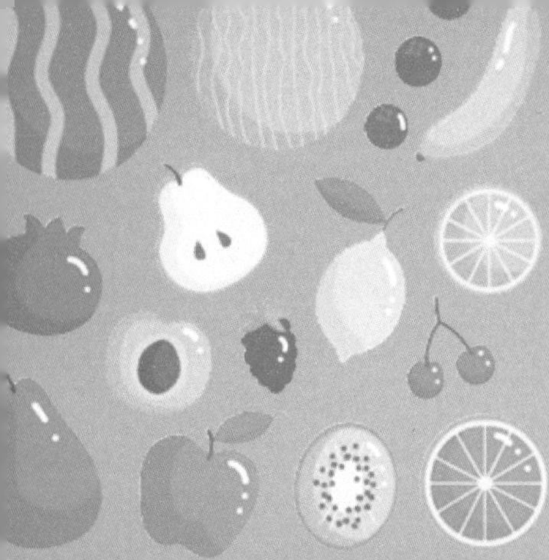

학습목표

1. 총체적 치유의 개념을 이해한다.
2. 건강과 질병과 치유의 관계를 이해한다.
3. 총체적 치유의 관점에서 인간을 이해한다.
4. 성경시대 음식과 치유 사례를 살펴본다.

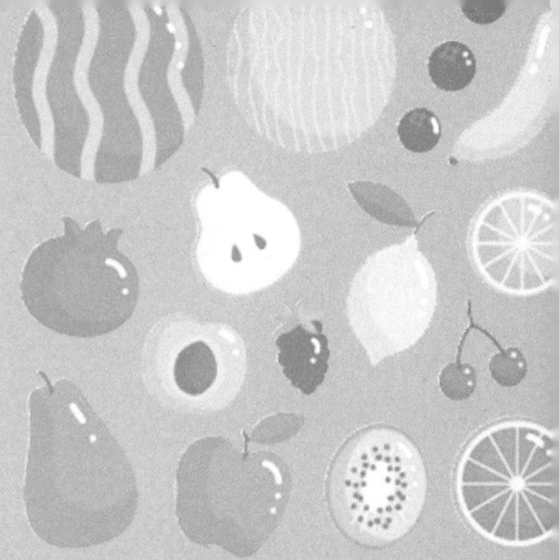

Chapter 04

푸드테라피의 총체적 치유

Contents

Introduction

"자연치유에서의 형상체질과 푸드테라피 활용방안 연구"

자연치유는 인체의 항상성(恒常性), 자기방어(自己防禦), 자기재생(自己再生)의 기능이 향상되는 것을 의미한다. 자연치유는 자연스럽게 치유되는 Spontaneous Healing, 자연을 통하여 치유되는 Natural Healing, 오감을 통해 수용되는 자연의 힘으로 자연스럽게 치유되는 Naturopathy를 포괄한다. 본 논문에서는 자연 치유를 자연을 통해 자연스럽게 치유되는 Naturopathy를 의미롭게 여기고 있다. 자연치유를 통해 육체적, 정신적, 사회적, 영적 안녕을 이뤄가며, 나아가 건강증진과 질병 예방으로 행복한 삶을 살아갈 수 있는 방안을 연구하였다.

본 논문은 자연치유를 전개함에 있어서 가장 기준이 될 수 있는 체질과 푸드테라피(음식치유)를 황제내경 소문과 영추의 문헌을 바탕으로 연구하였다. 개인마다의 특성 분석의 도구로서 활용되는 형상 체질을 목형인, 화형인, 토형인, 금형인, 수형인 기본 5형 인으로 분류하였다. 목형인은 간담의 발달과 비장과 위장, 폐와 대장의 보완이 필요하다. 화형인은 심장과 소장의 발달과 폐와 대장, 신장과 방광의 보완이 필요하다. 토형인은 비장과 위장의 발달과 신장과 방광, 간과 쓸개의 보완이 필요하다. 금형인은 폐와 대장의 발달과 간과 쓸개, 심장과 소장의 보완이 필요하다. 수형인은 신장과 방광의 발달과 심장과 소장, 비장과 위장의 보완이 필요하다.

오미(五味)와 오색(五色)을 활용한 푸드테라피는 음식의 맛과 색이 정해진 장기로 들어가고(五入), 달려가고(五走), 귀경(歸經)됨을 문헌 연구하였다. 음식의 색과 맛 중에서 청색(青色)과 산미(酸味)는 간과 쓸개, 적색(赤色)과 고미(苦味)는 심장과 소장, 황색(黃色)과 감미(甘味)는 비장과 위장, 백색(白色)과 신미(辛味)는 폐와 대장, 흑색(黑色)과 함미(鹹味)는 신장과 방광을 영향한다. 본 논문은 형상체질 분석과 합당한 음식 섭취로 오장육부의 조화와 균형을 회복하여 인체의 자연치유력 활성화하는 방안을 연구하였다.

출처: 장석종(2017), "자연치유에서의 형상체질과 푸드테라피 활용방안 연구", 자연치유교육학회지, 1(1), 1~17.

A. 총체적 치유의 이해

01 | 총체적 치유의 개념

치유라는 의미의 healing은 앵글로 색슨어의 형용사 hal에서 생성되었다.[1] 이 단어는 투병상태에서 온전하게(wholly), '안전하게' 건강한 상태로 돌아온 것을 나타낸다. 어원은 신체의 온전함을 나타내는 뜻으로 사용되었다. 치유는 하나님과 인간, 자기 자신, 이웃, 사회, 자연과 깨어진 관계를 회복시키며, 조화를 이루어 가는 과정[2]이라고 할 수 있다.

치유의 개념은 다양하게 정의되고 있지만, 일반적으로 질병의 상태에서 본래의 건강한 상태로 회복되는 과정으로 볼 수 있고, 성경적인 치유의 관점은 몸의 건강과 자연과 조화로운 관계, 하나님과의 관계가 회복되는 것을 의미한다.

구약성경에서 '질병'을 의미하는 동사 '할라'는 '병들다, 질병에 걸리다, 무기력하다, 슬프다'의 의미가 있는데 59회 나타난다. 이 용어는 육체적인 손상으로 오는 질병(잠 23:35, 왕하 1:2)과 마음의 병(아 2:5, 5:8)[3] 등에 사용되었다.

신약성경에서 '질병'을 의미하는 '아스데네이아'는 '약함, 연약함, 질병'을 의미하는데, 병들어 힘이 없는 상태를 가리키며(막 6:56, 눅 4:40), 육체적인 질병(마 10:8, 눅 10:9)과 내적인 가난이나 무능함(롬 8:3), 경제적인 가난(행 20:35)[4] 등에 사용하였다.

질병이란 예수그리스도께서 우리에게 보여주신 완전한 인격을 추구하는 일에 방해가 되는 모든 것들을 의미한다. 따라서 치유된 사람이란, 자신의 진정한 본성을 계발하는 데 방해가 되는 장애물을 모두 제거한 사람을 말한다. 치유란 단순히 병들기 전의 상태로 되돌아가는 것으로 그치지 않는다. 삶의 모든 영역에서 정상인 상태로 회복되어야만 진정으로 치유되었다고 할 수 있는 것이다.[5]

인간의 건강과 질병은 인간의 몸뿐만 아니라 인간이 살아가고 있는 사회와 환경의 영향을 받는다. 그러므로 영, 육, 혼의 질병 치유만 아니라 사회와 환경을 포함한 총체적 관점에서 치유를 바라봐야 할 것이다. 성경에서 제시하는 총체적 치유의 의미는 다음과 같다. '평강의 하나님이 친히 너희를 온전히 거룩하게 하시고 또 너희의 온 영과 혼과 몸이 우리 주 예수 그리스도께서 강림하실 때에 흠 없게 보전되기를 원하노라'라는 말씀을 통해서도 알 수 있다. 총체적 치유의 개념은, 인간의 건강 혹은 질병은 인간이 몸담고 사는 사회와 상호 영향Mutual Impact을 주고받으며 몸의 병, 정신의 병, 영의 병 및 사회의 병 사이에는 상관관계Interrelationship가 있을 뿐만 아니라 이들의 병을 유발하는 원인들은 상호작용Interaction함을 또한 인정한다. 따라서 효과적인 치유 사역의 접근은 포괄적이고 동시적이어야 한다.[6]

02 | 건강과 질병과 치유의 관계

치료는 현상 치료이다. 예를 들어, 병원에서 통증을 줄이기 위한 약물 처방이나, 수술, 항암 표준 치료 등은 '치료'에 해당된다.

치유는 인간의 정신적인 자아와 감정적인 자아뿐만 아니라 영적인 본질도 포함된다. 치유는 신체적, 정신적, 영적, 또는 사회적 질병으로부터의 회복이다. 즉 치유는 회복의 개념으로 이해한다. 그러므로 치유는 온전한 회복이 아니라 온전한 상태로의 회복의 과정이라고 정의할 수 있을 것이다.

예를 들어, 수술 또는 항암치료 등 병원의 치료는 암을 제거하거나 암의 확산을 제어하면서 치유의 시간을 얻는 것이다. 즉, 치유의 시간 동안 내 몸이 스스로 치유를 할 수 있는 환경을 만들어 주는 것이다.

성서에서 말하는 치유란 단지 육체적인 치유만을 말하는 것이 아니다. 육체적인 치유는 물론 죄의 용서와 구원 그리고 정신적이고 영적이고 사회공동체적인 차원(환경)까지 치유되고 회복되는 것을 치유로 보고 있다. 곧 총체적인 치유인 것이다.[7]

예수그리스도가 이 세상에 오신 목적이 마가복음 2장 17절에 나타나 있다. "건강한 자에게는 의사가 쓸데없고 병든 자에게라야 쓸 데 있느니라 나는 의인을 부르러 온 것이 아니요, 죄인을 부르러 왔노라 하시니라." 주님이 말씀하신 병든 자란, 단순히 육체적인 병만을 의미하는 것이 아니라 죄인을 말씀하고 계시다.

"치유 사역의 궁극적 목표는 타락하고 병든 인간과 사회를 회복하여 '새 하늘과 새 땅'을 건설하는 데에 있다(계 21:1-4). 즉, '하나님 나라' 건설이 치유 사역의 궁극적인 목표이다. '하나님 나라'는 온전하고 조화로운 상태에서 하나님의 주권과 규율하에서 온전하고 건강한 사람들이 진리 안에서 자유롭게, 의(義) 안에서 평등하게, 사랑 안에서 평화롭게 더불어 풍성한 삶을 살 수 있는 사회다."[8]

총체적 치유의 인간 이해는 "인간은 하나님의 형상대로 창조되었으며(창 1:27), 몸과 마음과 영으로 구성되나 분리할 수 없는 전인"[9]으로 이해한다. 그러므로 영적인 치유(목회적 돌봄)와 마음의 치유(상담·심리적 돌봄) 그리고 몸의 치유(의학적 돌봄)에 사회 및 환경의 치유(사회적 돌봄)를 포함하고 있다. 건강한 상태로 창조된 인간은 죄로 인하여 타락하여 질병을 경험하고 또 하나님의 사랑 안에서 치유와 회복의 과정을 거쳐 온전한 상태로 이르는 맥락에서 인간을 이해하는 것이다.

하나님께서 이 세계에 대하여 목적을 가지고 계신 동시에 우리 인생에 대한 목적을 가지고 계신다. 만일 오늘날 이 세계가 병들었다면, 그 이유는 이 세계가 하나님의 법칙을 거역한 데 있다. 마찬가지로 인간이 병들었다면, 그 이유는 인간이 하나님의 목적에 부합하는 생활을 하지 아니한 데 있다.[10] 기독교 세계관은 성경에 근거하여 세상을 바라보는 관점을 의미하는데, 창조와 타락과 회복과 완성의 맥락에서 이해할 수 있으며, 기독교 세계관과 같은 맥락에서 총체적 치유대상자인 인간을 대상으로 한 총체적 치유 사역을 건강과 질병과 치유와 온전함의 과정으로 이해한다.[11]

총체적 치유의 개념을 학문적으로 정립한 이명수 박사의 건강과 질병과 치유의

관계는 다음과 같다.[12]

<그림 4-1> 건강, 질병, 치유의 순환 도표

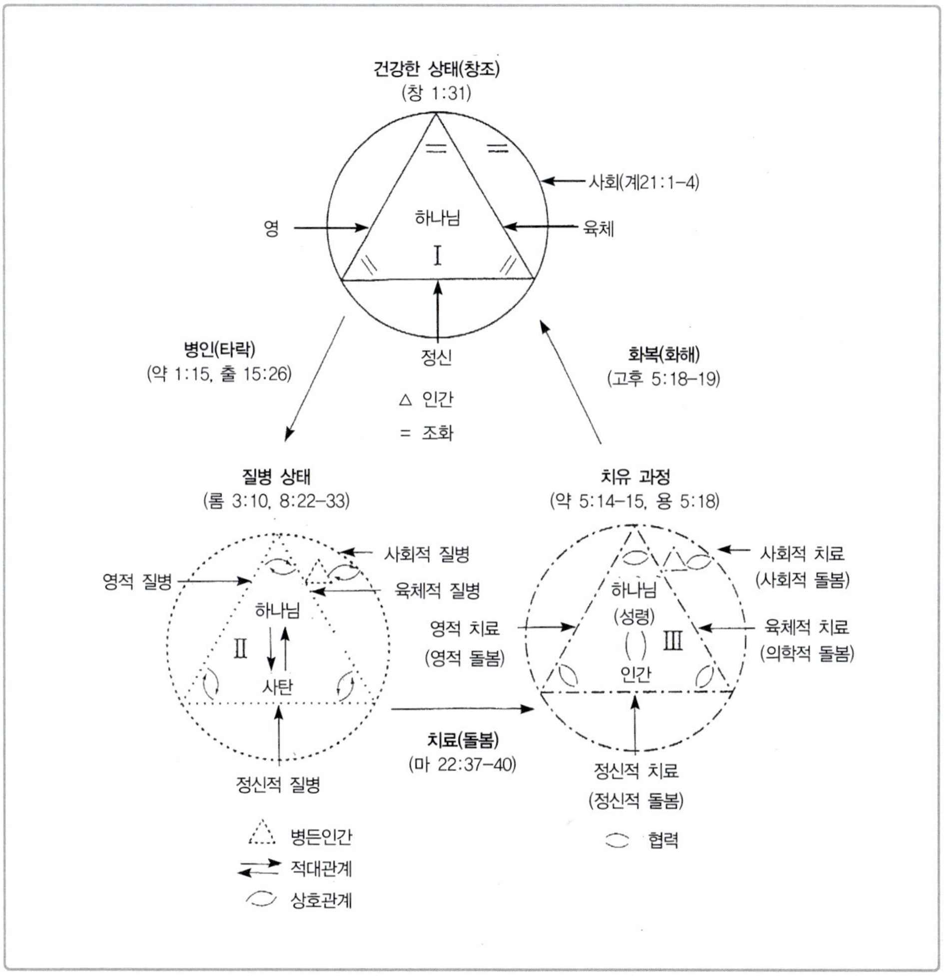

출처 : 이명수/박행렬 옮김, 『치유 선교론』, p.61.

B. 총체적 치유의 관점에서 인간 이해

01 | 창조 · 건강과 타락 · 질병

1) 창조와 건강

태초 창조된 인간의 모습은 하나님의 형상과 모양대로 창조되었으며, 하나님이 보시기에 심히 좋았더라의 온전한 상태였다. 하나님의 영적 특성과 성품nature의 영향을 받아 창조되었다는 뜻이다. 즉 인간은 지적cognitional이고, 정적emotional이고, 자유의지free will를 가진 행위자이면서 도덕적 진실성moral sincerity과 신앙적 성격성faithful characteristics을 가진 영적 존재spiritual being로서의 특성을 가진다.[13]

'하나님의 형상'이란 하나님을 닮은 존재인 동시에 원래 고대 근동에서는 '왕을 가리키는 표상'이었다고 한다. 왕들은 하나님의 형상으로 부르는 표상은 구체적으로 그들이 하나님의 대리자라는 것을 의미한다.[14] 인간은 왕으로서 우주 만물을 통치하는 하나님의 대리자이다. 원래 우리 인간의 모습은 영적, 정신적, 육체적, 환경적(에덴동산)인 면까지 온전한 존재로서 우주 만물을 통치하는 하나님대리자의 권위와 능력을 가지고 빛을 발하던 존재였다고 성서(시편 8:4-8)는 말한다.[15]

세계 보건기구인 UN의 WHO에서 정의한 건강은 육체적, 정신적, 영적 존재가 사회적 존재로서 균형 있게 평안한 상태라고 정의하였다. 여기서 인간이 살아가는 데 있어서 4가지 실체를 인정했는데 첫째, 가시적인 몸soma, body과 비가시적인 실체인 정신적인 실체psuche, psyche와 영적 실체pneuma, spirit를 말하고 나머지 하나는 사회인으로 살아가는 데 필요한 가상적 실체인 사회적 존재social being라 할 수 있다.[16] 따라서 기독 의사나 목회자뿐만 아니라 누구나 의학적이며 신앙적인 기초 위에서 치유 사역에 종사하려면 항상 '육체적인 병'과 '심리적인 병'과 '영적인 병'을 구분하되 통합적인 상호작용을 염두에 두어야 한다.[17]

인간은 하나님의 최대 걸작품으로 하나님의 형상과 성품, 모습이 담겨있는 영적 존재로 창조되었다. 동시에 인격을 가지고 과학적인 인간의 구조 속에서 하나님께 영광 돌리며 살도록 창조되었다. 인간은 이러한 질서 가운데 있을 때 건강한 상태라고 본다.

신학적 관점에서 인간의 건강이란 육체만 건강해서는 안 된다. 정신적 나아가 영적으로 하나님과의 바른 관계에 놓여있을 때 건강하다고 할 수 있다. 또한, 구원받은 하나님의 자녀들 역시 건강이 온전히 회복된 상태가 아니라 회복의 도상에 있다고 할 수 있을 것이다.[18]

인간은 이러한 건강한 삶을 이루기 위해 하나님과의 관계, 인간 공동체와의 관계, 자연환경과의 관계에서 화해, 조화, 통합 및 일치를 이루어 완전하고 성공적인 기능을 감당하며, 활기차고 평화로운 삶을 살며, 악에 대항하여 승리할 수 있는 타락 이전의 상태인 샬롬의 상태를 목표로 한다.[19]

2) 타락과 질병

하나님처럼 되고자 하는 욕망으로 인간은 결국 에덴동산에서 추방되고 만다. John Calvin은 이때의 상태를 다음과 같이 말한다. "아담의 죄로 인하여 사람 안에 있던 신의 형상은 가령 완전히 없어지고 파괴되지 않았다고 인정한다 해도 그것은 너무나도 부패해 있기 때문에 남아있는 것은 소름이 끼칠 정도의 기형물 밖에는 없다."[20] 환경 역시 저주를 받아 가시덩쿨과 엉겅퀴를 내게 되는 서로 자연과 반목하는 상태에 인간은 처하게 된다. 그러므로 타락한 상태란 영적, 정신적, 육체적, 환경적인 면까지 총체적으로 타락하여 고통하는 질병과 죽음의 상태가 된 것을 의미한다.[21]

최초 인간인 아담과 하와의 범죄로 인하여 인간의 모든 삶의 영역들 –몸과 혼과 영과 사회 환경 등—이 죄의 영향력 아래에 놓이게 되었다. 이 원죄로 인하여 하나님의 형상은 깨지고 하나님과의 관계는 단절되었다. 결국, 인간은 죽을 수밖에 없는 존재가 되었다.

성경은 인간의 이러한 범죄와 죽음에 대하여 다음과 같이 기록하고 있다. "한 사람의 범죄로 말미암아 사망이 그 한 사람을 통하여 왕 노릇 하였은즉", "죄의 종으로 사망에 이르고", "죄의 삯은 사망이요", "그러므로 한 사람으로 말미암아 죄가 세상에 들어오고 죄로 말미암아 사망이 들어왔나니, 이와 같이 모든 사람이 죄를 지었으므로 사망이 모든 사람에게 이르렀느니라"등의 말씀을 통해 인간의 질병과 죽음은 인간의 범죄에 기인함을 알 수가 있다. 질병이란 한 인간의 영, 혼, 육이 하나님과의 관계, 인간과의 관계, 자연환경과의 관계에서 문제가 발생하여 행복하지 못하고 소외, 분리 및 부조화와 무질서 상태에 빠지게 된 것을 뜻한다.[22]

하나님께서 이 세계에 대하여 목적을 가지고 계신다. 동시에 우리 인생에 대한 목적을 가지고 계신다. 만일 오늘날 이 세계가 병들었다면, 그 이유는 이 세계가 하나님의 법칙을 거역한 데 있다. 마찬가지로 인간이 병들었다면, 그 이유는 인간이 하나님의 목적에 부합하는 생활을 하지 아니한 데 있다.[23]

치유신학적 관점에서 질병을 다음과 같이 정의하고 있다. 질병이란, '하나님께서 보시기에 좋지 못한 것'이며, '하나님과의 이별'이다. 하나님과 인간 사이가, 한 인간 내에서 육체와 정신과 영 사이가, 인간과 인간 사이가, 그리고 인간과 사회 · 자연 사이가, 정상적인 행동들을 학에 불가능하게 하는 다양한 원인에 의하여 소외, 분리, 부조화, 무질서 그리고 타락하게 하는 것으로 정의된다. 이것은 구체적으로 특수한 증후symptoms와 증상signs을 수반한 비정상적인 생의 과정이기도 하다.[24]

02 | 회복 · 치유와 완성 · 온전

1) 회복과 치유

하나님의 법을 기인함으로 인해 초래된 죄로 말미암아 창조계의 타락과 부패가 이어졌지만, 하나님의 신실하심과 온전하심으로 하나님께서는 인간을 향한 회복과 치유를 첫 범죄자 아담 때로부터 시작을 하셨다. 성경은 죄로 인하여 하나님을 떠난 인간에게 먼저 다가오셔서 돌보시는 하나님의 사랑을 보여준다.

비록 인간의 죄악으로 피조계가 죄로 물들게 되었지만, 하나님은 자신이 창조한 인간을 결코 포기하지 않으시고 인간을 향한 선하심과 사랑으로 그 인간을 죄와 질병과 죽음으로부터 구원하고자 언약을 맺었다. 구약의 이 언약은 초림의 그리스도를 통한 생명의 언약의 예시가 된 것이다. 이러한 언약은 " 나 여호와가 말하노라 그러나 그날 후에 내가 이스라엘 집에 세울 언약은 이러하니 곧 내가 나의 법을 그들의 속에 두며 그 마음에 기록하여 나는 그들의 하나님이 되고 그들은 내 백성이 될 것이라", 말씀과 "여호와께서 또 가라사대 내가 그들과 세운 나의 언약이 이러하니 곧 네 위에 있는 나의 신과 네 입에 둔 나의 말이 하시니라"말씀 등을 통해 잘 나타난다. 이처럼 구약 전 부분에 걸쳐 하나님이 만드신 인간을 향한 하나님의 사랑은 결국 예수그리스도를 통한 구원의 역사로 이어지게 된다.

하나님께서는 아담 이후 다윗에 이르기까지 당신의 백성을 위해서 죄와 질병과 죽음으로부터 치유하시며 구원하시기 위한 언약을 맺으시고, 때가 차매 그 아들을 보내사(갈 4:4) 온전한 회복을 시작하셨다.[25] 예수그리스도가 인간을 대신하여 그 죄 값을 치루기 위해 십자가에서 죽으심으로 인간에게는 새로운 생명의 길이 열리게 되었다. "하나님이 세상을 이처럼 사랑하사 독생자를 주셨으니 이는 저를 믿는 자마다 멸망치 않고 영생을 얻게 하려 하심이니라", "예수께서 신 포도주를 받으신 후에 이르시되 다 이루었다 하시고 머리를 숙이니 영혼이 떠나가시니라"등의 말씀을 통해서, 죄로 인해 영원히 죽을 수밖에 없는 인간이 하나님의 섭리 안에서 예수

그리스도를 통하여 단절된 관계가 회복되고 영원한 생명을 얻도록 길을 열어주시고 또한 그러한 사랑의 언약이 예수그리스도를 통하여 완성되었음을 나타낸다.

2) 완성과 온전

예수그리스도의 십자가 사건을 통해 인간에게 주어진 영원한 생명의 길임에도 불구하고, 인간이 육신의 몸을 입고 살아가는 이 땅에서는 불완전한 생명과 구원을 경험하며 살 수밖에 없다. 육신의 죽음과 질병에서 완전히 놓일 수 없다는 의미다. 온전한 생명과 구원은 장차 오실 재림의 예수 그리스도를 통하여 이루어질 것이고, 치유의 궁극적 목적인 '하나님 나라'도 완성될 것이다.

'하나님 나라'는 예수 그리스도 안에 있는 온전하고 건강한 사람들이 진리 안에서 자유롭고 평등하며, 사랑 안에서 다른 사람과 더불어 평화롭고 풍성한 삶을 살 수 있는 사회이다. 그러한 삶이 가능한 것은 예수그리스도를 말미암은 하나님의 사랑이 인간에게 주어졌기 때문이다.[26] 이러한 하나님의 사랑은 "하나님이 우리를 사랑하시는 사랑을 우리가 알고 믿었노니 하나님은 사랑이시라 사랑 안에 거하는 자는 하나님 안에 거하고 하나님도 그의 안에 거하시느니라"의 말씀을 통해 나타내고 있다.

고린도 15장에서는 예수그리스도의 부활에 대해 자세히 기록하고 있는데, 특히 51절 이루에는 다시 오실 주님의 재림을 확실히 기록하고 있다. "보라 내가 너희에게 비밀을 말하노니 우리가 다 잠잘 것이 아니요 마지막 나팔에 순식간에 홀연히 다 변화되리니 나팔 소리가 나매 죽은 자들이 썩지 아니할 것으로 다시 살아나고 우리도 변화되리라" 말씀에서 알 수 있듯이 그리스도의 재림으로 인간을 향한 치유의 언약은 온전히 이루어질 것이다.

결론적으로, 기독교 세계관은 창조와 타락과 회복과 완성의 맥락에서 인간을 이해하며 이 역사를 바라본다. 따라서 믿는 자와 믿지 않는 자와는 건강이란 정의에서부터 차이가 있으며 가치관과 인생관, 행복관, 세계관이 근본적으로 다르다고 할 수 있다.[27] 총체적 치유의 대상인 인간은 하나님의 형상대로 창조된, 몸과 마음과 영으로 구성되나 분리할 수 없는 전인으로서 이해한다. 그러므로 영적인 치유(목회적 돌봄)와 마음의 치유(상담·심리적 돌봄) 그리고 몸의 치유(의학적 돌봄)에 사회 및 환경의 치유(사회적 돌봄)를 포함한 총체적 치유의 체계를 가지고 동시적이고 포괄적인 접근으로 치유 사역이 이루어져야 한다. 그리고 인간은 그리스도와 연합하여 기능하는 우주적 존재로서 하나님의 형상과 모습의 존엄성을 가진 '총체적 존재로서의 인간'인 '인격적 전인personalized holistic man'임을 명심해야 할 것이다.[28]

C. 성경 시대 음식과 치유

01 | 성경 시대 음식에 대한 이해

창조 마지막 날 인간을 만드시기 전 하나님께서는 셋째 날에 인간을 위해 먹거리를 미리 준비해 놓으셨다(창1:11). “하나님이 이르시되 땅은 풀과 씨 맺는 채소와 각기 종류대로 씨 가진 열매 맺는 나무를 내라 하시니 그대로 되니라” 하심으로 인간이 먹고 건강하도록 미리 예비해 놓으신 것이다. 하나님께서 처음으로 인간에게 주신 음식은 식물이다(창1:29). 인간에게 식물을 주시며 인간이 아무 음식이나 먹고 방종한 상태로 살아가는 것을 금하셨다. 하나님이 허락하신 것만 먹도록 규율을 정하셨고 명령에 순종하지 않을 때는 죽어야 함을 지시하셨다.

아담의 범죄 이후에도 불쌍히 여기사 에덴동산 밖에서 먹을 수 있는 먹거리를 주셨는데 그것도 식물인 것이다. “땅이 네게 가시덤불과 엉겅퀴를 낼 것이라 네가 먹을 것은 밭의 채소인즉”(창 3:18). 인류에게 주신 두 번째 식물이다. 이렇게 허락해 주신 식물만 먹고 살아간다면, 하나님의 축복을 받을 수 있다.

하지만, 아담 이후에 노아 시대까지 수천 년 동안 땅에 죄악이 관영하고 그 마음의 생각의 모든 계획이 항상 악할 뿐임을 보시고 드디어 하나님께서 세상을 모두 멸하셨다. 이때 살아남은 노아에게 인간이 먹을 수 있는 세 번째 음식을 허락해 주셨다. “모든 산 동물은 너희의 먹을 것이 될지라 채소같이 내가 이것을 다 너희에게 주노라”(창 9:3).

"그러나 고기를 그 생명 되는 피째 먹지 말 것이니라"(창 9:4), "내가 반드시 너희의 피 곧 너희의 생명의 피를 찾으리니 짐승이면 그 짐승에게서, 사람이나 사람의 형제면 그에게서 그의 생명을 찾으리라"(창 9:5). 하나님께서는 왜 이렇게 강한 표현을 하셨을까? 현대인의 질병을 일으키는 중요한 원인 중의 하나가 바로 동물성 음식이기 때문이다. 육식의 폐해를 미리 짐작하시고 주위와 절제를 요구하신 것이라 여겨진다.

예를 들면, 레위기 3장 17절 "너희는 기름과 피를 먹지 마라. 이는 너희 모든 처소에서 대대로 영원한 규례니라" 말씀을 통해서도 고기의 기름과 피(레 17:10, 신 12:33)는 질병 예방을 위해서라도 먹지 않는 것이 좋은 식습관이 될 것이다.

미국의 죠지 슈바르쯔 의사는 그의 저서 "식품의 힘"이라는 책에서, 동물이 죽을 마지막 순간에 생기는 독과 노폐물은 그대로 그 조직 중에 축적되어 있다고 증언하고 있다. 그러므로 성서는 여러 번 피를 먹지 말라고 말씀하셨다.[29]

"너희의 사는 모든 곳에서 무슨 피든지 새나 짐승의 피를 먹지 말라 "(레 7:26)말씀과 "오직 피는 먹지 말고 물같이 땅에 쏟으라"(신 15:23) 말씀에 근거하여서도 우리가 피하고 먹지 말아야 할 음식으로 분류되어야 한다.

다윗은 이렇게 노래했다. "그가 가축을 위한 풀과 사람을 위한 채소를 자라게 하시며 땅에서 먹을 것이 나게 하셔서 사람의 마음을 기쁘게 하는 포도주와 사람의 얼굴을 윤택하게 하는 기름과 사람의 마음을 힘 있게 하는 양식을 주셨도다" 말씀을 통해, 에덴동산에서 최초의 인간이 먹었던 채식과 두 번째 인류의 조상 노아가 즐겼던 육식의 비율을 균형 있게 먹는 것이 하나님의 창조 질서와 원리에 부합한 먹거리가 아닐까 생각한다.

사실 성경을 자세히 들여다보면 노아 홍수 이전에 900세 이상의 삶을 살았던 시절에는 육식은 없었고 오직 채소 곡식 과일들만 먹었다는 것을 감안하면 임상을 통해 3500년 전의 지혜를 늦게 깨닫는 것이다.[30]

레위기 11장 전체에서는 이스라엘 백성에게 먹을 수 있는 음식과 먹지 말아야 할 음식에 대한 기준을 구체적으로 말씀하셨다. "이는 짐승과 새와 물에서 움직이는 모든 생물과 땅에 기는 모든 길짐승에 대한 규례니"(레 11:46), "부정하고 정한 것과 먹을 생물과 먹지 못할 생물을 분별한 것이니라"(레 11:47). 이러한 정결 음식 법은 출애굽 이후에 광야 생활을 해야하는 이스라엘 백성들에게 요구하신 율법이다. 구별되고 정결한 생활로 건강을 지켜가며 또한 하나님의 백성으로서 정체성을 잃지 않기를 바라는 하나님의 마음을 알 수가 있다.

시내산 언약을 통하여 이스라엘 백성들에게는 단순한 음식의 규례 이상의 의미가 있다고 본다. 하나님의 거룩함을 드러내는 선교적 존재로서 선택되어 그 역할과 소명을 드러내고 있다. 이스라엘 백성의 거룩함은 하나님과 열방 나라들 사이에서 이스라엘 백성이 제사장으로서 중재적 역할을 하도록 하기 위한 이스라엘 백성에게 요구된 필수적이고 절대적인 조건이 되기 때문이다. 거룩한 하나님이 세상의 이방 신과 다른 것처럼, 이스라엘 백성들이 하나님의 거룩한 백성으로서, 제사장 나라로서 주변 이방 나라들과 다른 삶을 살도록 구별하신 것이다.

고기는 모세의 율법이 규정하는 것들만 조리했다. 유대인들은 현재도 그렇지만 레위기 11장과 20장에 기록된 먹을 수 있는 코셔Kosher와 그렇지 않은 것 트레이프Treif을 구분해서 엄격하게 지켰다.[31]

구약의 음식 법은 이스라엘 백성들에게 향한 거룩성에 대한 하나님의 요구였다면, 신약의 음식 법은 식탁의 경계를 깨고, 또 나라와 민족의 경계선을 넘어 이방과 열방으로의 선교의 의미를 갖는다. 베드로에게 보여주신 환상을 통해 유대교의 율법적 음식 문화가 깨지고 이방인 고넬료를 시작으로 이방 선교의 길이 열림을 알 수가 있다. 초대교회는 유대문화에 갇혀있었으나, 고넬료의 회심 사건을 통하여 하나님의 구원이 이방인에게도 열려있음을 알게 된다. 베드로에게 음식을 비유로 환상을 보여주시며 율법으로 정해진 부정한 음식들을 먹으라 하시고, 이와 동시에 이방인 고넬료의 마음을 움직여 결코 만날 수 없었던 두 사람의 만남을 통해 이방인 선교의 길이 열리게 된 것이다.

하나님의 형상을 회복하고 전인 건강을 이루고 살아가는 길은, 하나님께서 성경을 통하여 인간에게 말씀하신 대로 살아가는 것이다. 사람이 병에 걸렸을 때 약을 복용하고, 치료하는 방법도 있지만, 가장 좋은 것은 성경이 강조하는 음식에 따라 식사하고, 몸과 마음의 조화를 이루고 살아가는 것이다. 하나님이 주신 음식을 제대로 잘 활용하기만 하면 우리는 건강을 지켜나갈 수 있는 것이다.[32]

성경에 나오는 음식은 인간의 전인 건강에 깊은 관계를 갖고 있을뿐 만 아니라 전인 치유에 막대한 영향을 준다. 성경의 음식 법은 우리 인간들이 하나님께 온전한 순종함과 거룩한 생활을 요청하고 있으며, 죄로부터 구별된 생활을 요구하고 있다.[33]

02 | 성경에서 음식 치유 사례

아말렉의 종이 밤낮을 굶어서 거의 탈진 상태에 있을 때, 다윗은 그 종에게 말린 무화과 빵조각과 건포도 송이를 가져다주게 하여 기운을 차리게 하고, 몸을 회복한 그로부터 정보를 캐내고, 포로 구출 작전을 성공시킨다. 다윗의 포로 구출 작전은 '말린 무화과 작전'이라고 불릴만하다(삼상 30:12).[34] 현대 의학이 밝혀낸 무화과의 영양소 정보에 비추어 볼 때, 다윗이 3일 동안 굶은 아말렉 종에게 말린 무화과와 건포도를 먹인 것은 아주 과학적인 처방이었다.35 포도에는 영양성분 외에도 폴리페놀 물질이 풍부하여 항산화제로서 암 예방과 성인병 등의 위험을 감소시켜 주는 것으로 알려져 있다. 특히 포도 중에서 제일 항산화력이 강한 것이 종자에 함유된 프로안토시아딘proanthocyanidins이다.[36] 이 물질은 좋은 콜레스테롤인 HDL은 증가시키고, 나쁜 콜레스테롤인 LDL은 저하시켜 심장질환과 고혈압을 예방하는 것으로 보고되었다.[37]

하나님께서 직접 음식을 통해 치유하신 사례를 보면, 성경에서 "너는 여기서 떠나 동쪽으로 가서 요단 앞 그릿 시냇가에 숨고 그 시냇물을 마시라 내가 까마귀들에게 명령하여 거기서 너를 먹이게 하리라"라고 말씀하시며 아합왕으로부터 피할 길을 열어주시고 까마귀를 통해 빵과 고기를 날라주게 하시며 엘리야를 직접 먹이셨다. 오랜 가뭄으로 그릿 시냇가의 물도 다 말라버리자, 다른 곳으로 옮길 곳을 예비하신다. "너는 일어나 시돈에 속한 사르밧으로 가서 거기 머물라 내가 그곳 과부에게 명령하여 네게 음식을 주게 하였느니라" 말씀하셨고, 과부가 죽기 전에 먹으려고 남겨두었던 최후의 음식을 통해 엘리야가 회복하게 되고 과부의 가정에는 먹을 것이 마르지 않는 복을 받게 되었다.

도망자 삶을 살며 지친 엘리야가 두려움과 고독으로 한 로뎀 나무 아래에서 하나님께 차라리 자신을 죽여 달라고 기도한다. 그리고 심신이 피곤하여 잠들었을 때, 천사가 어루만지며 그에게 일어나서 먹으라 하였다. "본즉 머리맡에 숯불에 구운 떡과 한 병 물이 있더라. 이에 먹고 마시고 다시 누웠더니" 말씀과 "이에 일어나 먹고 마시고 그 음식물의 힘을 의지하여 사십 주 사십 야를 가서 하나님의 산 호렙에 이르니라" 말씀을 통해, 음식으로 엘리야의 몸과 마음을 회복시키신 하나님의 사랑을 발견할 수가 있다.

개역 한글과 개역 개정 성경에는 엘리야가 먹은 음식이 '숯불에 구운 떡과 한 병 물'이라고 되어있으며, NIV 영어 성경에는 'a cake of bread baked over hot coals, and a jar of water'라고 표현되어 있다. 천사가 직접 석탄, 혹은 목탄 위에서 빵이나 케이크를 구워 뜨끈뜨끈한 상태로 먹을 수 있게 만들어 준 것이다.[38]

Chapter 04 Case

"구조방정식모형을 사용한 사회적, 행동적, 영양변수가 건강결과 기반 NHANES 데이터에 미치는 영향: 복잡한 설계, 비정규분포 변수, 결측정보"

본 연구는 구조 방정식 모델링을 사용하여 NHANES 데이터 기반 건강 결과에 대한 사회적, 행동적, 영양적 변수를 제시한 연구이다. 이론 기반 접근 방식으로 SEM 종단 또는 횡단 데이터를 기반으로 복잡한 모델의 방향 경로 추정 무작위 대조 시험이 비윤리적이거나 비용이 많이 드는 경우에 사용하는 데 한계가 있는 반면에, 본 연구는 구조 방정식 모형을 사용하여 건강 결과에 대한 사회적, 행동적, 영양적 변수를 추출하였다는 점에서 의미 있는 연구이다. 구조 방정식 모형은 여러 다양한 관련 변수 간의 관계를 잠재 변수와 관측 변수 간의 구조적 관계를 제시하였다는 점에서 탁월한 연구 방법이다. 본 연구는 샘플링 가중치 사용, 결측 데이터 처리 및 모델 추정 기술과 같은 주요 방법론적 영역을 탐색하여 복잡한 조사 데이터 세트로 구조 방정식 모형을 수행할 수 있다는 장점을 가지고 있다. 본 연구의 방법은 NHANES 웨이브 2005-2010의 데이터를 사용하여 SEM을 개발하여 우울증의 잠재 구성과 음식의 측정변수 사이의 관계 추정하였으며, 흡연, 혈청 코티닌, 연령 등을 구조 방정식 모형에 포함 시켜서 계층적 접근 방식을 사용하였다는 점에서 의미 있는 연구이다.

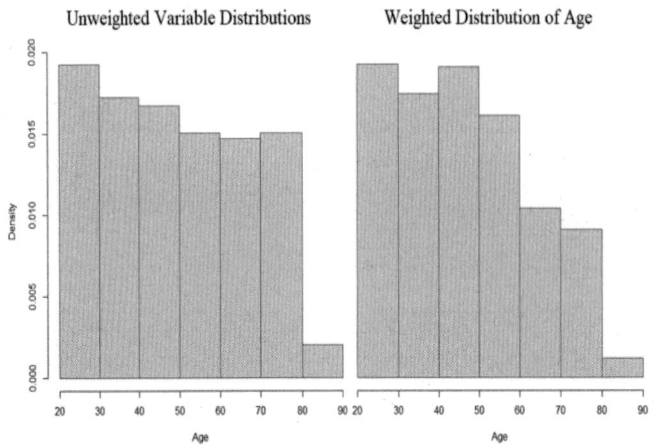

FIGURE 3 Histograms of age from NHANES data cycles 2005–2010 showing the shift in distribution with unweighted observations (left) and when sampling weights are applied (right).

본 연구의 분석 과정에서 샘플링 가중치 적용, 정확성을 테스트하기 위해 적용된 결측 데이터 세트 다중 전가, 전가된 데이터 및 샘플링 가중치가 있는 전체 NHANES 데이터 세트, 최종 재지정된 모델. 각 반복은 최대 가능성(ML)으로 수행되었으며 경로계수를 비교하기 위한 Satorra-Bentler 보정(QML)을 사용한 준 최대 가능도, 표준 오차 및 모형 적합 통계를 사용하였다. 연구 결과를 보면, 경로계수는 모델 반복 간에 15.68%와 19.17% 사이에서 차이가 있었습니다. 거의 케이스의 1/3에는 결측값이 있었고 MI는 값을 안정적으로 대치하여 모든 케이스가 최종 모델 반복에서 표현됩니다. QML은 모든 반복에서 더 나은 모델 적합 통계를 제공하였다는 점에서 의미 있는 연구이다.

출처: Hartwell, M., Khojasteh, J., Wetherill, M. S., Croff, J. M., and Wheeler, D.(2019), Using structural equation modeling to examine the influence of social, behavioral, and nutritional variables on health outcomes based on NHANES data: addressing complex design, nonnormally distrbuted variavles, and missing information, *Current Developments in Nutrition*, 3, 1-11.

RESEARCH METHODOLOGY/STUDY DESIGN

CURRENT DEVELOPMENTS IN NUTRITION

Using Structural Equation Modeling to Examine the Influence of Social, Behavioral, and Nutritional Variables on Health Outcomes Based on NHANES Data: Addressing Complex Design, Nonnormally Distributed Variables, and Missing Information

Micah L Hartwell,[1,2,3] Jam Khojasteh,[2] Marianna S Wetherill,[5] Julie M Croff,[3,4] and Denna Wheeler[3,4]

[1]School of Community Health Sciences, Counseling and Counseling Psychology; [2]School of Education Foundations, Leadership and Aviation, Oklahoma State University, Stillwater, OK; [3]Master of Public Health Program; [4]Department of Rural Health, Center for Health Sciences, Oklahoma State University, Tulsa, OK; and [5]Department of Health Promotion Sciences, Hudson College of Public Health, University of Oklahoma Tulsa Schusterman Center, Tulsa, OK

ABSTRACT

Background: Structural equation modeling (SEM) is a multivariate analysis method for exploring relations between latent constructs and measured variables. As a theory-guided approach, SEM estimates directional pathways in complex models based on longitudinal or cross-sectional data where randomized control trials would either be unethical or cost prohibitive. However, this method is infrequently used in nutrition research, despite recommendations by epidemiologists for its increased use.

Objectives: The aim of this study was to explore 3 key methodologic areas for consideration by researchers when conducting SEM with complex survey datasets: the use of sampling weights, treatment of missing data, and model estimation techniques.

Methods: With the use of data from NHANES waves 2005–2010, we developed an SEM to estimate the relation between the latent construct of depression and measured variables of food security, tobacco use (serum cotinine), and age. We used a hierarchic approach to compare 5 SEM model iterations through the use of: *1* and *2*) complete cases without and with the application of sampling weights; *3*) an applied missingness dataset to test the accuracy of multiple imputation (MI); 4) the full NHANES dataset with imputed data and sampling weights; and 5) a final respecified model. Each iteration was conducted with maximum likelihood (ML) and quasimaximum likelihood with the Satorra-Bentler correction (QML) to compare path coefficients, standard errors, and model fit statistics.

Results: Path coefficients differed between 15.68% and 19.17% among model iterations. Nearly one-third of the cases had missing values, and MI reliably imputed values, allowing all cases to be represented in the final model iterations. QML provided better model fit statistics in all iterations.

Conclusions: Nutrition epidemiologists should use complex weights, MI, and QML as a best-practices approach to SEM when conducting analyses with complex design survey data. *Curr Dev Nutr* 2019;3:nzz010.

Keywords: Structural equation modeling, multiple imputation, complex survey design, quasi-maximum likelihood, NHANES

Manuscript received October 9, 2018. Initial review completed January 17, 2019. Revision accepted February 1, 2019. Published online February 4, 2019.
Research reported in this paper was supported by the National Institute of General Medical Sciences of the National Institutes of Health under Award Number P20GM109097. The content is solely the responsibility of the authors and does not necessarily represent the official views of the National Institutes of Health.

Author disclosures: the authors declare no conflicts of interest.

Address correspondence to MLH (e-mail: micah.hartwell@okstate.edu).

Abbreviations used: CFI, comparative fit index; EM, expectation maximization algorithm; FIML, full information maximum likelihood; MAR, missing at random; MCAR, missing completely at random; MI, multiple imputation; ML, maximum likelihood; NMAR, not missing at random; PHQ, Patient Health Questionnaire (depression screener questionnaire; NHANES variable prefix: DPQ); PSU, primary sampling unit; QML, quasimaximum likelihood with Satorra-Bentler correction; RMSEA, root mean square error of approximation; SEM, structural equation modeling; SRMR, standardized root mean square residual; TLI, Tucker-Lewis Index.

Introduction

National health surveys can provide nutrition epidemiologists with access to data containing comprehensive biological, psychosocial, behavioral, and demographic variables of interest to public health. These surveys are often conducted with the use of complex sampling designs,

참고문헌

01. 김남식, 하나님의 사랑과 치유사역, 서울: 서로 사랑, 2006, p108

02. 김남식, 하나님의 사랑과 치유사역, 서울: 서로 사랑, 2006, p40.

03. 김남식, 하나님의 사랑과 치유사역, 서울: 서로 사랑, 2006, p36.

04. 김남식, 하나님의 사랑과 치유사역, 서울: 서로 사랑, 2006, p37.

05. Frank Bateman Stanger/배상길 역, 하나님이 치유하는 공동체, 서울: 도서출판 나단, 1993, p33.

06. 이명수, 치유선교학, 서울: (사)한국기독교의료선교협회, 2019, p123.

07. 김찬기, 죄와 질병과의 상관성 및 치유에 관한 연구, 석사학위논문, 2006, p35.

08. 이명수, Note of Lectures on Holistic Healing, 1993, p10.

09. 이명수, Note of Lectures on Holistic Healing, 1993, p3.

10. 폴 투르니에/권달천 역, 인간치유, 서울: 생명의말씀사, 2018, p15.

11. 손영규, 하나님의 치유, 서울: 예영 커뮤니케이션, 2018, p24.

12. 이명수/박행렬 옮김, 치유선교론, 서울: 나임, 1995, p61.

13. 이명수, Note of Lectures on Holistic Healing, 1993, p16.

14. 차준희, 구원·예수 그리고 성서, 서울: 한들 출판사, 2010, p.60.

15. 김찬기, 신학적 관점에서 본 질병과 치유, 치유와 선교, 서울: 한들 출판사, 2012, p.46.

16. 전재규, 총체적 존재로서의 인간, 치유와 선교, 서울: 한들 출판사, 2010, p.35.

17. 전재규, 총체적 존재로서의 인간, 치유와 선교, 서울: 한들 출판사, 2010, p.51.

18. 손영규, 하나님의 치유, 서울: 예영 커뮤니케이션, 2018, p.57.

19. 이종성, 신학적 인간학, 서울: 대한기독교 출판사, 1994, p.55.

20. 이종성, 신학적 인간학, 서울: 대한기독교 출판사, 1994, p.55.

21. 김찬기, 신학적 관점에서 본 질병과 치유, 치유와 선교, 서울: 한들 출판사, 2012, p.48.

22. 손영규, 하나님의 치유, 서울: 예영 커뮤니케이션, 2018, p.14.

23. 폴 투르니에/권달천 역, 인간치유, 서울: 생명의말씀사, 2018, p15.

24. 손영규, 하나님의 치유, 서울: 예영 커뮤니케이션, 2018, pp.268-269.

25. 손영규, 하나님의 치유, 서울: 예영 커뮤니케이션, 2018, p.270.

26. 손영규, 총체적 치유 사역, 치유와 선교, 서울: 한들 출판사, 2017, p.18.

27. 김찬기, 신학적 관점에서 본 질병과 치유, 치유와 선교, 서울: 한들 출판사, 2012, p.50.
28. 전재규, 총체적 존재로서의 인간, 치유와 선교, 서울: 한들 출판사, 2010, p.39.
29. 이길상, 성서에서 본 식생활과 건강법, 서울: 기독교 문사, 1984, p.22.
30. 최민구, 음식과 성격, 지역사회, 제 36집, 2017, p.37.
31. 유재덕, 성경 시대 사람들의 일상은 어땠을까, 서울: 도서출판 브니엘, 2020, p.44.
32. 이길상, 성서에서 본 식생활과 건강법, p.199
33. 박경혜, 성경에 나오는 음식과 전인 치유, p.185.
34. 박경혜, 성경에 나오는 음식과 전인 치유, p.157.
35. 류모세, 열린다 성경: 성경의 비밀을 푸는 식물 이야기, 서울: 두란노서원, 2008, pp.30-31.
36. 한국영양학회, 파이토뉴트리언트 영양학, p.194.
37. 정정숙, 성서 식물, 서울: 크리스천 뮤지엄, 2007, p.99.
38. 유승준, 신의 밥상, 인간의 밥상, 서울: 태일 소담, 2018, p.254.
39. Hartwell, M., Khojasteh, J., Wetherill, M. S., Croff, J. M., and Wheeler, D.(2019), Using structural equation modeling to examine the influence of social, behavioral, and nutritional variables on health outcomes based on NHANES data: addressing complex design, nonnormally distrbuted variavles, and missing information, Current Developments in Nutrition, 3.

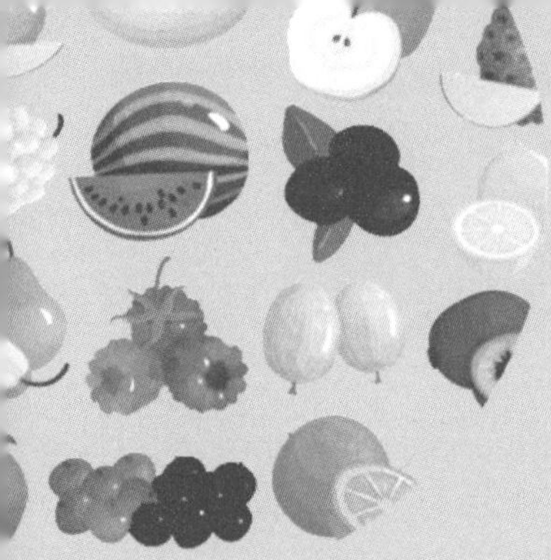

PART 02

지속가능성과 푸드테라피

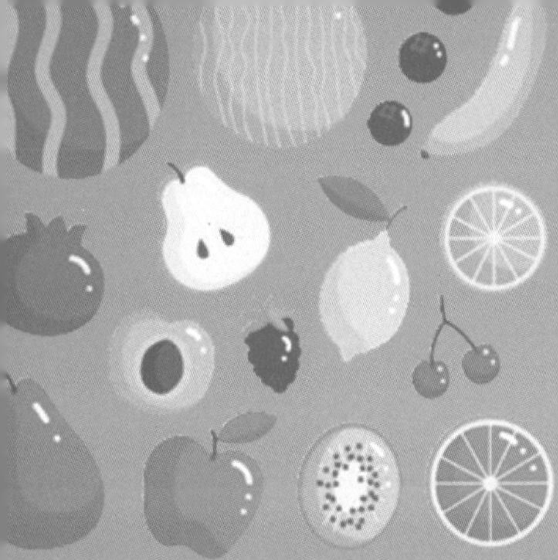

학습목표

1. 스트레스의 개념 및 정의를 학습한다.
2. 스트레스 단계와 반응을 학습한다.
3. 활성산소와 스트레스 간의 관련성을 학습한다.
4. 활성산소와 현대인의 질병 관계를 학습한다.

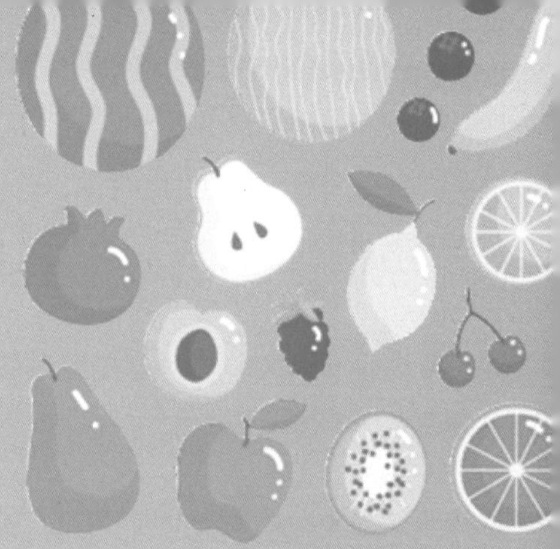

Chapter

05

푸드테라피의 스트레스 감소

Contents

Introduction

스트레스 해소 식품, 음식으로 몸과 마음 치유 '푸드테라피'

스트레스 해소 식품이 화제다. 음식으로 몸과 마음을 치유하는 푸드테라피다. 사람들은 스트레스를 받으면 자연스레 먹을 것부터 찾는다. 가장 먼저 떠오르는 것은 매콤한 맛을 내는 요리다. 사람들은 "매운 음식을 먹고 한바탕 땀을 흘리고 나면 스트레스가 풀리는 것 같다"고 말한다. 실제 맵거나 단 음식은 일시적으로 스트레스를 해소하는 역할을 한다.

스트레스 해소 채소와 과일로는 버섯 단호박 사과 감 고등어 당근 무 등이 꼽을 수 있다. 우리 선조는 봄 무부터 겨울 무까지 중에서 건강에 이로운 무로 겨울 무를 꼽았다. 겨울 무에는 식이섬유, 비타민C · 엽산 등 비타민, 칼슘 · 칼륨 등 미네랄이 풍부한 무, 그리고 이런 영양소는 특히 잎에 많다.

스트레스 해소 음식 단호박은 속살이 노란 대표적인 옐로 푸드로 노란색의 정체는 '베타카로틴'으로 이것이 체내로 들어오면 비타민 A로 바뀌는데 베타카로틴은 유해산소를 없애는 항산화 성분으로 노화를 억제하고 암 · 심장병 · 뇌졸중 등 성인병을 예방해 준다. 또한 체내 신경조직을 강화해주어 각종 업무로 쌓인 스트레스와 불면증을 해소하는 데 효과적이다.

스트레스 풀리는 식품으로 초콜릿 · 사탕 같은 단 음식을 찾기도 한다. 잠시 스트레

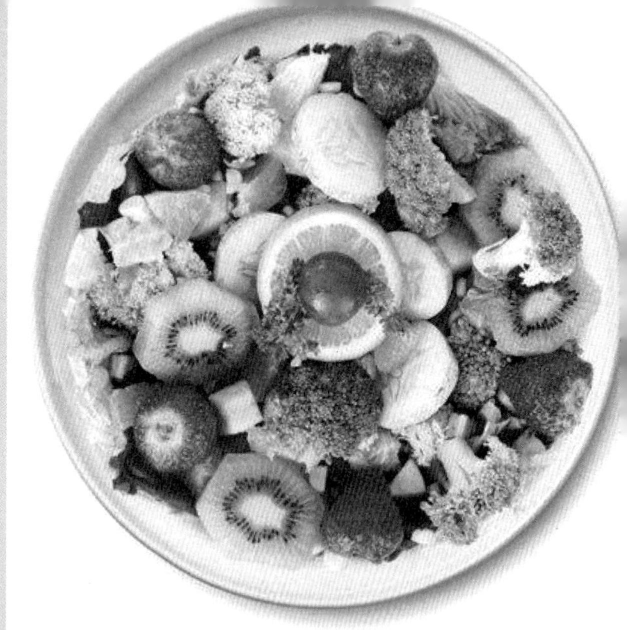

스가 완화되지만 잠시 후 다시 스트레스 수준이 높아져 점점 더 자주, 점점 더 많이 단 음식을 찾게 된다. 문제는 기름진 음식과 단 음식을 반복해 섭취하면 결국 비만·고지혈증·당뇨병 같은 질병으로 이어질 수 있다는 것이다. 강 교수는 "실제 비만한 사람들 중 상당수는 스트레스가 계기가 되어 비만해졌다"고 지적했다. 특히 매운 음식은 위를 자극해 위염을 유발할 수도 있다. 또한 당분이 많이 들어 있는 음식은 빠른 속도로 혈당에 변화를 줘 스트레스를 유발한다. 따라서 혈당의 변화가 큰 단순 당질 식품, 즉 설탕이나 시럽이 듬뿍 들어 있는 간식과 캐러멜, 꿀, 사탕, 초콜릿은 되도록 멀리 한다.

그럼에도 불구하고 달거나 매운 음식을 먹고 싶다면 가급적 열량이 낮은 음식을 선택한다. 쉽게 말해, 단 음식을 먹더라도 초콜릿·아이스크림·청량음료 보다는 과일을 먹는 식이다. 매운 음식을 먹을 때도 기름지지 않으면서 담백한 메뉴를 고른다.

스트레스 해소 식품은 사과는 칼륨 · 비타민C · 유기산 · 펙틴 · 플라보노이드 등이 풍부하게 들어 있으며 특히 칼륨은 소금 성분인 나트륨을 몸 밖으로 배출하는 미네랄이 풍부해 고혈압 환자에게도 좋다. 사과에 풍부한 유기산은 피로를 풀어주는 동시에 면역력을 길러주고, 식이섬유의 일종인 '펙틴'은 혈중 콜레스테롤과 혈당을 낮춰주며 플라보노이드 성분은 동맥에 찌꺼기가 쌓이는 것을 막아주는 만큼 심장병 등과 같은 혈관질환과 암 예방에 이로운 것으로 알려져있다.

출처: 온라인중앙일보, "스트레스 해소 식품, 음식으로 몸과 마음 치유 '푸드테라피'" (2015.04.15. 08:12)

A. 스트레스의 정의

01 | 스트레스의 개념 이해

국어사전에서 스트레스란, "심리 적응하기 어려운 환경에 처할 때 느끼는 심리적·신체적 긴장 상태. 장기적으로 지속되면 심장병, 위궤양, 고혈압 따위의 신체적 질환을 일으키기도 하고 불면증, 신경증, 우울증 따위의 심리적 부적응을 나타내기도 한다"라고 하고 있다.

심리학에서 스트레스란 외부의 위협, 공격 등에 대항해 신체를 보호하려는 신체와 심리의 변화 과정, 생체에 가해지는 여러 상해 및 자극에 대하여 신체에서 일어나는 비특이적인 생물 반응을 통칭한다.

스트레스의 정의는, 어떤 물체에 외부적으로 힘을 가하면 물체는 압박을 받아 변형이 되고, 이때 물체 역시 평형을 유지하기 위해서 내부적으로 힘을 분배하게 되는 데, 이 힘이 바로 '스트레스'이다. '팽팽히 죄다, 긴장하다'의 뜻을 지닌 라틴어에서 유래한 말이다. 1920년까지 이처럼 물리학 용어로 쓰이던 스트레스를 의학에 처음 적용시킨 사람은 내분비학자인 한스 셀리에(Hans Selye, 1907-1982) 박사이다.[1]

02 스트레스의 종류와 요인

스트레스의 종류는 다양하다. 모든 스트레스가 다 나쁜 것은 아니다. 때로는 스트레스로 인해 피로감이 사라지고 일의 능률을 올리기도 한다. 적당한 스트레스로 긍정적 결과를 내는 좋은 스트레스를 유스트레스Eustress라 하고, 하고 싶지 않은 일을 억지로 할 때 받는 스트레스를 디스트레스Distress라 한다. 삶에 여러 모습으로 나타나는 스트레스의 종류에 대해서 삼성 서울병원 당뇨 소식지에서는 다음과 같이 관계 스트레스, 업무 스트레스, 재정 스트레스, 감정 스트레스, 활동 스트레스, 건강 스트레스 등으로 분류하고 있다.

스트레스의 요인은 크게 외적 내적 요인으로 구분한다. 외적 요인으로는 소음, 더위, 밀폐된 장소 등의 물리적 환경, 규칙이나 규정 등이 있는 사회적 환경, 공격적인 태도나 명령 등의 사회적 관계, 생로병사, 경제적 변화, 실직이나 사업 실패 등의 개인적 사건이 있다. 내적인 요인으로는 흡연이나 수면 부족, 과로 등으로 인한 생활 습관, 비관적 생각이나 분석, 완벽주의, 일 중독 등에 따른 왜곡된 인지가 있다. 회사 생활에서의 경우 사회적 관계, 개인적 사건 등의 외적 요인과 과로 완벽주의, 일 중독 등의 내적 요인이 동시에 발생하는 공간이다.

보통 불안하거나 우울한 스트레스 증상은 일시적이다. 그러나 스트레스 요인이 오래 지속될 경우 그 상황을 이겨내지 못해 적응장애, 불안장애, 식이장애, 수면장애, 성기능 장애 등의 정신질환으로 발전하기도 한다. 또한 내과 질환의 경우 전체 환자의 70% 이상이 스트레스와 연관되어 병원을 찾았다는 연구 결과는 스트레스의 내적, 외적 요인 모두가 정신은 물론 신체에까지 영향을 미친다는 사실을 증명한다.[2]

B. 스트레스의 단계

01 | 스트레스의 단계 이해

한스 셀리에는 인간이 스트레스를 받을 때 전신에 나타나는 반응을 일반적 증후군 General Adaptation Syndrome:GAS이라고 정립하고, 이를 3단계로 구분했다.[3]

① 경고단계 (Alarm Stage)

스트레스를 받으면 처음에 경고반응이 나타나는데, 이것은 싸울 것이냐 도망갈 것이냐(fight or flight)의 반응이며, 정상적인 스트레스 반응이다. 이 기간에는 뇌의 집중력과 기억력도 향상되고 반응이 성공적으로 끝나면 회복기(24~48시간)를 거쳐 신체는 항상성 상태로 돌아오게 되는 단계이다.

② 저항단계 (Resistance Stage)

스트레스가 지속 되면 인체는 점차 스트레스에 대한 반응이 미약해지게 되어 스트레스 적응 능력Homeostasis이 약화 된다. 이 단계가 지속 되어 다른 신체 기능에 필요한 자원이 고갈되면 신체 손상이 나타나는데, 스트레스 반응이 약화 되고 지나친 코티솔 호르몬 분비로 면역기능이 약화 되는 단계이다.

③ 소진 단계 (Exhaustion Stage)

유해한 스트레스에 장기간 지속적으로 노출될 경우, 스트레스 반응에 관계되는 몇 가지의 대사 능력들이 충분한 기능을 발휘하지 못하여 해당 장기에 영구적인 손상을 초래하는 단계다. 예를 들어 신장, 간 등이 스트레스로 영구적인 손상을 입게 된다. 만성적으로 스트레스를 받아서 더이상 스트레스를 방어할 수 없는 상태라고 할 수 있다.

또한, 셀리에(Selye)는 유명한 생쥐실험을 통해 스트레스와 장 연동 운동과의 연관성을 증명했다. 생쥐에게 먹이를 준 다음 전기자극을 주었더니 위장 운동이 즉각 멈추었다고 한다. '개도 밥 먹을 때는 안 건드린다'는 속담이 있듯이 스트레스를 주면 소화불량에 걸린다는 말일 것이다.[4]

병원에 갔을 때 특별한 진단명이 없지만, 본인은 너무 힘든 여러 증상을 호소할 때 대부분 스트레스를 그 원인으로 보고 있다. 정상적인 스트레스 단계를 벗어난 가장 위험적인 스트레스 단계는, 싸울수도 피할수도 없을 만큼의 큰 충격으로 그 자리에서 모든 것이 정지되는 상황이다. 즉, 모든 의욕이 상실된 상태이다. 그러므로 이럴 땐 극도의 우울감 증상이 나타나게 된다. 스트레스로 부터 자유로울 수 있는 현대인은 없을 만큼 각종 스트레스가 현대인의 건강을 위협하고 있다.

02 | 스트레스의 반응

'스트레스'란 신체의 항상성을 깰 수 있는 외부 세계의 어떤 것으로, '스트레스 반응'은 항상성을 재정립하기 위해 신체가 하는 일을 의미한다. 즉, 세포가 외부 환경의 각종 변동(스트레스)에 의한 손상을 방어하고 회복하는 기능을 갖는 반응이 바로 스트레스 반응이며, 이것은 모든 생물에 공통적으로 나타나는 것으로 외부

환경 변화가 직접 내부환경 변화로 이어지는 것을 막기 위한 반응으로 나타난다.[5]

스트레스 반응이 시작되면 시상하부에서는 부신피질자극호르몬 유리호르몬(CRH; Corticotropin Releasing Hormone)이 분비되고 뇌하수체에서는 부신피질자극호르몬(ACTH; Adrenocorticotropic Hormone)이 분비된다. 부신이 스트레스 호르몬인 코티솔 분비의 대부분을 차지하는 것은 바로 이러한 이유이다. 의학적으로 시상하부-뇌하수체-부신의 축(Hypothalamus- Pituitary-Adrenal axis)을 HPA 축이라고 말하며 스트레스 반응은 곧 HPA 축이 활성화되는 것을 의미한다.[6]

스트레스 상황이 되면 뇌가 자극을 받고 자율신경계가 혈액 내로 스트레스 호르몬을 분비하여 신체가 행동할 수 있는 준비를 하게 된다. 마치 사자에게 쫓기는 얼룩말에게 일어나는 현상과 유사하다고 한다. 싸울지 도피할지를 결정해야 하고 근육은 움직일 준비를 해야 하므로 뇌에 에너지가 집중하고 근육으로 에너지를 보내는 일들이 급박하게 일어난다. 그러므로 집중력과 기억력이 높아지면서 혈액이 뇌 쪽으로 몰리며 심장 박동이 빨라지고 혈압이 오르고 호흡이 빨라지게 된다. 이때 소화기나 생식기로 가는 혈액의 양을 줄여야 하기에 스트레스를 받으면 소화가 안 되고 식욕도 떨어지면서 남성의 경우 정자 생성이 줄고 여성의 경우 생리불순도 생기게 된다. 혈액이 뇌와 근육으로 몰리면서 손발도 차지는 현상이 나타나기도 하고 코티솔 호르몬이 혈액으로 평소보다 많은 포도당을 풀어 내보내기에 당뇨 환자는 혈당이 오르게 된다. 또한, 당연히 평소보다 에너지 사용량이 많아지고 호흡량의 증가로 그만큼 활성산소 발생량도 증가한다.

스트레스를 이해하기 위해 중요한 한 가지 사실은 사람의 몸은 두 가지 방법으로 반응한다는 것이다. 첫째는 신경계 반응이고 두 번째는 부신에 의해 만들어진 두 가지 호르몬 즉, 코티솔과 아드레날린의 활성화이다.[7]

C. 활성산소와 스트레스

01 | 활성산소와 스트레스 간의 관련성

스트레스는 자율신경계(교감신경과 부교감 신경계)를 관장하는 중추조절 기관인 간뇌의 시상하부와 그 밑에 위치한 뇌하수체의 반응으로, 스트레스를 받으면 교감신경이 활성화되면서 부신에서 스트레스 호르몬을 만들어낸다. 스트레스를 받았을 때 부신에서 방출되는 호르몬은 부신 피질 호르몬과 부신 수질 호르몬이 있다. 부신 피질 호르몬은 지속되는 스트레스에 반응을 하고 부신 수질 호르몬은 스트레스에 즉시 반응하는 단기, 일시적인 반응이라 할 수 있다. 몇 가지 스트레스 호르몬이 있지만, 이 중에 코티솔은 아주 강력하고 중요한 기능은 하는 호르몬이다.

코티솔은 체내의 주요한 항염 호르몬인데 면역세포를 억제하고 잠재적인 손상으로부터 우리 몸을 대비하는 기능을 한다. 손상이 발생했을 때 면역세포에 의해 일어나는 염증은 치유 과정에 방해가 될 수 있는 데, 이때 코티솔은 면역체계가 과도하게 활성화되거나 치유가 이루어져야 할 조직에 해로운 물질을 분비하는 것을 막는다.[8]

문제는 스트레스 상황이 지속되면, 교감신경이 계속 활성화되고 임파구[9]는 감소하고 과립구[10]는 증가한다. 또한, 스트레스 호르몬인 코티솔이 너무 많이 분비되면서 오히려 면역기능을 억제시키는 작용을 한다. 즉, 면역력이 약화 되어 감기에 자주 걸리고 암을 유발하기도 한다는 것이다. 그러므로 스트레스 상황이 길어지면 과도한 스트레스 호르몬 분비와 에너지 소모로 우리 몸의 신경계, 내분비계, 면역계의 문제가 생기면서 스트레스 적응 능력Homeostasis이 약화 되고 스트레스 시 발생하는 활성산소는 우리 몸을 공격해 만성 염증으로 이어져 많은 질병을 초래하게 된다. 이와 관련하여, 최근 현대인의 노화와 질병을 일으키는 원인인 활성산소에 관심이 많아졌다.

우리 인체 내에서 정상적인 세포 내 반응으로도 반응성 활성산소active oxygen나 유리기free radical가 생성되지만, 현대 사회에 들어와서 날로 심각해지는 발암물질, 스트레스, 대기오염, 담배 연기, 기타 유독물질 등으로 인해 그 체내 발생이 늘고 있다.

수질 오염, 살충제, 흡연, 과도한 음주, 고단백식, 나쁜 기름의 섭취, 과도한 운동 등도 모두 활성산소를 발생시키는 원인이다. 현대의 도시 생활에서는 30년 전에 비해 1,000배나 많은 활성산소가 발생한다고 한다. 현대 사회는 실로 활성산소를 만들어 내는 거대한 공장 같다.[11]

이렇게 증가 된 체내의 반응성 활성산소active oxygen나 유리기free radical는 세포 내 DNA, 단백질, 세포막질 등을 변성시켜 노화의 원인이 될 뿐 아니라, 심장질환, 동맥경화, 고혈압, 순환기 장애, 백내장 등의 성인병을 일으키는 원인이 된다.12 이처럼 오염된 환경과 먹거리와 각종 스트레스에 노출된 현대인의 지나친 활성산소는 체내에서 독소로 작용한다.

02 | 활성산소와 현대인의 질병

현대인의 질병 중 상당 부분이 활성산소와 관련이 있는 것으로 알려져 있다. 다양한 만성 질환에서 활성산소에 의한 산화적 스트레스[13]가 중요한 역할을 한다는 것은 오랫동안 많은 역학적, 임상적 그리고 실험실 연구를 통해 검증되고 있다. 따라서 과도한 활성산소와 프리라디칼의 발생을 억제하거나 이미 생성된 활성산소를 신속히 효과적으로 제거하는 것이 생명을 건강하게 유지하기 위한 필수 불가결의

조건이다.[14]

요즘 과학에서 인정하는 다음과 같은 이론이 있는데, 위에서 주장한 모든 내용에 대한 이론적 근거를 제공해 주고 있다.

‘영 → 정신 → 신경계 → 내분비계(호르몬: 코티솔, 아세틸콜린) → 면역계 몸’이라는 체계이다. 이를 설명해 보면 정신적인 긴장과 스트레스가 신경계에 악영향을 미치고 이는 호르몬에 영향을 주고 이 호르몬은 면역계에 영향을 미쳐 결국 몸에 지장을 초래한다는 것이다.[15]

아보 도오루 박사는 암의 발생과정을 다음과 같이 설명한다. 세포의 핵 속에 있으면서 세포분열을 컨트롤하고 있는 유전자 DNA가 어떤 이유에서 파괴되면 세포는 정상 증식을 하지 못하고 이상한 증식을 반복하는 암세포로 변모한다. 유전자를 손상시키는 원인의 으뜸으로는 자외선, 발암물질인 배기가스, 담배 속의 벤조피렌 benzopyrene, 구운 생선이나 고기의 탄 부분, 산나물인 고사리의 독, 어떤 종류의 곰팡이 등을 들 수 있다. 그러나 나는 이러한 ‘외인성(外因性) 요인’은 전체 암의 30%이며, 발암을 촉진하는 것은 ‘내인성(內因性) 요인’, 즉 과로와 마음의 고민, 약의 과용 등 그 사람의 삶의 방식 그 자체에 원인이 있다고 본다. 이 3가지 내인성 요인은 어느 것이나 다 심신에 스트레스가 되어 강력하게 교감신경의 긴장 상태를 초래하고, 그 결과로 <과립구의 증가(혈액순환 장애) → 활성산소의 대량 발생 → 조직 파괴>, <임파구의 감소 → 면역력 저하 → 분비능력 저하>라는 암을 불러들이는 몸 상태를 착착 만들어 가기 때문이다.[16]

이 외에도 스트레스는 현대인들의 중독과도 관련이 있다. 많은 중독자들은 스트레스를 자신이 그 상태에서 벗어나지 못하는 가장 큰 이유로 손꼽는다. 계속적으로 술을 마시는 이유도, 흡연을 중단하지 못하는 이유도 바로 스트레스가 원인이라는 것이다. 또한, 한동안 습관성 물질 혹은 행동을 중단하였다가 다시 재발하는 이유 중 가장 대표적인 것 또한 스트레스이다.[17]

중독은 초기에 적극적으로 치료해야 한다. 현대인들은 스트레스를 해소하기 위해 점점 더 강한 자극을 주는 행위와 물질을 통해 즐거움과 행복을 추구한다. 쾌락중추가 활성화되면 도파민이 분비가 되고 중독으로 인해 도파민이 과잉 분비되면 뇌의 전두엽이 쾌락 중추를 조절하고 억제하는 기능을 상실해 버리기 때문이다.

중독이 특히 위험한 이유는 뇌 건강을 위협하기 때문이다. 중독이 심해질수록 뇌가 변하고 손상되면서 심각한 뇌 합병증을 유발한다. 실제로 알코올 중독자가 지속적인 음주를 하면 뇌 위축이 진행돼 치매가 발생하는데, 이는 알츠하이머병에 의한 노인성 치매 환자의 뇌의 변화와 동일한 형태다.[18] 스트레스가 몸과 행동, 사고방식에 나타나는 양상은 다양하다. 또한, 식습관 방식에도 영향을 미치며, 자신의 잠재력에 대한 믿음에도 영향을 주는 것으로 나타난다.

D. 우울증과 푸드테라피

01 | 우울증의 95%는 음식이 원인이다

현대 의학은, 모든 질병과 통증에 대해서 그 시작된 이유와 원인을 아직 명확히 규명하지 못하고 있다. 추정할 수는 있지만, 정답을 알 수가 없다는 뜻이다. 인체는 설계도가 없다. 그러므로 명확한 진단을 내리기가 어렵다. 그러므로 영양의 균형을 통해 우리 몸의 항상성과 자가 치유 기능을 회복해야 한다. 또한, 영양의 균형으로 생체 이용률을 높일 수 있다. 결론부터 말하자면, 기본이 회복되면 우리 몸은 알아서 치유한다.

일본 영양 요법 최고 권위자 미조구치 도루의 우울증 푸드테라피로 유명한 그의 저서 '마음을 망치는 음식, 마음을 살리는 음식'에서는 약 없이 우울증을 이기는 기적의 밥상을 소개하고 있다.

우울증은 평생 한번 쯤 걸릴 확률이 높다고 해서 '마음의 감기'라고 불리기도 한다. 일반적으로 우울증의 대표적 원인을 과로나 스트레스, 엄청난 충격으로 인한 신체적, 정신적 탈진의 상태를 말한다. 그래서 병원에 가면 심리상담과 약물 처방 정도의 치료를 받게 된다. 하지만, 실제적으로 우울증을 경험하고 있는 현대인들의 식습관을 살펴보면 불규칙한 생활 습관과 영양 불균형의 상태를 나타내고 있음을 쉽게 알 수가 있다. 그러므로 우울증 환자에게 푸드테라피를 적용할 경우, 인간 관계의 갈등의 문제나 환경의 문제는 그대로 있는 상태에서도 자기효능감이 증가하고 긍정적 심리 상태를 유지하며 삶을 잘 개척해 나가는 것을 볼 수 있다.

할리우드 스타 마곳 키더의 삶을 바꿔놓은 치료법, 우울증의 원인을 영양소의 결핍에서 찾고 필요한 영양소를 보충하는 치료법이 바로 영양요법이라는 것이다. 더욱 정확한 명칭은, '분자교정요법'이다.[19] 아브람 호퍼 박사에 의해 암 환자의 치료 과정에 처음 도입되었는데, 원래는 암 환자의 가벼운 우울증인 감정부전장애를 치료하기 위함이었다고 한다. 그런데 영양요법이 암의 진행 속도를 늦출 뿐 아니라 환자의 생존 일수를 늘리는 데 도움이 된다는 의외의 소득을 얻게 되면서 암 환자 치료에 적극적으로 활용되기 시작했다고 한다.

한편으로 우울증으로 무조건 병원에 가서 약물치료를 하기 이전에 저혈당과 부신기능을 체크해 볼 필요도 있다. 우울증의 대표적인 증상들이 저혈당 증세와 매우 흡사하고 또한 지속된 스트레스로 부신기능이 저하되어 나타나는 증상들과도 매우 유사하기 때문이다. 그러므로 충분한 영양 공급과 휴식을 통해서도 우울증을 극복할 수 있음을 알아야 한다.

02 | 마음을 만드는 뇌, 뇌를 만드는 음식

우울증과 의욕 상실을 호소하는 경우에는 일반적으로 약물치료를 통해 일시적으로 우울증이 나아질 수도 있다. 하지만 장기간 복용 시 약의 내성과 약물 부작용을 배제할 수는 없다.

인간은 감정의 동물이다. 하루도 수십 번씩 감정의 기복을 경험한다. 물론 스트레스나 어떤 사건들로 인해 생기지만, 근본적으로 뇌의 신경전달 물질에 따라서 마음의 상태가 정해진다. 뇌의 신경세포들은 각각 고유한 신경전달 물질을 분비하여 정보를 전달한다. 그 분비량과 균형에 따라서 감정과 심리상태가 다양한 변화를 나타낸다.

특히, 뇌에 신경전달 물질인 세로토닌의 부족으로 인해 생기는 우울증은 세로토닌을 만들어 내는 전구물질인, 트립토판이 풍부한 음식을 지속적으로 섭취할 경우 근본적인 개선이 나타난다. 또한 트립토판은 멜라토닌의 전구체로도 작용을 해서, 갱년기 증상과 우울증으로 인해 불면증을 경험하는 환자들이 숙면을 할 수 있도록 돕는다.

대표적인 세로토닌의 전구물질인, 트립토판(필수아미노산)이 많이 함유된 음식들은 계란, 바나나, 견과류, 코코아, 병아리콩, 연어, 가금류 등이 있다.

트립토판을 보충제로 과다 복용할 경우 오히려 건강에 해로울 수 있기 때문에, 올바른 식생활 습관을 통해 마음과 뇌를 만족시킴으로 우울증을 극복해 본다.

뇌의 신경세포는 신경전달 물질을 통해 정보를 주고받는다. 이러한 신경전달 물질의 불균형이 생기면 마음의 변화가 생겨 감정 기복이 심하게 된다. 즉, 신경전달 물질의 항상성은 곧 마음의 평안으로 연결된다.

신경전달 물질의 활성화를 위해서 주원료인 단백질을 충분히 섭취해야 하고, 신경전달 물질의 합성이 원활하게 이루어지도록 뇌의 전원을 켜는 역할을 하는 칼슘의 항상성이 중요하다. 칼슘 이온 채널을 통과한 칼슘은 다양한 효소들을 활성화하고 신경전달 물질의 생성 회로를 움직이는 스위치 역할을 한다. 또한, 비타민 B3(나이아신), 비타민 B6(피리독신), 비타민 B9(엽산), 마그네슘과 같은 비타민과 미네랄은 신경전달 물질 합성 과정에 반드시 있어야 할 영양소이다.[20] 칼슘이 제 역할을 하기 위해서는 마그네슘이 반드시 필요하다. 칼슘과 마그네슘은 신경과 정서의 안정을 가져오고 스트레스에 대한 방어력을 증진하여 항스트레스 미네랄, 천연 신경 안정제로 불린다. 스트레스 시 분비되는 아드레날린은 인체에서 마그네슘을 체외로 방출시킨다. 그러므로 스트레스에 취약한 사람은 평소 마그네슘 섭취에 신경을 써야 하겠다. 비타민과 미네랄은 신경전달 물질 생성 외에도 모든 인체 대사 과정에 촉매 역할을 하는 효소의 필수 보조인자로서 매일 음식을 통해 충분히 공급 되어져야 한다. 이렇듯 영양의 균형은, 마음과 뇌를 만족시킬 뿐 아니라 인체의 항상성과 자가 치유 기능을 회복시키고 생체 이용률을 높여 인체가 스스로 치유할수 있도록 환경을 만들어 주는 중요한 역할을 한다는 것을 기억해야 한다.

<그림 5-1> 신경전달 물질의 합성과정

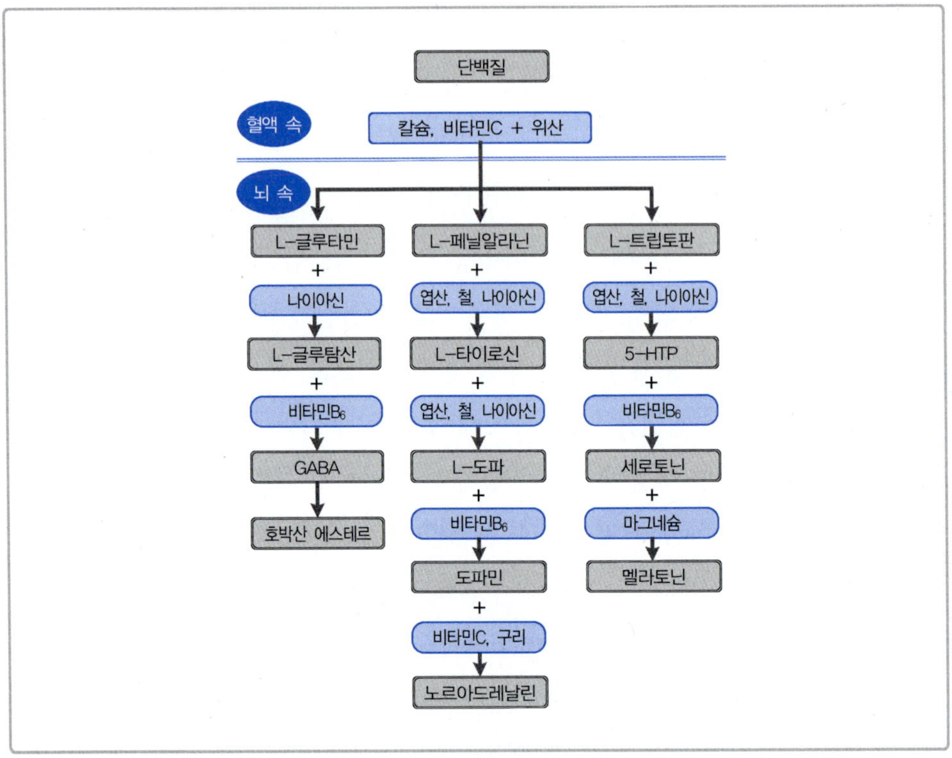

출처: 미조구치 도루/김세원 역, 마음을 망치는 음식, 마음을 살리는 음식, 2011.

Chapter 05 Case

"샤가스 병성심근증 치료에 효과적인 완하제 과일 음료용 신체적 테라피"

과일 음료를 사용한 신체적 테라피가 환자들의 스트레스 해소와 해독 효과가 발생하였고, 장기적으로 치료에 효과적으로 작용하였다. 60대 환자들을 대상으로 과일 음료를 사용한 신체적 테라피를 12회 이상 실시한 결과, 신체적 테라피를 6회 이상 실시한 시점부터 푸드테라피 효과가 발생하였으며, 신체적 테라피를 12회 이상 실시한 결과 전체 12명의 환자는 과일 음료를 사용한 신체적 테라피의 푸드테라피 효과가 $p<.001$에서 유의한 차이가 나타났다. 신체적 테라피에 대한 임상 실험을 실시한 결과, 과일 음료를 사용한 푸드테라피에 효과가 직접적으로 나타나서 60대 환자들의 해독 효과가 나타난 반면에, 조사대상자의 성별, 연령, 수술적 치료 여부 등에 대한 유의한 차이는 발견되지 않았다. 특히 60대 환자들의 푸드테라피 효과로 부드러운 배변, 배변 횟수 증가, 스트레스 감소 등과 같은 임상 결과가 나타났으며, 신체적 테라피를 실시한 시점을 기준으로 중재 6주 전후에서 푸드테라피를 통한 해독과 스트레스 감소와 같은 해독 푸드테라피 효과가 발생하였다.

완화제 과일 음료를 사용한 신체적 테라피는 초기에 임상적 관리에 국한되며, 수술이 필요하지 않거나 수술이 불가능한 환자의 경우 적절한 신체적 테라피를 실시함으로써 푸드테라피가 효과적으로 나타났으며, 이 과일 음료를 사용한 신체적

TABLE 2. Relationship between the physiotherapy/fruit drink treatment and the scores on the constipation scale before beginning the treatment, after 6 weeks of treatment (end of the protocol), and 12 months after the end of the protocol

Patient	Initial score (before treatment)	Score after 6 weeks of treatment *	Score 12 months after the end of treatment **
1	7	6	6
2	12	3	1
3	3	2	4
4	10	0	9
5	4	0	1
6	10	10	10
7	4	2	2
8	4	0	0
9	11	4	10
10	7	5	7
11	6	1	4
12	8	2	Died

*P<0.0022 comparison between the constipation scores before and after the 6 weeks of treatment; **P<0.0100 comparison between the constipation scores before and after 12 months from the end of the treatment

테라피는 푸드테라피 사용이 쉽고 안전하며, 비용이 저렴해서 60대 이상의 환자들뿐만 아니라, 전 연령층에 적용하는 데 효과적이며, 신체적 테라피에 참가하는 환자들의 성별, 연령, 수술 여부에 관계없이 신체적 테라피가 스트레스를 감소시키고 해독을 완화시키는데 효과적이라는 점을 제시하였다.

ARTIGO ORIGINAL / ORIGINAL ARTICLE

ARQGA/1534

PHYSICAL THERAPY COMBINED WITH A LAXATIVE FRUIT DRINK FOR TREATMENT OF CHAGASIC MEGACOLON

Egle Pereira **LEÃO**[1], Carlos José Martins **PENA**[2], Silvana Marques de **ARAÚJO**[3] and Mônica Lúcia **GOMES**[3]

ABSTRACT - ***Context*** – The treatment of Chagas' disease colopathy is limited to clinical management in the initial of the process, and for patients for whom surgery is not indicated or is not possible, anti-constipation diets are used, along with judicious administration of laxatives and enemas. ***Objective*** – To evaluate over time the effects of physical-therapy interventions combined with daily ingestion of a laxative fruit drink in the treatment of chagasic megacolon. ***Method*** – In a quantitative, prospective, and comparative study, 12 patients of both sexes and with a mean age of 67 ± 12 years were clinically evaluated to receive 12 sessions of physical therapy twice a week, along with fruit drink, and were evaluated for intestinal constipation before and after treatment. ***Results*** – A significant difference ($P<0.0022$) was observed in the constipation scores before and after 6 weeks of intervention in 91.7% of the patients, and in 72.7% after 12 months, with reduction of laxative medications, softer stools, and increased number of bowel movements. With respect to gender, age, and whether or not the patient had received surgical treatment, there was no significant difference ($P>0.05$). ***Conclusion*** – The proposed protocol is easy to implement, safe, non-invasive, and low-cost, with the potential to be deployed in health care by providing benefits independent of gender, age, or whether the participant has undergone surgery, improving the condition of patients with chagasic megacolon.

HEADINGS - Megacolon. Constipation. Chagas disease. Diet. Juices.

출처: Leao, E. P., Martinc, C. J., de Araujo, S. M., Gomes, M. L.(2022), Physical therapy combined with a laxative fruit drink for treatment of chagasic megacolon, *Arq Gastroenterol*, 48(1), 52-57.

참고문헌

01. EBS NEWS, 사회, 뉴스 G, 「'스트레스 받는다' 언제부터 쓰던 말?」 https://home.ebs.co.kr/ebs-news/menu3/newsGlobalView/10294744/H(2021년 12월 24일 접속).

02. 국민건강보험공단, 건강 iN magazine 4월호, 2024.

03. 한국건강문화교육협회, 푸드컨설턴트 3급 과정 검정교육교재, pp.178-179.

04. 김세현, 5%는 의사가 고치고 95%는 내 몸이 고친다, 서울: 지식과 감성, 2020, p.57.

05. 한국건강문화교육협회, 푸드컨설턴트 3급 과정 검정교육교재, p.178.

06. MD Journal/ daily, 스트레스는 만병의 근원이 될 수 있다, http://www.mdjournal.kr/news/articleView.html?idxno=13407(2021,12.24 접속).

07. 한국건강문화교육협회, 푸드컨설턴트 3급 과정 검정교육교재, p.178.

08. MD Journal/ daily, 스트레스는 만병의 근원이 될 수 있다, 2024.9.15.기사.

09. MD Journal/ daily, 스트레스는 만병의 근원이 될 수 있다, http://www.mdjournal.kr/news/articleView.html?idxno=13407(2021,12.24 접속).

10. 최용석·조문영·박수정·정혜련·백동기·원진희·문구, 암환자의 과립구/림프구 비율과 자율신경계 활성도의 관계에 대한 연구, The Journal of Internal Korean Medicine, 2013.

11. 최용석·조문영·박수정·정혜련·백동기·원진희·문구, 암환자의 과립구/림프구 비율과 자율신경계 활성도의 관계에 대한 연구, The Journal of Internal Korean Medicine, 2013.

12. 츠루미 다카후미/김희철 역, 효소 식생활로 장이 살아난다. 면역력이 높아진다. p.184.

13. 한국영약학호, 파이토뉴트리언트 영양학, p.28.

14. 한국건강문화교육협회, 푸드컨설턴트 3급 과정 검정교육교재, p.185.

15. 한국영약학호, 파이토뉴트리언트 영양학, pp.28=29.

16. 아도 도오루/이균배 역, 암을 이기는 면역 요법, 서울: 중앙생활사, 2011, p.6.

17. 김대진, 중독은, 심각한 뇌 질환이다, 한국산업간호협회지, 제194권 제2호, 2012, p.13.

18. 서울대학교 의과대학 국민건강지식센터, 「중독은 의지 문제 아닌 병…적극 치료해야」 http://hqcenter.snu.ac.kr/archives/30992, (2022년 5월 28일 접속).

19. 미조구치 도루/김세원 역, 마음을 망치는 음식, 마음을 살리는 음식, 서울: 비타북스, 2011.

20. 김희진, 비타민과 약물의 상호작용, 가정의학회지, 2003, 24, pp.884-893.

21. Leao, E. P., Martinc, C. J., de Araujo, S. M., Gomes, M. L., Physical therapy combined with a laxative fruit drink for treatment of chagasic megacolon, *Arq Gastroenterol*, 2022, 48(1).

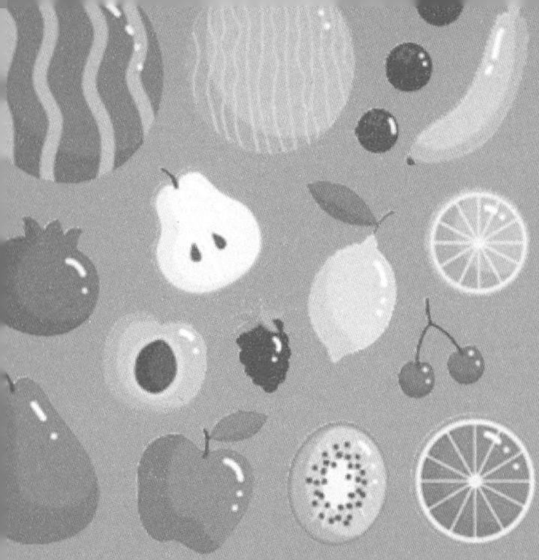

학습목표

1. 해독의 개념 및 정의를 이해한다.
2. 독소의 종류들을 살펴본다.
3. 해독의 필요성과 원리를 학습한다.

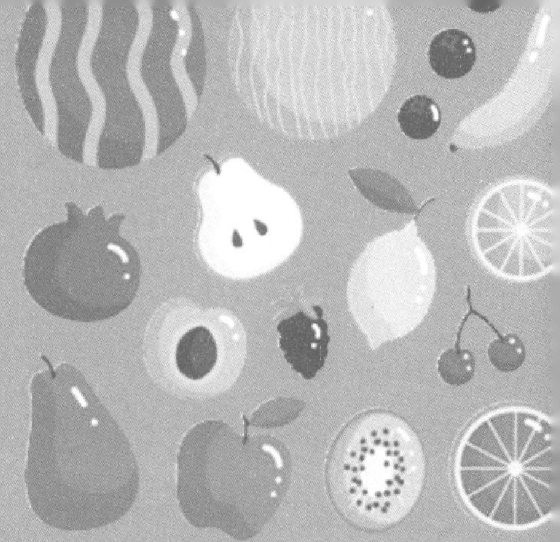

Chapter 06

푸드테라피의 해독작용

Contents

Introduction

"맛있게 몸의 毒을 없애자, '푸드테라피'"

황사가 갈수록 심각해지니 이를 막아보자고 개발된 상품들의 인기가 날로 높아만 간다. 나도 창문을 꼭 닫고 매연과 황사 바람은 피하되 차 안 습도는 맞춰줄 수 있지 않을까 싶어 자동차용 가습기를 사용한다. 비단 호기심 많은 나뿐만이 아니다. 건강을 위해서라면 대부분의 사람들이 돈을 아끼지 않는다.

이렇게 건강에 대한 관심이 높아진다지만, 우리의 건강을 위협하는 것도 갈수록 늘어난다. 생활 속에서 나오는 각종 오염물질, 매연을 비롯해 스트레스라는 무형의 독소들이 언제나 칼날을 번뜩이고 있다. 그런데 그 칼날이 보통 때는 눈에 잘 띄지 않는다는 것이 문제다. 목이 칼칼하고, 좀 피곤하다 싶은 생각은 들어도 심각하다는 것을 깨닫는 데는 시간이 걸린다. 이렇게 자동차용 가습기를 산다는 등 건강에 관심 있는 나도 심하게 아플 때마저 병원의 링거 한 병에 먼저 기대고 만다. 링거 한 병에 조금이라도 에너지가 회복되면 "내가 왜 아팠지?" 하고 일상으로 다시 뛰어든다. 누런 하늘을 쳐다보면 저걸 몸속으로 흡입하면 내 몸은 어떻게 되나 걱정을 하다가도, 하루가 바쁘다 보면 그 문제를 잊고 만다.

흔히 '밥이 보약'이라는 말을 많이 한다. 잘 먹는 것이 건강 유지의 필수요소라며 보약 중 으뜸은 '식보(食補)'라고 꼽는 것이다. 이 말은 2년 전부터 떠오르기 시작한

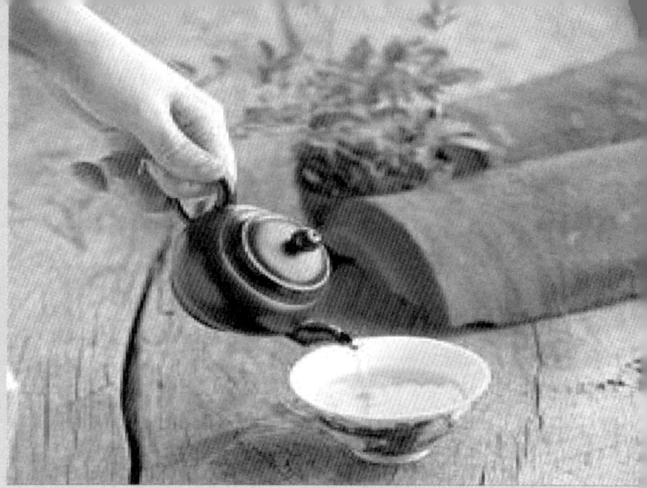

'푸드테라피'라는 말과도 통한다. '푸드테라피'란 음식으로 몸을 다스리자는 실천주의자들의 이야기다. 이 단어에 몸 안의 각종 유해물질을 배출·제거해 준다는 의미의 '디톡스 요법'이 합쳐지면 어떨까. 링거 한 병보다는 환경오염과 스트레스에 대한 좀 더 근본적인 해결책이 되지 않을까.

마늘 속에 들어 있는 유황 성분은 체내에 쌓여 있는 수은을 몸 밖으로 배출하는 효과가 탁월하다. 또 매운맛을 내는 성분인 알리신은 체내에 침입한 세균과 바이러스에 강력하게 대응한다. 카테킨·아미노산·섬유소 등이 풍부한 녹차는 다이옥신의 흡수를 억제하고 배출하는 기능을 한다. 특히 카테긴은 중금속을 흡착해 침전시킴으로써 중금속이 체내에 흡수되는 것을 방해한다. 그런데 티백보다는 가루 형태로 섭취해야 더욱 효과가 있다.

마늘과 녹차의 효능에 대해서는 이미 많이 알려져 있다. 마늘과 녹차의 성분 중 일부는 항암 효과가 있어 암 예방 치료제로도 쓰일 수 있다고 한다.

돼지고기는 필수아미노산과 아연 성분이 많은데 이것은 우리 몸의 해독과 면역능력을 높인다. 중금속을 해독하는 데는 아연이 효과가 있다는 것이다. 돼지고기가 좋다는 사람들은, 돼지고기 지방의 녹는 점이 체온보다 낮아 몸 안의 중금속을 흡착, 체외로 배출해줘서 좋다고 주장한다. 그런데 최근 언론 보도에 따르면, '삼겹살이 중금속·먼지 해독에 좋다'는 것은 속설일 뿐 과학적으로 입증된 것은 아니라고도 한다. 그러니 돼지고기의 효능을 너무 맹신하는 것은 피해야 한다.

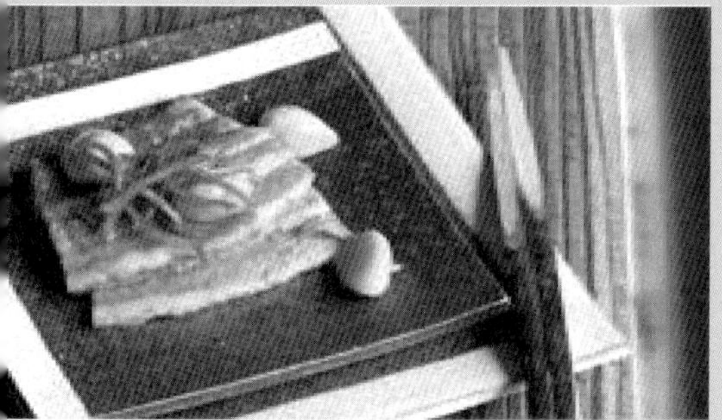

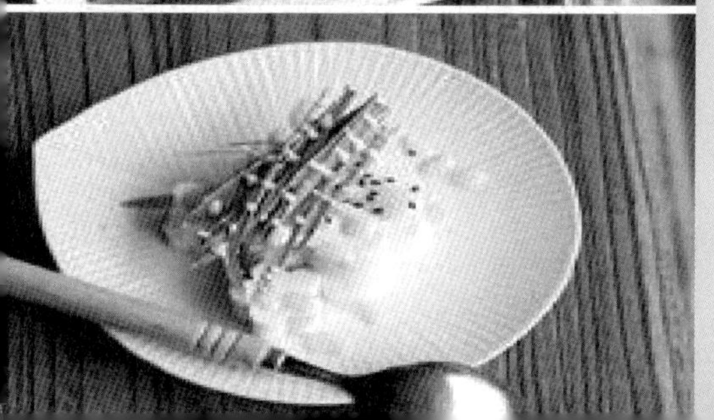

이 밖에도 디톡스 푸드테라피를 생활에서 실천하는 방법은 여러 가지다. 먼저 유기농 식품을 가까이하는 것이 첫 번째 단계. 몸에 쌓인 독을 제거하기에 앞서 독의 체내 유입을 사전에 차단하자는 취지다. 인스턴트·가공식품을 멀리하고, 어패류도 양식보다는 자연산을 택한다. 잘 씹어 먹는 것도 중요하다고 한다. 음식을 먹을 때 30회가량 씹어 먹는 것도 효과적인 디톡스 법이란다. 침이 세균과 바이러스 등을 제거하기 때문이다. 잘 씹으면 침의 분비량이 늘어나 해독 효과가 커진다.

또 신선한 채소즙도 좋다. 대부분의 채소는 알칼리성으로 체내에 쌓인 독을 제거하거나 배설을 촉진하는 것으로 알려졌다. 게다가 채소에 풍부하게 들어있는 식이섬유는 유독물질을 배변과 함께 빠져나가게 한다. 당근즙, 셀러리즙, 비트즙 등이 이렇게 몸을 정화시킬 수 있는 채소즙들. 물론 채소 즙 만드는 재료도 유기농을 고집할 필요가 있다. 이외에도 미역、다시마 같은 해조류와 굴 · 전복 등 해산물도 디톡스 푸드로 곧잘 꼽힌다. 미역 · 다시마에 든 식이섬유의 일종인 알긴산은 중금속, 농약, 환경호르몬, 발암물질 등을 빨아들이고 몸 밖으로 내보낸다. 굴 · 전복에 많이 들어있는 아연은 납을 배출하는 효과가 있다고 한다.

물론 '디톡스'라는 것이 만병통치약도 아니거니와 아프던 몸을 갑자기 좋게 만드는 것은 아니다. 장기 복용을 해도 몸의 반응이 나타날 수도 있지만 안 나타날 수도 있다. 그렇다고 실천하기도 전에 '귀차니즘'이 발생하면 안 된다. 항상 그렇듯이 좋은 것도 많이 먹으면 해롭다. 잘 골라 먹는 것도 중요하지만, 적당히 먹는 것은 더 중요하다. 과유불급(過猶不及). 과다 섭취는 몸을 더 해롭게 한다.

출처: 중앙선데이(2007.04.29. 01:14)

A. 해독의 개념 및 정의

01 | 해독의 개념

해독detox은 인체 내에 축적되어 있는 다양한 독소를 제거하는 개념의 제독 요법을 의미하며, 유해 물질이 과다하게 몸 안으로 들어오는 것을 막고 장, 폐, 신장, 피부 등을 통하여 노폐물의 배출을 촉진하는 것으로 인체 내에 있는 여러 유형의 독소를 제거한다는 것을 의미한다.[1] 또한 디톡스는 섭취한 음식의 칼로리 제한에 의해 다이어트 효과도 있어 건강을 위한 다이어트 방법으로도 많이 활용되어지고 있으며, 서양에서는 드링크만 마시는 레몬 디톡스와 같은 방법이 널리 알려져 있다. 우리나라는 장 청소와 단식이 대표적으로 시행되고 있는 디톡스 방법이다. 물만 마시거나, 한 가지 음식만을 먹는 방법의 디톡스 방법도 있으며, 제철 음식, 유기농산물 섭취를 통해서 미네랄과 비타민을 충분히 섭취해야 하고 육류, 가공식품, 설탕, 소금 등과 같은 것을 멀리 하는 것이 디톡스의 바람직한 원칙이라 하겠다.

해독은 대체의학의 한 분야로 새롭게 대두되었지만, 넓게 보면 현재의 우리들이 살아가고 있는 삶에 대한 총체적 반성이고, 개선 의지이며 삶의 궁극적인 지향점이라고 할 수 있다. 한마디로 해독의 개념은 신체조직에 잠재적 해를 주는 독소의 제거 작용으로 간 대사에 의해 덜 해롭거나 무독 성분으로 변형시켜 땀, 소변, 대변, 호흡 등을 통하여 독소 성분을 배출시키는 작용을 의미한다.

해독은 우리가 살아가는 동안 생활 속의 작은 습관들의 변화로 인체의 자연 치유 능력을 극대화시키고 우리 몸 안에 축적된 노폐물을 제거하는 데 초점을 맞춘 생활 건강법이라고 할 수 있다. 따라서 해독은 삶의 질을 떨어뜨리는 주변 환경이나 식품 등 외적인 독소뿐만 아니라, 스트레스와 같은 내면의 독소까지 동시에 제거하는 개념이 포함된다. 해독은 평소에 건강한 생활 습관을 들여 애초에 질병 등과 같은 문제를 만들이 않는 문제 예방형 삶으로 전환하는 것을 지향한다.

해독과 관련해서 현재 국내에서 건강을 유지하고 관리하는 치료 방법으로 법적, 제도적인 보호를 받고 있는 의학은 현대 의학과 한의학이 있으며, 비제도권 내에 있는 의학은 대체의학, 전통 의학, 민간요법, 민중 의술 등과 같은 자연치유로 구분된다.[2] 오늘날 서양의학의 발전에도 불구하고 자연치유, 또는 대체 의학에 대한 관심이 높아지고 있는 이유는 암, 성인병 등의 생활 습관으로 인한 난치성 질환자가 증가하고 있으며, 발병률의 증가와 함께 완치가 어려운 경우가 많이 발생한다. 그래서 기존의 현대 의학이 아닌 대체 방법으로 각종 현대 의학으로 고칠 수 없는 난치성 질환을 치유하려는 의료적 갈망에 부응하여 대체의학이 새롭게 사람들 사이에서 관심을 많이 갖기 시작하였다.

건강을 위해 음식을 가려먹는 것은 훌륭한 해독 건강법 중 하나이다. 유기농으로 재배하여 가공 및 유통과정의 최소화한 재료와 조리 과정을 가급적 덜 거친 음식이나 소화가 잘되고 오랫동안 몸속에 머물지 않아 독을 형성시키지 않는 음식들을 해독 음식이라고 한다. 또한 각종 가공식품과 패스트푸드, 방부제가 첨가된 흰색 밀가루 음식, 항생제 먹인 육류, 냉동식품, 각종 식품첨가제가 들어간 식재료나 음식, 비료와 농약으로 키우고 제철이 아닌 채소나 과일 등은 건강한 음식이라고 볼 수 없다.

02 | 디톡스 라이프

디톡스 라이프는 우리의 몸속에 있는 다양한 유형의 독소 제거를 통해 인체의 면역력을 제고시켜 인체의 자연치유력의 극대화를 위하여 평소 실천하는 생활 속의 해독 습관들과 환경을 개선하고자 하는 생활방식을 디톡스 라이프라고 한다. 디톡스 라이프를 실천하는 방법은 다음과 같다.[3]

첫째, 운동시 호흡의 중요성을 강조하였으며, 호흡운동의 방법으로는 단전호흡, 기공, 요가가 효과적이라고 주장하였다. 이 운동들은 깊은 호흡을 통하여 체내에 산소공급과 평소 쓰지 않는 근육을 당기거나 늘이면서 체내에 쌓인 노폐물을 효과적으로 배출하는데 효과적인 운동이다.

둘째, 명상의 생활화를 강조하였다. 현대인들은 환경오염 등 외부적 요인뿐만 아니라, 내면적으로도 각종 스트레스 환경에 둘러싸여 살아가고 있다. 우리 몸은 스트레스에 매우 민감하다. 스트레스를 받으면 마음과 상하는 것이 아니라, 몸과 마음이 연결되어 있으므로 주요 장기와 기관들의 긴장으로 기능이 저하된다. 스트레스를 불러일으키는 짜증이다 분노 같은 부정적 감정을 다스리는 데는 명상이 효과적이다. 호흡이 명상, 기공 등 수련을 통하려 심신을 가라앉히고 스트레스를 해소한다면 신체 기능들은 저절로 되살아나게 된다.

셋째, 몸을 해독할 수 있는 해독 음식의 섭취이다. 신선한 채소와 좋은 물을 즐겨 먹고 마시는 습관은 체내에 쌓인 독소를 제거하는데 많은 도움이 되며, 녹황색 채소는 효소와 엽록소, 비타민 및 각종 미네랄이 풍부하여 해독과 독소 배출에 효과적이다. 음식을 먹을 때는 좋은 음식이라도 오랫동안 씹어 먹어야 한다. 음식을 오래 씹는 것만으로도 몸의 해독작용을 돕는 효과가 나오기 때문이다. 어떤 음식이라도 소식하는 것 역시 디톡스 라이프의 중요한 습관이 된다.

넷째, 몸속에 있는 노폐물을 잘 버리는 배설 습관이다. 아무리 몸에 좋은 건강식품을 섭취하더라도 몸속에 쌓인 독소가 제대로 배출되지 못한다면 아무런 소용이 없다, 해독의 기본적인 것은 몸의 해독 능력이 정상화되는 것부터 시작된다. 물을 자주 섭취하면 소변의 양이 늘어나 몸속의 노폐물을 밖으로 내보내기가 쉬워지며, 대변을 잘 보는 것도 중요하다, 대변을 잘 봐야 소화기관과 장의 독소가 밖으로 배출될 수 있기 때문이다.

다섯째, 평소 생활에서 자연과의 접촉이다. 몸 안에 산소가 부족하여 피로물질이 축적되고 깊은 숙면을 취하기가 어려워진다. 숲속은 산소, 피톤치드, 음이온 등 심신을 안정시키고 독소를 제거하는 해독 효과가 높은 물질들이 피부의 땀구멍과 털구멍으로 들어온다. 노출된 피부를 통해 몸속에 쌓인 독소 및 노폐물이 빠져나가며, 피부를 자극하여 혈액순환도 좋아진다.

여섯째, 각종 인터넷 매체를 통해서 유입되는 정보를 차단하고, 각종 SNS로부터 범람하는 생활정보도 뇌를 지나치게 자극할 수 있어 스트레스를 만드는 원인이 될 수 있다.

일곱째, 아로마 오일을 이용한 반신욕이다. 체온을 높이고 혈액순환을 촉진한다는 측면에서 반신욕도 훌륭한 해독 방법이다. 체온이 상승하면 근육이 이완되어 땀을 통하여 콜레스테롤이나 독소, 지방이 배출되므로 확실히 해독 효과가 있다고 할 수 있다.

B. 독소의 이해

01 | 독소의 의미

고대 그리스에서는 약이라는 단어와 독이라는 단어가 같은 의미로 쓰였다고 한다. 파르마콘Pharmakon은 독이면서 해독제이고, 병인 동시에 치료제라는 의미가 포함된 단어로서 현대철학에서 파르마콘은 해로우면서도 동시에 유익한 것이라는 이중적 의미로 공유되고 있다. 약국을 드럭스토어Drug-store라고도 하지만 파머시Pharmacy라고도 하는 게 바로 파르마콘에서 파생되었기 때문이다.[4]

독소는 정상적인 생리 기능을 방해하고 신체 기능에 부정적인 영향을 주는 물질의 총칭이며, 독소가 중요한 세포의 기능을 방해하고 차단하느냐에 따라 건강이 결정된다. 독소의 시너지 작용은 한 가지 독성이 기관이나 조직에 미치는 영향이 다른 독소와 결합하게 될 때 두 가지가 단순히 합쳐진 것보다 세포에 훨씬 더 큰 피해를 준다.

예를 들어 에스트로젠의 작용과 유사한 화합물이 플라스틱에서 나오는 비스페놀A인데 이 화합물은 열을 가하면 식품, 물속으로 녹아들어 인체로 유입된 뒤 에스트로젠 수용체와 결합하는 능력을 가지고 있다. 이때 농약에 있는 에스트로젠 유사화합물이 함께 체내에 유입되면 세포를 공격하는 효과는 엄청나게 상승된다. 또한, 중금속 중 수은과 납이 함께 유입되면 인체는 훨씬 더 큰 손상을 입는다.[5]

식품첨가물이 함유된 플라스틱 안에 들어있는 간편 음식을 전자레인지에 뜨겁게 데웠을 때를 생각해 보자. 또한, 온갖 식품첨가물이 들어있는 컵라면에 뜨거운 물을 넣고 알루미늄 포장 껍질 위에 라면을 올려 먹고 있는 현대인들의 모습을 상상해 보자. 간단하게 한 끼를 때우려고 한 이 음식을 섭취했을 때 우리 몸에 들어간 독소의 총량과 그 독소의 시너지 효과는 우리가 가히 상상할 수 없을 정도란 뜻이다.

하비 다이아몬드 박사는 질병이란 독소를 제거하기 위하여 우리 몸이 발버둥 치는 현상이라고 하였다. 그러므로 독소를 제거하면 비만과 질병이 저절로 사라지게 되어 날씬한 몸과 건강을 유지할 수 있다고 강조하였다. 눈으로 볼 수 없는 독소의 존재는 우리의 행복을 가로막는 최대 난관 중 하나임이 분명하다. 보이지 않는 독소와의 전쟁은 현대인들에게는 불가피한 사실이다.

오염된 환경과 현대인이 선택한 음식은 결국 현대인의 건강의 폐해로 직결됨을 알았다. 그렇다면 이제 어떤 선택을 해야 한단 말인가? 개인이나 집단적으로 내린 선택이 현재의 지구 상태를 만든 주범이라면, 파멸로 가고 있는 지구의 시계 바늘을 되돌릴 수 있는 것도 우리의 선택에 달렸음을 인식해야 할 것이다. 그러므로 자연과 환경을 살리는 성경적인 건강한 먹거리, 총체적인 치유의 관점에서 본 바른 먹거리 계몽 운동으로 푸드테라피의 효과를 추구해 본다.

02 | 독소의 종류

체내에서 발생 되는 독소들은 에너지 대사 과정 중에 필연적으로 생기게 된다. 예를 들어, 세포 내 미토콘드리아에서 일어나는 에너지 대사 과정에, 혈액 내 영양분과 호흡을 통해 유입된 산소가 결합해서 산화되면서 에너지를 만들어 낸다. 이 과정에 활성산소와 노폐물이 생기게 되는데 일정량의 독소는 우리 몸의 자가 치유 기능(면역 기능과 해독 기능, 수리 및 재생 기능)이 처리하게 되어있지만, 스트레스나 과식으로 인한 과도한 활성산소와 노폐물들로 인해 자가 치유 기능이 약화 되면서 몸에 여러

<표 6-1> 푸드테라피와 비슷한 용어들

구분	독소의 종류
인체에서 발생하는 독소	- 정상적인 세포 활동에서 배출되는 노폐물[6] - 활성산소[7] - 호르몬 - 장내 유해균에 의한 독소
외부 유입독소 - 병원균에 의한 독소와 인공 화학 독소 (Xenobiotics)	- 상피세포를 통해 유입되는 독소 - 점막 세포를 통해 유입되는 독소 - 약물에 의한 독소[8] - 생활하는 공간으로부터의 유입되는 독소 - 식품첨가제, 가공식품을 통해 들어오는 독소[9] - 환경호르몬[10]

출처: 황금주, 오감과 NLP를 매개로한 푸드테라피 효과검증 모델 연구:총체적 치유 관점에서, 박사학위논문, 2023, p.33.

가지 문제를 일으키게 된다.

인공적으로 합성된 화학물질은 환경오염 물질 중 자연생태계에 가장 치명적인 피해를 주는 물질이다. 20세기 이전에는 인체에 합성화학물질들이 노출되지 않았지만, 현재에는 누구나 몸속에 측정 가능한 정도의 합성화학물질들을 수백 가지씩 가지고 있다. 우리 주변에서 흔히 사용하고 있는 물질 중, 농약, 살충제, 샴푸, 세제, 헤어스프레이, 미세먼지, 담배, 중금속들과 기타 약물들이 이에 해당한다.

이 외에도 음식에 첨가된 수많은 식품첨가물이 또한 체내에 유입되어 처리되지 못하고 독소로 작용하면서 염증을 일으키며 정상적인 세포에 위협적인 존재로 작용한다. 이렇게 현대인들은 다양한 독소에 노출된 정도에 따라서, 독소는 정상적인 세포분열을 방해하고 세포 손상, 세포변형, 효소 기능 억제, 피부질환, 암을 일으키며 기관지와 폐에도 악영향을 미친다.

식품첨가물에 대한 정의는, 식품위생법 제2조 2항에서 다음과 같이 말하고 있다. "식품을 제조, 가공 또는 보존하는 과정에서 식품에 넣거나 섞는 물질 또는 식품을 적시는 등에 사용되는 물질을 말한다. 이 경우 기구(器具), 용기, 포장을 살균, 소독하는 데에 사용되어 간접적으로 식품으로 옮아갈 수 있는 물질을 포함한다."

식품첨가물에 대한 논란은 끊임없이 발생하고 있고, 소비자 단체에서는 식품첨가물이 유해에 대해 끊임없이 이의를 제기하며 개선을 요구한다. 정부 기관에서는 안정성에 대한 과학적인 근거를 제시하며 국민들을 안심시키느라 여념이 없으며, 이러한 상황 속에서 일반 소비자인 국민들은 늘 식품첨가물과 가공된 먹거리에 대해 불안해하면서도 가공식품의 편리성과 자극적인 맛에서 헤어 나오지 못하고 있다.

C. 해독의 필요성과 원리, 해독 식이요법

01 | 해독의 필요성

해독(解毒)이란 독소를 무해(無害)한 형태로 풀어주어 몸 안에서 독소로 작용하지 못하게 하면서, 체외로 방출하는 제독(除毒)의 의미를 포함한다. 인체가 스스로 병원체(세균, 바이러스, 진균, 기생충 등)와 싸우면서 세포의 환경을 좋게 만들어 주는 아주 중요한 과정이라고 할 수 있다. 현대인의 다양한 먹거리의 변화와 오염된 공기, 스트레스, 잦은 약물복용, 과도한 스트레스로 인해 우리 몸속으로 들어오는 독소의 종류는 점차 다양해지고 그 유입양도 늘어나게 되었지만, 이 모든 것들을 처리하는 우리 몸의 해독기관과 제독기관들은 그대로 이기 때문에 해독, 제독기관들이 그 기능을 다 할 수 있도록 환경을 만들어 주는 과정이 바로 해독이라고 할 수 있다.[11]

즉, 해독을 통하여 세포의 환경을 좋게 함으로 자가치유기능(self healing mechanism: 해독, 면역, 수리 및 재생) 복구되어 스스로 치유가 능하도록 만드는 것이다. 살아온 삶의 시간 만큼 수십 년간 체내에 들어온 유해물질, 인체 내 발생 독소(대사 과정 중에 필연적으로 인체 내에서 발생하는 암모니아, 요산, 젖산, 활성산소 등이 제대로 처리되지 않으면 독소로 축적된다), 외부 유입 독소(병원균에 의한 독소, 인공 화학 독소)들을 무해(無害)하게 하거나 배설이 용이한 물질로 변환시키는 대사 반응이다.

해독의 과정으로는, 유해(有害)한 것을 수용화해서 신장에 걸러서 방광을 통해 소변으로 보내고 지용성 독소는 간에서 해독과정을 통해 담즙과 함께 장으로 대변으로 내보내는 것이다. 또한, 일부는 피부를 통해 땀으로 배출된다.

인체는 산성화로 독소가 축적되는 데, 주로 인체가 음식을 섭취하고 연소하는 과정에서 발생한 산에 의해서 생기며, 인체에서 발생 되는 산은 약 30여 가지이다. 신체에 축적된 산이 인체의 배출기관인 폐, 신장 등을 통하여 인체 밖으로 배출되지 못하고 체내에 축적되면, 몸은 축적된 산을 인체 밖으로 내보내기 위하여 코, 목, 기관지 등에 점막염증 현상을 일으킨다.[12]

인체의 해독과 장 기능은 연관성이 있다. 사람이 섭취하는 음식의 찌꺼기는 24시간 안에 배설되어야 하지만 변비나 기타, 다른 질병으로 인해 대장의 활동이 약해져서 노폐물이 대장 내에 오래 머물게 되면 부패하고 가스가 발생한다. 부패 과정에서 발생 된 독은 수분과 함께 혈액으로 유입되어 인체의 혈액이 탁해지고, 그 결과로 해독 역할인 간에 부담이 간다. 그로 인해 몸은 쉽게 피곤하게 되고 질병에 쉽게 노출된다. 이 같은 상태가 지속될 시 피가 중독되는 자가 중독증Auto Intoxication에 걸릴 수 있다.[13]

02 | 해독의 원리

효과적인 해독을 위해서는 온전한 48시간 금식을 하는 것이 좋다. 금식을 통해 외부로 들어오는 칼로리를 차단하면 우리 몸은 본능적으로 이에 비상사태로 반응을 한다. 부족한 영양분을 스스로 조달하기 위해 그동안 아사 상태를 대비해 미리 간과 근육(글리코겐), 지방세포(중성지방)에 저장해 놓은 영양분을 풀어쓰기 시작한다. 그동안 간과 근육, 지방세포에 저장해 놓은 영양분을 빼내 쓰기 위해 혈액이 온몸을 활발히 돌기 시작하고 영양뿐 아니라 체내에 쌓여있던 독소까지도 끌어내 해독기관을 통해 무해(無害)한 형태로 중화시키고 또 체외로 배출하게 만든다. 이때 가장 많이 화학반응을 일으키는 곳이 간이다.[14]

간은 몸속에 남아있던 당분을 포도당으로 전환 시켜 몸의 에너지 즉 원료로 사용한다. 금식 후 이틀 정도 지나면 간에 저장된 포도당이 고갈되고 그다음 근육에서 빨리 에너지로 전환 시킬 수 있는 간단한 구조의 아미노산들을 풀어서 쓴다. 그다음은 지방세포에 저장된 지방을 에너지원으로 쓰는데, 이때 지방이 연소 되면서 그 속에 저장되어 있던 지용성 독소가 함께 혈액으로 흘러나와 해독과정을 거치게 된다. 금식으로 음식물을 차단하기에, 음식물에 의한 알레르기(특정 단백질에 대한 과잉반응) 발생도 차단되어 면역계도 더욱 활발하게 작동하게 된다.

금식으로 음식물 유입이 차단되기에 소화기계통의 에너지 소모는 최소화되고, 이로 인해 여러 유전자들의 발현은 최대를 이루어 자연치유력이 향상된다. 즉 금식을 통해 몸을 이루는 세포와 조직, 기관 전체에 좋은 영향을 미친다. 금식 시 반드시 지켜야 할 것은, 금식 시 혈액으로 빠져나온 독소들의 처리로 인해 간은 평소보다 많은 에너지를 필요로 한다. 즉 칼로리는 제한하되 해독과정 중에 반드시 필요한 영양물질을 섭취해야 한다. 간에서 독소 처리 시 활성산소도 발생하기에 필수지방산, 비타민, 미네랄, 항산화 물질 등이 유입되어야 한다.

48시간 금식 후에는 몸에 독소로 작용하는 음식을 계속 차단하며, 해독과정에 필요한 영양의 균형을 이루면서 혈액 내에 흘러나온 독소들이 제대로 해독과 제독의 과정을 거쳐 몸 밖으로 배출하게 만드는 대표적인 해독 기관인 간과 신장이 그 역할을 하도록 해야 한다.

금식을 거치고 보식의 과정을 거친 해독의 효과는 다음과 같다.[15]

첫째, 체내에 쌓여있던 독소가 중화되고 제거되면서 혈액순환이 잘되면서 혈액이 맑아지게 되고 피부가 좋아지며 몸의 염증이 완화된다. 둘째, 지방의 대사를 활발하게 함으로 불필요한 지방을 줄인다. 셋째, 위장이 수축하여 위하수나 위확장이 완화되고 위와 장벽의 손상들이 회복된다. 넷째, 면역기능이 증진된다. 다섯째, 자율신경이 안정되면서 뇌 기능이 향상되어 집중력과 기억력, 판단력이 좋아지고, 호르몬 기능이 활성화된다. 여섯째, 여성의 경우, 생리통과 생리불순이 많이 완화된다.

이러한 과정들을 통해 알 수 있듯이, 해독기관들은 여러 통로로 유입된 수없이 많은 독소를 끊임없이 처리하고 있다. 그러므로 중요한 해독기관인 간, 신장, 장의 문제를 가지고 있는 현대인들에게는 독소는 더욱 치명적일 수밖에 없을 것이다.

03 | 독소 체크 리스트(자가 검진표)

Peter Bennett et al.(2001)는 자가 검진표에 기반한 독소 체크 리스트를 개발하였는데,[16] 이들은 독소 체크 리스트를 크게 3개 파트로 구분하여 전체 47개 독소 문항에 대해서 자가 체크를 하도록 설계하였다. 첫 번째 파트는 "석유 화학약품에 얼마나 주주 노출되는 편입니까?"라는 문항부터 "섬유근육통(마치 담들은 것 같은 현상)의 증상을 경험한 적이 있습니까?"라는 문항까지 전체 14개 독소 항목에 대해서 거의 없다(0점)부터 날마다(10점)까지 각각 점수별로 자가 체크를 하도록 설계되었다. 두 번째 파트는 "관절염으로 얼마나 자주 고생하고 계십니까?"라는 문항부터 "자가면역 질환(Autoimmune Disease)을 앓은 적이 있습니까?"라는 문항까지 전체 16개 독소 항목에 대해서 거의 없다(0점)부터 날마다(5점)까지 각각 점수별로 자가 체크를 하도록 설계되었다. 세 번째 파트는 "암을 경험한 적이 있습니까?"라는 문항부터 "스트레스를 심하게 받는 경우가 얼마나 자주 발생합니까?"라는 문항까지 전체 17개 독소 항목에 대해서 거의 없다(0점)부터 날마다(5점)까지 각각 점수별로 자가 체크를 하도록 설계되었다. 독소 체크 리스트에 포함된 전체 47개 독소 항목에 대해서 각 문항별로 점수를 체크한 것을 합해서 총점수에 따른 평가를 31점 이하, 31~65점, 66~100점, 101점 이상 등 4개 구간으로 평가하였다. 31점 이하는 진행 중인 중독 현상이 전혀 없는 것으로 판정되며, 이런 상태를 계속 유지하기 위해 일 년에 한 번 해독을 위한 식이요법이 필요한 것으로 평가하였다. 31~65점은 비교적 건강한 편이나 중독 현상이 시작될 수 있는 몇 가지의 증상을 보이고 있는 사람으로서 반년에 한 번 해독을 위한 식이요법이 필요하다고 평가하였다. 66~100점은 인체의 중독 현상이 이미 진행되고 있는 사람으로서 적어도 4개월에 한 번 해독을 위한 식이요법이 필요하다고 평가하였다. 101점 이상은 중독 현상이 높은 것으로 평가되며, 이러한 생활환경과 증상을 경험하는 사람은 3개월에 한 번 해독을 위한 식이요법이 필요하다고 각각 평가하였다.

<표 6-2> 독소 체크 리스트 <자가 검진표>

No.	독소 항목	자가체크			계
1	석유 화학약품에 얼마나 자주 노출되는 편입니까? [석유화학약품의 예: 페인트 작업, 헤어스프레이, 파리 · 모기 살충제 등]	거의없다 (0점)	주1~2회 (5점)	날마다 (10점)	
2	농약이나 제초제에 얼마나 자주 노출되는 편입니까? (농사나 원예 등을 통해)	거의없다 (0점)	주1~2회 (5점)	날마다 (10점)	
3	오염된 공기를 얼마나 자주 접하게 됩니까?	거의없다 (0점)	주1~2회 (2점)	날마다 (4점)	
4	번화한 도심에서 얼마나 시간을 보내십니까?	거의없다 (0점)	1주일에 3일 이하 (1점)	1주일에4일 이상 (2점)	
5	조제한 약이나 처방전 없이 살 수 있는 두통약, 내복약, 기타 물약, 한약 등을 얼마나 자주 복용하십니까?	거의없다 (0점)	1달에 1회 이상 (2점)	1주일에 1회 이상 (4점)	
6	배가 고프지 않아서 끼니를 거르는 적이 얼마나 자주 있습니까?	거의없다 (0점)	1달에 1회 이상 (1점)	1주일에 1회 이상 (2점)	
7	친환경으로 재배한 식품을 어느 정도 드십니까?	거의없다 (5점)	50% 정도 (3점)	75% 이상 (1점)	
8	통조림이나 냉동식품을 얼마나 자주 드십니까?	거의없다 (0점)	1달에 5회 이상 (1점)	1주일에 3회 이상 (2점)	
9	술은 얼마나 자주 마십니까?	거의없다 (0점)	주1~2회 (1점)	날마다 (2점)	
10	담배를 피우십니까?	아니요 (0점)	예(2점)		
11	운동을 얼마나 자주 하십니까?	1주일에 3회 이상 (1점)	1주일에 1~2회 (2점)	거의 못한다 (3점)	
12	아말감으로 충치 치료를 하셨습니까? (금으로 봉한 것은 상관없음)	아니오 (0점)	예 (4점)		
13	치아의 신경치료를 받은 적이 있습니까?	아니오 (0점)	예 (3점)		
14	섬유근육통(마치 담들은 것 같은 현상)의 증상을 경험한 적이 있습니까?	아니오 (0점)	예 (5점)		
15	관절염으로 얼마나 자주 고생하고 계십니까?	거의 없다 (0점)	주1~2회 (2점)	날마다 (4점)	

<표 6-2> 독소 체크 리스트 <자가 검진표> 계속

No.	독소 항목	자가체크			계
16	장염을 앓았던 적이 있습니까?	아니오 (0점)	예 (2점)		
17	소화불량을 얼마나 자주 경험하십니까?	거의 없다 (0점)	1달에 1회 정도 (1점)	1주일에 1회 정도 (2점)	
18	트림이나 배에 가스가 차는 거북한 경험을 자주 하십니까?	거의 없다 (0점)	주1~2회 (1점)	날마다 (2점)	
19	설사를 얼마나 자주 경험하십니까?	거의 없다 (0점)	주1~2회 (2점)	날마다 (5점)	
20	빈혈 증상을 경험한 적이 있습니까?	아니오 (0점)	예 (3점)		
21	간염이나 간질환을 앓은 적이 있습니까?	아니오 (0점)	예 (10점)		
22	담낭질환(Gall bladder disease)을 앓은 적이 있습니까? [담석에 의해 발병, 오른쪽 상복부에서 통증이 발생, 발열, 오한, 구토증상]	아니오 (0점)	예 (2점)		
23	눈이 건조해지고 피곤해지는 경우가 얼마나 자주 생깁니까?	거의 없다 (0점)	주1~2회 (1점)	날마다 (2점)	
24	눈밑이 처지는 경험을 얼마나 자주 하십니까?	거의 없다 (0점)	주1~2회 (1점)	날마다 (2점)	
25	눈언저리에 다크써클(Dark Circles)이 얼마나 자주 생깁니까?	거의 없다 (0점)	주1~2회 (1점)	날마다 (2점)	
26	두통을 얼마나 자주 경험하십니까?	거의 없다 (0점)	주1~2회 (1점)	날마다 (2점)	
27	화학물질의 중독으로 고생한 적이 있습니까?	아니오 (0점)	예 (5점)		
28	염증이 자주 생기는 편입니까?	아니오 (0점)	예 (5점)		
29	만성 피곤증을 경험하고 있습니까?	아니오 (0점)	예 (7점)		
30	자가면역질환(Autoimmune Disease)을 앓은 적이 있습니까? [자가면역질환의 예: 류마티스성 관절염, 베체트, 크론씨병, 아토피 등]	아니오 (0점)	예 (10점)		
31	암을 경험한 적이 있습니까?	아니오 (0점)	예 (10점)		
32	알레르기가 있습니까?	아니오 (0점)	예 (3점)		
33	축농증을 얼마나 자주 경험하고 있습니까?	거의 없다 (0점)	주1~2회 (2점)	날마다 (4점)	
34	혀가 부어 오른 적이 자주 있습니까?	거의 없다 (0점)	주1~2회 (1점)	날마다 (2점)	

<표 6-2> 독소 체크 리스트 <자가 검진표> 계속

No.	독소 항목	자가체크			계
35	무관심증(Apathetic)을 얼마나 자주 경험하십니까? [무관심증: 정신적, 감정의 양적 둔화로 무감동, 무욕, 냉담한 상태]	거의없다 (0점)	주주1~2회 (1점)	날마다 (2점)	
36	자신의 에너지 레벨은 어디에 있다고 생각하십니까? (모든 일에 적극적이고 열정적인 성향)	높다 (0점)	보통이다 (2점)	낮다 (5점)	
37	정신적으로 정확히 판단을 내리는 정도는 어떠하십니까?	높다 (0점)	보통이다 (2점)	낮다 (5점)	
38	정신집중이 떨어지는 경험을 얼마나 자주 경험하십니까?	거의 없다 (0점)	주1~2회 (2점)	날마다 (5점)	
39	기억력 감퇴를 경험하고 있습니까?	아니오 (0점)	예(5점)		
40	몸이 나른하고 졸린 증세가 얼마나 자주 발생합니까?	거의 없다 (0점)	주1~2회 (1점)	날마다 (2점)	
41	화가 나거나 짜증이 얼마나 자주 발생됩니까?	거의 없다 (0점)	주1~2회 (1점)	날마다 (2점)	
42	감정변화가 얼마나 자주 발생됩니까? (마치 사춘기 청소년 같은 감정의 기복이 심한 경우)	거의 없다 (0점)	주1~2회 (2점)	날마다 (5점)	
43	우울증세가 얼마나 자주 발생됩니까?	거의 없다 (0점)	주1~2회 (2점)	날마다 (5점)	
44	불면증을 얼마나 자주 경험하십니까?	거의 없다 (0점)	주1~2회 (1점)	날마다 (2점)	
45	아침에 일어날 때 기운이 없는 경우를 얼마나 자주 경험하십니까?	거의 없다 (0점)	주1~2회 (2점)	날마다 (5점)	
46	피곤이 잘 풀리지 않는 경우가 얼마나 자주 있습니까?	거의 없다 (0점)	주1~2회 (1점)	날마다 (2점)	
47	스트레스를 심하게 받는 경우가 얼마나 자주 발생합니까?	거의 없다 (0점)	주1~2회 (3점)	날마다 (5점)	

■ 총점수 : (　　　)점.(　　)안의 점수를 합하여 계산한다.

■ 총점수에 따른 평가(아래)

101점 이상	중독 현상이 높은 것으로 평가되며, 이러한 생활환경과 증상을 경험하는 사람은 3개월에 한 번 해독을 위한 식이요법이 필요합니다.
66 ~ 100점	인체의 중독 현상이 이미 진행되고 있는 사람으로서 적어도 4개월에 한 번 해독을 위한 식이요법이 필요합니다.
31 ~ 65점	비교적 건강한 편이나 중독 현상이 시작될 수 있는 몇 가지의 증상을 보이고 있는 사람으로서 반년에 한 번 해독을 위한 식이요법이 필요합니다.
31점 이하	진행 중인 중독 현상이 전혀 없는 것으로 판정되며, 이런 상태를 계속 유지하기 위해 일 년에 한 번 해독을 위한 식이요법이 필요합니다.

출처: Peter Bennett, N.D., Stephen Barrie, N.D., '7-Day Detox Miracle', 2001, p275.

04 | 해독 식이요법 (1주 Eco Tox 해독 프로그램)

자연 의학 의사인 피터베넷, 스테판베리 박사(Peter Bennet, N.D, Stephen Barrie, N.D)의 저서 "7일간 해독의 기적"[17]에서 해독을 위한 식이요법을 근거로 한 '1주 Eco Tox 해독 프로그램'이다.

2일간 액체 단식과 5일의 해독을 위한 보식 기간을 갖는다.

1) **2일 액체 단식 전 준비** – 해독 전날 저녁은 7시 이전에 가벼운 식사로 한다. 해독 기간에는 반드시 음주와 흡연은 삼가한다.

2) **2일 액체 단식 시 식이요법** – 처음 2일 동안은 레몬수와 보충제 위주로 섭취한다. 가능하면 쉬는 날에 해독을 시작하는 것이 좋다. 2일 동안 식사를 하지 않더라도 몸에는 이상이 없다. 레몬 물, 허브차, 양파 껍질 달인 물을 하루 2리터 정도 마신다. 액체 단식 기간에는 간의 여과 기능이 과도하게 일을 하게 된다. 독소 처리 시 발생하는 활성산소로부터 세포를 보호하기 위해서는 항산화제 및 이에 필요한 보조 식품을 섭취해서 과도한 간 해독 작용에서 오는 부작용을 예방하도록 한다. 이틀의 액체 단식을 통해 혈액은 맑아지고 소화기계통의 상피 점막 손상 세포의 회복을 경험할 수 있다.

3) **2일 액체 단식 시 주의 사항** – 이틀 단식으로 체내 독소들이 혈액으로 흘러나와 혈액 내 독소가 가장 많을 때라 스트레스 상황에 대처 능력이 떨어질 수 있다. 짜증 나거나 흥분하는 일이 없도록 주의해야 한다. 칼로리 차단으로 인해 뇌로 포도당 공급이 안돼 두통이 생길 수 있다. 체중 감량을 하면 안 되는 경우나 쇠약한 사람은 액체 단식 시 프로틴 파우더를 하루 2~3회 추가 섭취하거나, 액체 단식을 생략하고 보식 식이요법으로 일주일을 진행하도록 한다.

4) **5일 보식 식이요법** – 이틀 단식 이후에도 5일 동안에도 정수 물 대신 레몬수를 마시는 게 좋다. 액체 단식 시 혈관으로 빠져나온 독소들을 체외로 방출시키기

위한 독소 배출을 원활하게 하는 식사법이다. 동물성 음식은 제한하고 채소와 과일, 곡류를 섭취한다.

5) 해독 시 주의 사항(금기 음식) – 독소로 작용하는 음식들을 차단하고, 몸의 에너지가 독소 처리에 집중할 수 있도록 무리한 활동은 자제하고 쉬도록 한다. 동물성 음식과 유제품, 견과류, 지방이 많은 음식, 정제당, 젓갈류, 김치류, 섭취는 제한하고, 가벼운 반신욕을 통해 독소 배출을 원활하게 한다. 해독에 도움이 되는 식사법은 Chapter 3. 푸드테라피 질환별 프로그램(B. 해독을 위한 푸드테라피)을 참고한다.

Chapter 06 Case

"행동 활성화 푸드테라피가 음식 섭취와 식단 환경에 미치는 영향: MooDFOOD의 예방 지침"

Grasso et al.(2020)의 연구에 따르면, 본 연구는 MooD FOOD의 결과 예방 시험을 중심으로 푸드테리피가 디톡스, 음식 섭취, 다이어트에 미치는 영향을 분석하였다. 본 연구에서 푸드테라피는 푸드 관련 행태적 활동 테라피에 기초해서 측정하였으며, 푸드테라피의 효과는 음식 섭취와 다이어트로 측정하였다. 본 연구의 목적은 식품 관련 행동 활성화 요법(F-BA)이 음식 섭취와 다이어트에 효과적으로 작용하였는지를 실증적으로 분석한 연구이다. 지중해식 식단 지침은 과체중 성인의 음식 섭취와 식단의 환경적 영향을 고려하였다. 조사 대상 기간은 총 12개월이 소요되었는데, 연구 범위에서 음식 섭취 데이터에 대한 기준선을 제시하고, 음식 빈도 설문지를 통해 총 744명의 데이터를 수집하였다. 본 연구의 실증분석을 위해서 실험 집단은 F-BA 중재를 받은 집단으로 분류하였고, 통제 집단은 F-BA 중재를 받지 않은 집단으로 구분해서 비교분석을 하였다. 연구 결과를 보면, 실험 집단이 통제 집단에 비해서 건강한 지중해식 식단을 통해서 푸드테라피를 하고 있으며, 푸드테라피를 한 실험 집단이 음식 섭취를 체계적으로 하고 있으며, 다이어트에 효과적인 것으로 나타났다. 분석 결과를 보면, F-BA 그룹은 야채(19.7g/일, 95% CI 7.8-31.6), 과일(23.0g/일, 9.4-36.6), 두류/콩류(4.0g/일, 1.6-6.5) 및 통곡물(12.7g/일, 8.0-17.5) 및 섭취 감소 등과 같은 푸드테

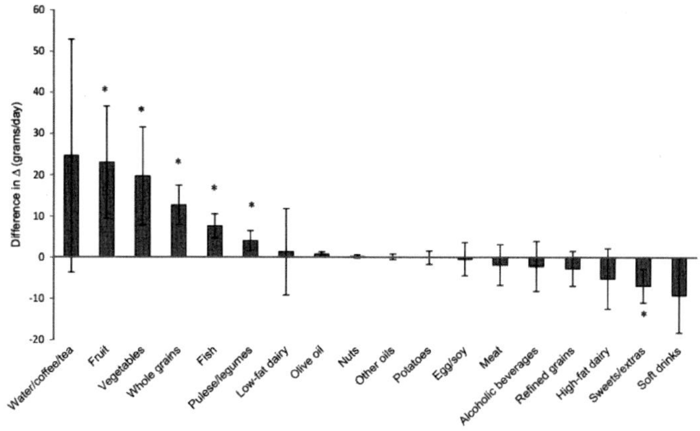

Fig. 1 Effect of the food-related behavioral activation therapy (F-BA) intervention on intake of 18 food groups in overweight adults with subsyndromal symptoms for depression during the 12-month MooD-FOOD depression prevention trial ($N=744$). The bars represent the difference in change in intake from baseline to 12 months between participants who received F-BA intervention (F-BA group) and participants who did not receive F-BA intervention (control group) when controlling for baseline value of outcome, age, sex and site. The lines represent 95% confidence intervals. *Significant at Holm–Bonferroni-corrected *P* value

라피가 효과적으로 작용하였다는 점을 제시하였다. 본 연구는 푸드테라피가 음식섭취와 다이어트에 미치는 영향을 분석하여 의미 있는 연구결과를 도출하였으나, 건강한 지중해식 식단으로의 전환이 반드시 실생활에서 환경 정신적 영향을 줄이는 식단으로 이어지는 것은 아니라는 점이 연구의 한계점으로 제시하였다.

건강과 건강 모두에 유리한 식습관 변화를 일으키기 위해 환경을 고려하면 다이어트 테라피는 특히 환경 지속가능성을 통합하는 데 초점을 맞춰야 한다. 특히 축소 및 교체에 중점을 두고 있으며, 육류 섭취, 건강한 식단 내에서 식품 선택 환경에 미치는 영향이 적고 총량을 줄이는 칼로리 섭취. 또한 문화적, 사회적, 개인적 음식섭취에 있어서 고기를 먹는 것에 대한 가치가 통합되어야 한다. 미래 연구에서는 식이 지침을 받은 개인의 식습관 변화가 환경에 미치는 영향을 평가해야 하며, 특히 다이어트와 건강증진을 위해 환경에 미치는 영향을 줄이기 위한 방향으로 설계되어야 한다.

지금까지 푸드테라피 연구 분야에서 지중해식 식단의 유익성에 대해서만 강조하였는데, 푸드테라피의 효과를 높이기 위해서 지중해식 식단에 대한 체계적인 연구들이 수행될 필요가 있다는 점을 제시하였다. 또한 MooD FOOD의 결과 예방 시험을 중심으로 푸드테리피가 디톡스, 음식섭취, 다이어트에 미치는 영향을 분석하였다는 점에서 의미 있는 연구이다.

출처: Grasso, A. C., Olthof, M. R., van Dooren, C., Roca, M., Gili, M., Visser, M., Cabout, M., Bot, M., Penninx, B. W. J. H., van Grootheest, G., Kohls, E., Hegeral, U., Ownens, M., Watkins, Ed., Brouwer, I. A.(2020), Effect of food-related behavioral activation therapy on food intake and the environmental impact of the diet: results from the MooD FOOD prevention trial, *European Journal fo Nutrition*, 59, 2579-2591.

참고문헌

01. 박재연, 독소배출요법(Detoxification Therapy)에 관한 연구, 대한피부미용학회지, 제3권 제2호, 2005, pp.59-69.

02. 한국보건산업진흥원, 국내 의료 환경에서 통합의료 도입과 과제, 보건산업동향, 제44권, 2015.

03. 헬스조선, 말 많고 탈 많은 유행 디톡스 점검 진짜 디톡스는 이것이다, 2017.5.4. 기사.

04. 김세현, 5%는 의사가 고치고 95%는 내 몸이 고친다, p.60.

05. 한국건강문화교육협회, 푸드컨설턴트 3급 과정 검정교육교재, p.146.

06. 하비 다이아몬드/이문희·강신원 역, 자연치유 불변의 법칙, p.58.

07. 이계호, 태초 먹거리, p.273.

08. 김세현, 5%는 의사가 고치고 95%는 내 몸이 고친다, p.60.

09. 하비 다이아몬드/이문희·강신원 역, 자연치유 불변의 법칙, p.58.

10. 이계호, 태초 먹거리, p.78.

11. 황금주, 오감과 NLP를 매개로한 푸드테라피 효과 검증 모델 연구: 총체적 치유 관점에서, 건양대학교 대학원 박사학위논문.

12. 이남한, 눈 정보 이야기, 홍채학 Ⅲ, 경기도: 홀릭 출판사, 2019, p.40.

13. 김의식·윤명한·조호래, 홍채 분석학, 경기도: 홀릭 출판사, 2006, p.72.

14. 황금주, 오감과 NLP를 매개로한 푸드테라피 효과 검증 모델 연구: 총체적 치유 관점에서, 건양대학교 대학원 박사학위논문.

15. 황금주, 오감과 NLP를 매개로한 푸드테라피 효과 검증 모델 연구: 총체적 치유 관점에서, 건양대학교 대학원 박사학위논문.

16. Peter Bennett, N.D., Stephen Barrie, N.D., 7-Day Detox Miracle, Harmonet, 2001.

17. Peter Bennett, N.D., Stephen Barrie, N.D., 7-Day Detox Miracle, Harmonet, 2001.

18. Grasso, A. C., Olthof, M. R., van Dooren, C., Roca, M., Gili, M., Visser, M., Cabout, M., Bot, M., Penninx, B. W. J. H., van Grootheest, G., Kohls, E., Hegeral, U., Ownens, M., Watkins, Ed., Brouwer, I. A., Effect of food-related behavioral activation therapy on food intake and the environmental impact of the diet: results from the MooD FOOD prevention trial, *European Journal fo Nutrition*, 2020, 59.

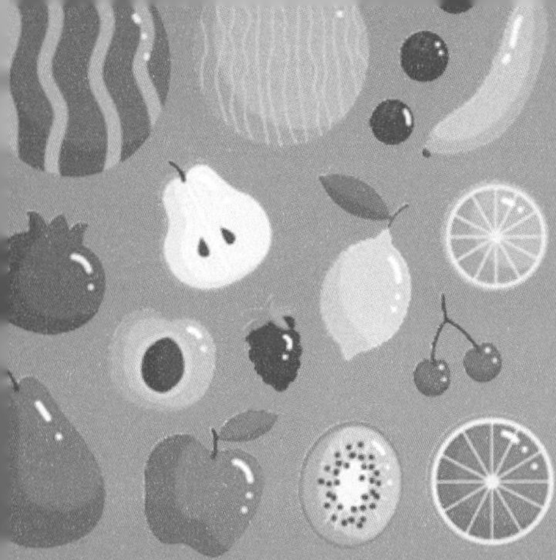

학습목표

1. 비만과 다이어트의 개념을 이해한다.
2. 비만과 관련된 다양한 질병들을 학습한다.
3. 해독의 원리와 그 필요성을 학습한다.

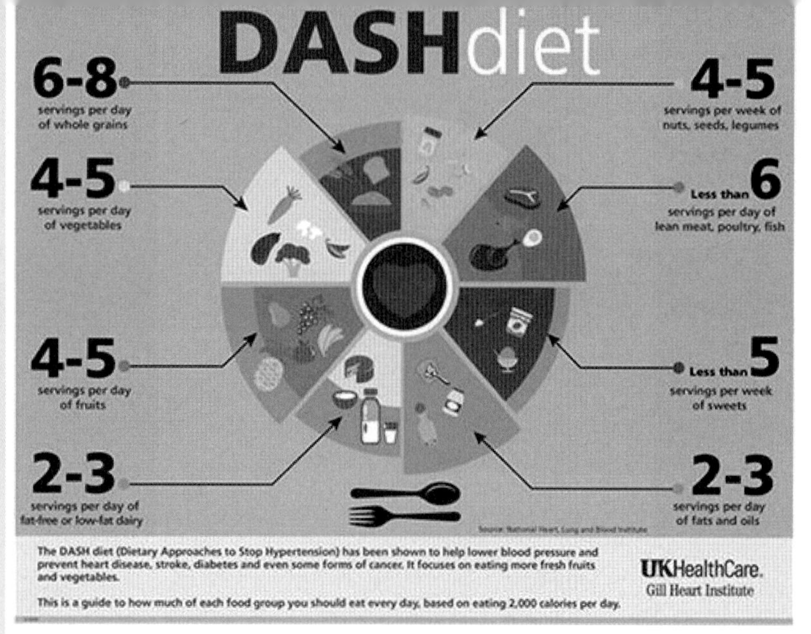

<그림 1> DASH 식단 미국심장학회

것이 중요하다.

'지중해 식단'은 유네스코 세계 무형 문화유산으로 등재된 건강식으로 최고의 당뇨병 식단, 가장 건강한 식단, 최고의 심장 건강을 위한 식단, 최고의 식물 가반 식단, 가장 따라하기 쉬운 식단 등의 1위에 오른 식단이다.

탄수화물과 단백질, 지방의 비율을 4대3대3으로 구성해 균형 잡힌 식사를 하도록 하며 신선한 채소와 과일, 저지방 유제품, 생선에 버터 등 동물성 지방 대신 올리브유, 견과류와 같은 식물성 지방을 주로 사용해 조리한다. 붉은 고기는 월 2~3회 이내로 섭취를 줄이고 적당량의 레드 와인과 저지방 우유를 마신다.

예로, 구운 토마토와 호두를 곁들인 비트 샐러드, 채소 스튜, 해산물 리조토 등으로 식단을 구성한다. 2년간의 연구 결과 이 식단을 섭취한 그룹은 평균 3~4.5킬로그램의 감량 효과를 본 것으로 나타났다.

'플렉시테리언 식단'은 채식을 원칙으로 하고 육류나 생선을 섭취하는 식단이며 채식의 건강상 이점을 얻으면서 엄격한 채식 주의보다 따르기 쉬워 북미지역을 중심으로 빠르게 확산되고 있다.

<그림 2> 지중해 식단

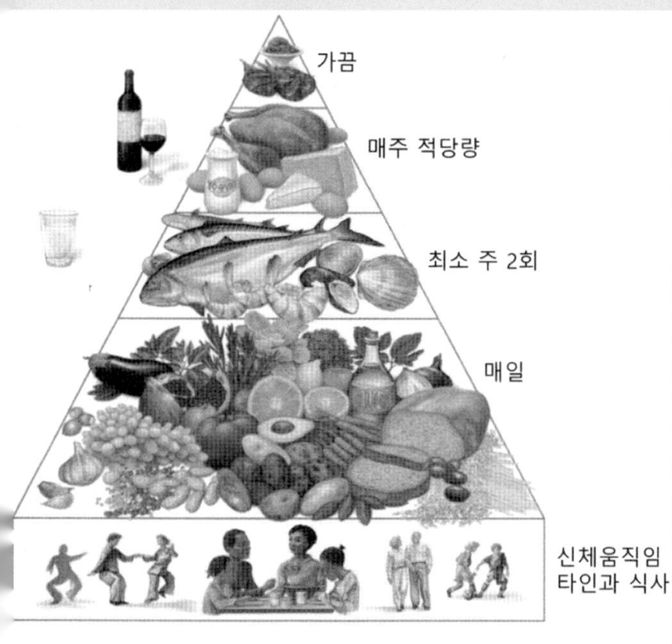

주 약사는 "생활습관병에 좋다고 알려진 다양한 이름의 식단은 어떤 질환을 가지고 있고 어떤 약을 복용하며 어떤 생활 패턴으로 살고 있는가에 따라 개인별로 유익한 정도가

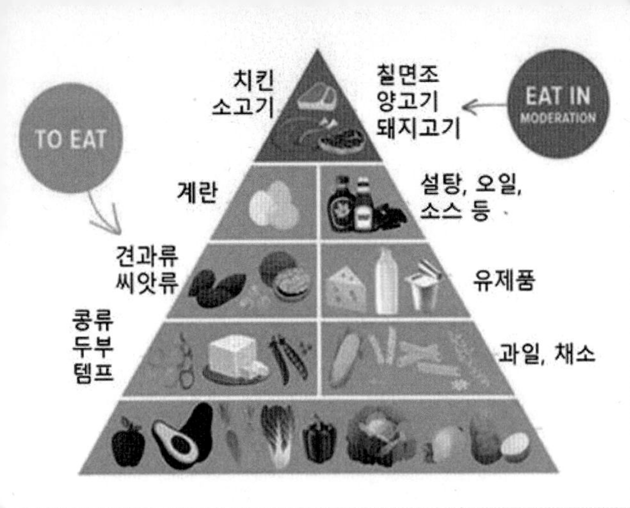

<그림 3> 플렉시테리언 식단

다르다"면서 "약사는 환자의 약력을 알고 약료를 시행하는 약의 전문가인 만큼 영양 지도에서도 개인이 가진 질환과 증상 및 복용 중인 약물 상호작용을 고려해 최적의 식이요법을 지도해야 한다"고 강조했다.

이어 "약국에서 기능 영양치료와 개인 맞춤 식이 지도가 약사 상담의 중요한 영역으로 구축될 것"이라면서 "앞으로 약사의 영양치료 영약에 다양한 연구가 있기를 바란다"고 희망했다.

한편 약학 정보원은 팜리뷰를 통해 약물이나 질환, 영양, 한방 등 다양한 주제에 대해 과학적인 정보와 임상 현장에서 적용할 수 있는 약사 포인트도 함께 제공하고 있다.

출처: 주경미 약사, "푸드테라피 다이어트가 무엇?... 약정원, 팜리뷰서 확인", 엄태선 기자(2019.05.14. 12:00)

A. 비만

01 | 비만의 이해

서울대학교병원에서는 비만에 대한 정의를 다음과 같이 한다. 비만인 경우, 일반적으로 체중이 많이 나가지만 비만이 아니더라도 근육이 많은 사람은 체중이 많이 나갈 수 있기 때문에 체내에 지방 조직이 과다한 상태를 비만으로 정의한다. 진단 시 신체 비만 지수(체질량지수, Body mass index: 체중(kg)을 신장(m)의 제곱으로 나눈 값)가 25 이상이면 비만으로 정의한다.[1] 서양인은 30 이상이며, 인종 간의 차이를 고려하여 우리나라에서는 25 이상을 비만으로 정의한다. 최근 연구에 의하면 BMI가 정상이어도 복부 비만이 있는 경우 당뇨와 암 발병률이 높아질 수 있다는 연구가 발표되면서 실제적으로는 BMI가 큰 의미가 없게 되었다. BMI 수치가 낮아도 복부 비만인 경우, 대사질환이 생길 가능성이 높다는 것이 밝혀졌기 때문이다.

비만의 단어는 ob(over)와 edere(to eat)의 어원에서 유래되었으며, 비만은 섭취 칼로리에 대비해 소비칼로리가 적어 지방 조직이 과잉 축적된 상태로써 체내의 지방량은 유전적, 환경적 요소 등의 영향을 받는다. 그리고 일반적으로 차이는 있지만, 과체중 overweight과 동의어로 함께 사용한다.[2] 비만은 현대인의 가장 큰 질병으로서 비만을 21세기 신종 전염병이라고 부르고 있다. 당뇨, 심혈관 질환의 증가는 비만 인구 급증 시기와 일치하고 있다. 선진국의 경우는 1970년대부터 비만 인구가 늘어난 것에 대비해 우리나라는 1980년대 말부터 비만 인구가 늘어나기 시작했다. 그것은 자동차가 본격적으로 보급되기 시작한 시기와 패스트푸드fast food나 야식 문화가 활성화되는 시기가 맞물리면서 증가하기 시작했다. 결과적으로 많이 안 움직이고 많이 먹음으로써 비만 인구가 급증하게 된 것이다.

비만은 만성적으로 낮은 수준의 염증 상태를 보이고 있으며, 이는 지방조직 내 염증세포의 축적 및 변화에 의해 시작되고 조절됨이 밝혀졌다. 만성적인 지방 조직 염증은 지방세포의 인슐린 저항성을 유도하고, 지방 조직의 잉여 에너지 축적 기능을 저해한다. 따라서, 지방 조직 내 염증은 비만에 의한 동반 대사 질환(제2형 당뇨병, 심혈관 질환)의 발생의 병태생리학적 기전으로 제시되고 있으며, 많은 연구 그룹들이 지방 염증의 역할 및 조절 기전을 밝히고자 노력하고 있다.[3]

체중 조절을 위해서 단순히 칼로리와 지방을 제한하는 것이 아니라 단당류와 정제된 탄수화물의 섭취를 제한해야 한다는 연구도 활발히 이루어지고 있으며 그 기전이 제시되고 있다. 비만은 당뇨와 밀접한 관계가 있을 뿐만 아니라 AGE4(일명 '당 독소')와 각종 다양한 질환들과도 밀접한 연관성이 있음이 밝혀지고 있다. 특히 현대인들이 무심코 마시는 음료에 포함된 액상과당의 문제점들이 밝혀지면서 급격한 혈당치의 변화로 인한 '탄수화물 중독'이라는 단어가 생소하지 않게 되었다. 사실 청량음료 등을 만드는 업체는 인간의 지복점Bliss point을 면밀히 계산해 제품을 설계한다. 바꿔 말하면 이들은 탄수화물 중독 환자를 늘림으로써 이익을 얻고 있다.[5]

우리 몸은 일시적으로 살이 찌거나 빠지면 우리가 항상성을 유지하기 위하여 정해 놓은 세트포인트(set point: 세트포인트 이론)[6] 체중으로 되돌아가려는 습성이 있다. 그러나 비만의 경우에는 그 항상성이 깨져서 일어나는 현상 중의 하나이다. 우리가 장기간 다량의 열량을 섭취하게 되면 우리 몸은 올라간 체중을 기준으로 Set point를 다시 맞추게 된다. 이처럼, 신체 변화에 맞춰 몸이 새로운 균형을 만드는 현상을 '신 항상성(allostasis, 생체 적응)'이라고 한다. 우리가 다이어트를 시작할 때 초기에 체중이 잘 줄어들지 않는 이유는 새롭게 형성된 세트포인트로 되돌아가려는 현상, 즉 신 항상성 때문이다.[7]

02 | 비만과 질병

이렇듯 여러 호르몬의 균형, 즉 항상성이 깨지지 않도록 우리 몸의 환경을 건강하게 유지하는 것이 다이어트의 성공 요건이기도 하다. 비만은 내분비계와 밀접한 관련이 있다. 특히, 갱년기 여성에게서 여성호르몬 분비가 현저히 낮아짐으로 갑상선 기능도 약화되어 에너지 대사 문제, 체온 조절 문제가 나타나 평소보다 적게 먹어도 체중이 증가하는 현상이 나타난다.

지속된 스트레스로 인해 코티솔의 지나친 증가와 DHEA(안정 호르몬)의 급속한 감소로 호르몬의 항상성이 깨지게 되고 부신기능 저하로 나타난다. 그러므로 스트레스로 인해 폭식으로 이어지지 않도록 올바른 스트레스 관리도 중요하다.

비만은 인슐린 저항성과 대사 증후군, 암 발생률을 증가시키고 또한, 암 발생 이후에도 생존율을 감소시킨다는 과학적인 많은 근거를 통해서라도 현대인들의 비만의 문제는 심각히 다루어져야 한다고 본다.

비만 개선을 위해 무엇보다도 음식의 조절이 중요하다. 액상과당, 정제당, 고지방(포화지방)의 식단을 피한다. 또한, 대사가 원활해지도록 운동을 병행하고 근육량을 늘려서 기초대사량을 증가시켜야 한다.

소아내분비 의사이자 소아비만 분야 1인자인 미국의 로버트러스틱 박사는 지방과 설탕 중 어떤 것이 더 중독성이 있는지를 알아보기 위한 실험을 했다. 그 결과 지방을 섭취했을 때는 몸의 감각에 관여하는 뇌 부분이 활성화된 반면, 설탕을 먹었을 때는 보상,동기와 관련된 뇌 부위가 활성화되었다. 이는 술과 담배, 마약, 게임 등을 할 때 활성화되는 부분이다. 다시 말해 뇌가 마약을 복용할 때와 비슷한 반응을 보인다는 것이다.[8]

비만 자가 진단의 한 방법으로 잘 알려진 브로카 공식이다. 표준체중과 표준체중에 따른 1일 필요 열량 및 활동도에 따른 권장량에 대한 기준은 다음과 같다.

<표 7-1> 표준체중 계산법 - 브로카(Broca) 공식

키에 맞는 표준체중
① 161cm 이상 : 표준체중 = (신장(cm)－100) × 0.9 예) 신장 171cm, (171－100)× 0.9 = 63.9kg
② 150~160cm : 표준체중 = (신장(cm)－150) × 0.5 + 50 예) 신장 158cm, (158－150)× 0.5 + 50 = 54kg
③ 150cm 미만 : 표준체중 = 신장(cm)－100 예) 신장 149cm, 149－100 = 49kg

출처: 한국건강문화교육협회, 식생활비만관리지도사 과정 교재, p.73.

<표 7-2> 표준 체중에 따른 1일 필요 열량(Kcal)

1일 필요 열량 = (현재 체중 － 표준체중)/4 + 표준체중) × 활동도 예) 신장: 160cm, 체중: 63kg, 표준체중: 55kg, 직업: 일반사무직 (63－55/4+55) × 35 = 1,995kcal

출처: 한국건강문화교육협회, 식생활비만관리지도사 과정 교재, p.73.

<표 7-3> 활동도에 따른 권장량

활동도	활동	활동도에 따른 값(kcal/kg)
안정 시	요양이나 안정 시	25
가벼운 활동 시	노는 사람, 노인, 일반 가사	30
경노동 시	정신 노동자, 교사, 점원, 임산부, 일반 사무	35
중등 노동 시	행 상업, 경공업 직공, 학생, 수유부, 기관사, 운전사	40
중 노동 시	철공, 목공, 석공, 광부, 잡역부, 모심기	50

출처: 한국건강문화교육협회, 식생활비만관리지도사 과정 교재, p.72.

열량도 중요하지만, 무엇보다 더 중요한 것은 탄수화물의 섭취 방법과 양질의 단백질을 충분히 섭취하려는 자세이다. 저 칼로리 식사를 하더라도 단백질을 충분히 섭취하지 않으면 요요 현상이 쉽게 나타난다. 최근 유행하는 다이어트 방법들은 근육의 양을 늘려 기초대사량이 늘어나도록 하는 것과는 거리가 멀다. 대부분의 다이어트가 단백질 결핍, 신경전달 물질의 불균형, 우울증으로 이어진다는 사실을 인식해야 한다.

특히 한국인의 밥상에 필수적인 '밥'에 대한 인식의 전환도 필요하다. 오랜 시간 동안 흰밥을 주식으로 섭취한 한국인에게 최근 비만, 당뇨, 고혈압, 고지혈 등 여러 대사질환의 증가는 심각하다. 밥을 먹기 위한 짠 반찬과 국, 찌개류의 섭취도 함께 증가하기 때문이다. 밥을 먹되 밥의 종류와 섭취 방법의 변화를 통해 비만을 개선해야 한다. 최근 주목하고 있는 일명 '착한 탄수화물MAC-Microbiome Accessible Carbohydrate', '저항성 전분' 형태의 식이요법을 실천함으로써 장내 미생물의 환경을 지키면서 비만과 질병을 예방하는 것이 중요하다.[9]

B. 다이어트

01 | 다이어트와 관련된 호르몬

식품과학 사전에서는 다이어트Diet란, 음식조절, 몸무게를 줄이거나 건강 증진을 위하여 제한된 식사를 하는 것을 말한다. 단순히 칼로리 제한 식사에 초점을 맞추기보다는 비움과 채움의 균형을 통해 에너지 균형이 이루어지도록 해야 한다. 몸에 해로운 독소는 비워내고, 내 몸을 공격하는 외부 물질과 스트레스 요인을 차단하면서 균형 있는 영양을 충분히 채움으로 건강한 다이어트를 하는 것이 중요하다.[10]

다이어트를 위한, 즉 비만 조절에 관련된 호르몬은 다음과 같다. 렙틴 호르몬Leptin hormone은 지방세포에서 분비되는 물질로서 포만감을 느끼게 해서 식욕을 억제하는 역할을 한다. 렙틴은 체지방량에 대한 정보를 중추신경계에 전달한다.

그렐린 호르몬Ghrelin Hormone은 위장에서 분비되는 데 공복 호르몬Hunger hormone이라고도 한다. 뇌의 시상하부에 존재하는 뉴로펩타이드Y NPY라는 물질이 활성화되어 역시 시상하부에 존재하는 섭식 중추를 건드리게 되어 식욕을 느끼고 음식을 섭취하게 된다.

글루카곤유사펩타이드Glucagon like peptide-1/GLP-1 호르몬은 소화기관의 분비 및 운동을 억제시키며, 특히 위장 운동을 억제시킨다. 뇌의 포만중추에 영향을 미쳐, 식사를 하고 배가 부르게 되면 뇌에 식욕 억제 신호를 보내는 역할을 한다.

아디포넥틴호르몬Adiponectin Hormone은 지방세포에서 생산되고 분비되어 항당뇨 분자의 역할을 하여 체내의 인슐린 감수성을 증가시켜 비만을 감소시킨다. 갑상선 호르몬은 성장 호르몬과 같이 작용하여 제대로 분비되지 않으면 대사기능이 저하되고 지방을 분해하지 못해 체중 증가의 원인이 된다.

코티솔 호르몬Cortisol Hormone은 스트레스 시 과도하게 분비되어 혈중 코티솔의 농도가 높아지면서 식욕이 증가하고 혈당이 지방으로 바뀐다. 인슐린Insulin은 뇌의 시상하부에 있는 섭식 중추를 자극하여 많은 양을 먹도록 자극한다. 비만한 경우에는 인슐린에 대한 민감도가 떨어져서 인슐린을 많이 만들어 내고 인슐린은 지방 조직에서 지방분해를 억제하여 단순 비만을 일으키는 주요 원인이 되고 있다.

세로토닌Serotonin은 뇌에서 분비되는 호르몬이라고 알려졌는데 최근에는 위장관에서도 세로토닌이 많이 분비된다는 것이 밝혀졌다. 식욕과 관련이 있어, 세로토닌의 증가는 식욕의 감소 현상으로 나타난다. 특히 세로토닌은 탄수화물 섭취와 관련이 가장 깊은 것으로 나타났다.

에스트로젠Estrogen은 인슐린 생산을 촉진하고 날씬한 몸매를 유지하는 데 도움을 준다. 그런데 에스트로젠 수치가 지나치게 높아지면 포도당이 에너지로 전환되지 못하고 지방으로 쌓여 체내 지방량을 높인다.

오늘날 많은 독소들, 특히 인공화학물질Xenobiotics로 인한 호르몬의 불균형이 각종 질환 및 암의 발생률을 높이고 있고 여성의 경우에, 생리통과 불임, 난임의 원인으로 대두되고 있는 실정이다. 그러므로 먼저 깨진 호르몬의 항상성을 회복하기 위해, 영양의 균형을 회복하는 데 다이어트의 초점을 맞추어야 할 것이다.

02 | 다이어트와 항노화

최근 발표되는 여러 논문에 의하면, 저칼로리 식이요법은 다이어트뿐 아니라 항노화anti- aging와도 관련이 있음이 밝혀졌다. 생체 시계의 핵심 유전자들과 생체 시계에 의해 제어되는 유전자들의 발현은 칼로리 제한으로 크게 증폭되었다. 그리고, 정상 식이요법을 받은 젊은 마우스와 칼로리 제한을 받은 늙은 마우스에서 모두 자가포식, RNA 처리, 그리고 TOR(라파마이신의 표적 단백질)의 신호전달에 관여하는 공통적인 하루 주기 유전자들이 확인되었는데, 이는 칼로리 제한이 노화의 과정에서 나타나는 간 기능의 재프로그래밍(노화 과정에서 나타난 DNA 손상과 같은 조직 특이적 스트레스가 포함된 유전자들의 발현 조절을 의미하는데, 이는 노화를 역전시키는 것이 아닌, 노화 과정을 고스란히 수용한 상태로의 변화를 의미한다)을 방지할 수 있음을 의미한다.[11]

저칼로리 식단을 유지하기 위해서는 정제당과 과당의 섭취를 제한해야 한다. 특히 액상과당은 인슐린 분비를 자극하지 않을뿐더러 랩틴과 그렐린 호르몬을 자극하지도 않는다. 그래서 포만감을 느끼지 못하고 비만을 촉진하게 된다. 우리 몸은 과당을 당이 아닌 알코올(에탄올)로 인식한다. 과당은 포도당처럼 혈관을 타고 세포 내에서 에너지원으로 쓰이지 못하고, 술처럼 간세포에서 처리된다. 과잉 섭취된 과당은 결국 간에서 '지방 간'과 비만을 유발하게 된다. 뇌는 인슐린이 부족한 것으로 인식하고 췌장의 베타세포에서는 인슐린을 과다 분비하게 되면 세포에서는 인슐린 저항성이 생기고, 혈관에서는 고인슐린 혈증이 나타나게 된다. 이는 저혈당을 유발해서 포도당을 에너지원으로 사용하고 있는 뇌세포에는 치명적이다. 또한, 인슐린은 혈액뇌장벽Blood-Brain Barrier: BBB을 통과할 수 있기 때문에 과다 분비되면 뇌신경을 지나치게 자극하여 결국 신경을 손상시키고, 기억력에 문제가 발생한다.[12] 그러므로 우리 몸에 필요한 영양소를 충분히 섭취하면서 저칼로리 식단을 실천하는 것은 치매와 질병으로부터 우리 몸을 건강하게 지킬 수 있는 방법 중 하나가 될 것이다.

C. 자가 치유 기능과 항상성 회복

01 | 다이어트와 자가 치유 기능

우리 몸은 평형이 깨진 기능을 원상태로 복구하려는 자가 치유 기능과 항상성[13]을 가지고 있다. 위에서 언급한 것처럼, 자가 치유 기능은 스스로 회복하려는 해독기능, 세포 수리 및 재생 기능, 면역기능을 말한다.

하나님의 형상으로 지어진 인간에게 하나님께서는 자연적 치유 능력을 주셨다. 외부 환경으로부터 들어오는 수많은 독소와 내 몸 안에서 자연적으로 발생하는 대사 과정의 산물들이 독소로 작용하면서 인간의 몸은 날마다 공격을 받으며, 하루 5천 개 이상의 암세포가 생겨난다. 이로 인해 만들어지는 비정상적인 세포를 스스로 감지하고 즉각적으로 제거하는 면역 시스템이 있어 이를 처리한다. 이러한 정교한 시스템이 하나님께서 인간에게 스스로 치유할 수 있도록 허락하신 자가 치유 기능Self Healing Mechanism이다.

인체는 원래 스스로 정화되도록 만들어져 있어서 굳이 외부적인 어떤 조치를 취하지 않아도 몸이 스스로 정상상태를 지향하는 것이다. 이는 마치 연어가 거친 물살을 헤치고 자기가 태어난 곳으로 돌아가려는 현상과 같다.[14]

인체에 가장 큰 역할을 하는 것은 세포 손상을 막고 손상된 세포를 수리하고 세포의 독소를 중화시켜주는 자가 치유 기능을 회복시켜주는 것과 과다한 면역기능을 조율하고 면역기능을 정상화시켜 주는 효과라고 볼 수 있다. 자가 치유 기능이나

면역기능은 살아가면서 끊임없이 손상된다.[15]

20세기 이후 음식의 상업화로 인해 고지방, 고칼로리 식사로 인해 결국 세포의 손상을 복구하고 세포를 보호하는 다양한 영양물질들의 섭취를 제한하게 되었다. 그러므로 인류의 식 문화가 결정해주는 음식만을 고집할 것이 아니라 자가 치유 기능과 관련된 유전자들의 회복과 정상적 기능을 위한 올바른 식이요법이 필요하다.

근래 간헐적 단식을 통한 다이어트와 관련 있다는 이유로 오토파지Autophagy[16]에 대한 관심이 커지고 있다. 중요한 것은 자가포식이라는 뜻처럼 손상된 미토콘드리아나 사멸한 세포 쓰레기를 청소하는 의미로 우리 몸의 건강은 물론 장수와 밀접한 관계가 있는 세포 활동이기 때문이다. 우리 몸은 60조 개의 세포로 구성되어 있다. 세포 안에서는 매일 활동에 필요한 에너지와 물질들이 만들어진다. 그 과정에서 세포 소기관, 변형된 단백질, 세포질의 노폐물과 같은 쓰레기가 발생한다. 이런 쓰레기가 계속 세포 안에 쌓이면 세포는 기능이 떨어지고 결국 죽게 된다. 그래서 세포 안에는 쓰레기를 치우고 재활용하는 시스템이 존재하는 데 그것이 바로 오토파지이다.

오토파지(자가소화작용(Autophagy) 또는 autophagocytosis)(그리스어 auto-, "자신의" phagein, "먹다")는 조절과정에서 불필요하거나 기능하지 않는 세포 구성성분을 자연적으로 분해하는 파괴 기제이다. 오토파지는 세포 구성 요소의 파괴와 재활용에 질서를 제공한다. 이 과정 동안, 대상 세포질 구성성분은 세포 내의 다른 성분들과는 격리되어 이중막에 둘러싸이는데, 이를 자가소화포autophagosome라 한다. 자가소화포autophagosome는 그 이후 라이소좀과 융합하고 내용물들은 분해되어 재활용된다.

세 가지 형태의 자가소화작용autophagy이 일반적으로 언급된다 : 거대자가포식macroautophagy, 미세자가포식microautophagy, 그리고 샤프론chaperone 매개 자가포식이 있다. 질병과 관련하여, 오토파지는 스트레스에 대한 적응 반응으로 생존을 증진시키는 것이 관찰됐는데, 반면에 다른 경우에는 세포의 사멸과 질병을 증진시키는 것으로 보인다. 극단적인 기아의 경우, 세포 구성성분의 파괴는 세포 에너지 수준을 낮추어 유지함으로써 세포 생존에 도움을 준다. 이름"autophagy"는 벨기에 생화학자 크리스티앙 드 뒤브에 의해 1962년에 명명되었다. 1990년대부터 오스미 요시노리에 의해 자가소화작용의 작용기작과 중요성이 설명되기 시작했고, 이를 통해 2016년 노벨상 생리의학상 을 수상했다.

간헐적 단식이나 금식, 소식으로 우리 몸의 세포들이 영양적으로 스트레스를 받을 때 이 시스템의 스위치가 작동한다는 사실을 밝혀냈다. 그러므로 우리가 평상시에 먹던 칼로리보다 훨씬 적은 양의 영양소를 섭취하면 내 몸은 영양적인 스트레스를 받을 수밖에 없다. 그러면 우리 몸은 자체적 확보를 위해 세포 내에서 손상된 미토콘드리아와 불량 단백질들을 분해시키고 재활용하는 오토파지 시스템 스위치가 켜진다는 뜻이다. 즉, 우리 몸의 생명 유지에 필요하다고 판단 될 때만 자동적으로 이러한 시스템이 작동된다.

오토파지가 제대로 작동하지 않으면 세포의 생명 활동 과정에서 발생하는 여러 독소와 변형된 단백질, 기능이 떨어진 세포 소기관들이 세포 내에 쌓여 세포 간의 신호전달 체계를 무너뜨리고 항상성이 깨지게 되며, 이로 인해 여러 가지 질병을 유발하게 된다.

02 | 다이어트와 항상성 회복

오토파지를 활성화하는 약의 개발을 위한 많은 연구도 이루어지고 있다. 예를 들어, 암세포의 오토파지 기능을 억제함으로 암을 치료할 가능성이 높아진다는 뜻이다. 아직 연구가 시작된 지 20년이 넘지 않아 밝혀지지 않은 분야이지만, 질병과 오토파지와의 관계가 조금씩 밝혀지면서 오토파지에 대한 관심이 높아지고 있으며 앞으로 연구가 더욱더 기대되고 있는 분야이다. 또한, 이것은 우리 몸의 자가치유기능의 중요한 부분을 차지한다고 볼 수 있다.

우리 몸의 생명 유지와 깊이 관련이 있는 항상성Homeostasis은 혈중 포도당 농도, 칼슘 농도, 혈액의 산도, 혈압 기전 등을 통해서 알 수가 있다. 예를 들어, 혈압과 염분, 수분의 항상성 기전을 살펴보면, 혈압이 감소하고 혈액양이 감소하면 신장에서 이를 감지하고 '레닌'을 분비한다. 레닌이 혈액을 가다가 간에서 분비된 안지오테시노겐을 안지오텐신1으로 바꿔고 폐와 말초 세포를 거쳐 가며 안지오텐신2로 활성화된다. 안지오텐신2가 부신피질을 자극하고 부신피질에서 알도스테론이 분비된다. 분비된 알도스테론은 신장에서 물과 염분을 재흡수한다. 이러한 시스템으로 인해 혈압이 상승하고 혈류량이 증가하는 것을 레닌-안지오텐신-알도스테론 시스템(RAAS)이라고 한다.[17]

레닌-안지오텐신-알도스테론계(renin-angiotensin-aldosteron system: RAAS)는 인체에서 혈관 긴장도, 적절한 염분과 수분 항상성 및 심장 기능의 유지에 통합적 역할을 하고 있다. 그뿐만 아니라, RAAS는 교감신경계 및 여러 혈관 활성 호르몬을 포함한 다른 혈관 운동계와 상호작용을 하거나 이들을 보조한다. 이렇게 함으로써 RAAS는 유효혈액량의 소실, 세포 내 염분과 수분량의 결핍 및 혈력학의 불안정성과 연관된 상태와 같은 혈압의 안정성과 세포 외 체액 용적 항상성을 교란시키는 위험에 반응하도록 되어있다. 즉, 이러한 시스템이 혈압의 항상성 유지에 관여하고 있으며 또한, 시스템이 비정상적으로 활성화되면 혈압이 높아진다는 것을 알 수 있다.

혈당의 항상성을 살펴보면, 혈당은 혈액 속에 함유되어있는 포도당의 농도를 말한다. 사람의 혈액 중에 0.1% 정도 함유하고 있다. 인체의 항상성을 유지하기 위해 항상 혈당 수치를 일정한 범위 내로 유지하여야 한다. 혈당량을 유지하는 데 기여하는 호르몬은 글루카곤, 인슐린, 아드레날린, 갑상선 호르몬 등이 있으며, 이 호르몬들의 길항 작용에 의해 인체의 혈당 수치는 항상 90mg/dl 정도로 유지된다. 이런 호르몬들의 분비에 이상이 발생하면 혈당 수치가 불안정해지게 되는 데 이러한 현상의 대표적인 예가 당뇨병이다.18 혈당이 높을 때는 인슐린이 분비되어 혈당을 내리고, 혈당이 내려가면 글루카곤이 분비되어 간에서 당 생산을 증가시켜 혈당을 올리는 작용을 함으로써 항상 일정한 혈중 포도당 농도를 유지시켜 주는 역할을 한다. 혈중 포도당 항상성이 깨지는 경우는 다양하다. 인슐린 분비 결핍과 분비되어도 인슐린이 그 기능과 역할을 못 하거나 또는 세포막에서 인슐린과 인슐린 수용체의 결합이 제대로 이루어지지 않아 혈관에 고혈당 상태로 머물러 있다가 소변으로 배설되고 만다. 인슐린이 부족하지 않으면서 인슐린 작용이 감소 된, 즉 인슐린 저항성은 혈당의 항상성이 깨진 상태라고 보면 된다.

또 하나 항상성의 예를 보면, 혈액 내 칼슘 농도가 많아지면 뼈로 잘 이동시켜 뼈를 튼튼하게 하는 호르몬인 칼시토닌(갑상선 C세포에서 분비)이 조골세포의 역할을 한다. 이와는 반대로 부갑상선 호르몬은 칼슘을 뼈에서 빼 와서 혈액 내로 옮기는 역할을 한다. 즉, 갑상선호르몬, 부갑상선 호르몬(PTH)은 칼슘의 혈액 내 칼슘의 항상성을 조절하는 역할을 하고 있다.

이 외에도 도파민, 아세틸콜린, 노르아드레날린, GABA, 세로토닌 등과 같은 신경전달 물질의 항상성이 깨지면, 기본적인 욕구 조절이 안 되고 우울증과 중독으로 이어지기 쉽다.

이렇듯 인체는 원활한 대사를 위한 장치가 마련되어 있으며 대사에 관여하는 여러 생리활성 물질들과 효소, 호르몬들이 분비되고 있기 때문에 이런 기전들이 정상적으로 작동이 되면 비만을 비롯하여 혈압, 당뇨 등 만성 질환을 예방할 수가 있다. 그러므로 우리 몸의 정교한 시스템은 해독과 영양의 균형, 올바른 식이요법이 병행될 때 온전히 그 기능이 유지되고 개선될 수가 있다.

Chapter 07 Case

"전통적 중국 의학의 푸드테라피와 의료 다이어트 테라피"

Wu & Liang(2018)의 연구에 따르면, 이 연구는 전통적 중국 의학의 푸드테라피와 의료 다이어트 테라피의 관련성을 제시한 연구이다. 중국 전통의학의 푸드테라피는 의학적 식이요법을 유지하는 것을 목표로 한다. 중국의 푸드테라피는 식단을 통한 균형 잡힌 영양을 목표로 하고, 의학적 다이어트 테라피는 식단을 통한 영양의 조합을 통해 음과 양의 균형을 달성하는데 주안점을 두고 있다. 푸드테라피 또는 의료 다이어트 테라피는 건강을 유지하면서 질병을 예방하고, 질병을 제거하고 속도를 늦추는 것을 목표로 한다. 최근에 푸드테라피 또는 의료 다이어트 테라피는 임상 영양 요법에 점점 더 많이 적용되고 있는 상황이다. 최근에 현대의학 분야에서 관심이 높은 푸드테라피 또는 의료 다이어트 테라피는 이미 중국의 전통의학에서 식단을 통한 영양의 조합을 통해 음과 양의 균형을 유지하는 푸드테라피에 대한 연구로 오래도록 진행되어 왔다. 중국 전통의학에서는 푸드테라피와 의료 다이어트 테라피를 임상적으로 적용하는 원칙에 대해서 기술되어 있다. 푸드테라피와 의료 다이어트 테라피는 인체를 간호하는 효과적인 접근 방식이며, 네 가지 본성, 다섯 가지 맛의 음식과 약과 같은 속성을 기반으로 서로 다른 체질이나 질병에서 적용 가능한 치료법이며, 이 두 가지 치료법은 전통적 질병 예방의 아이디어를 제시하는 연구이다. 특정 응용

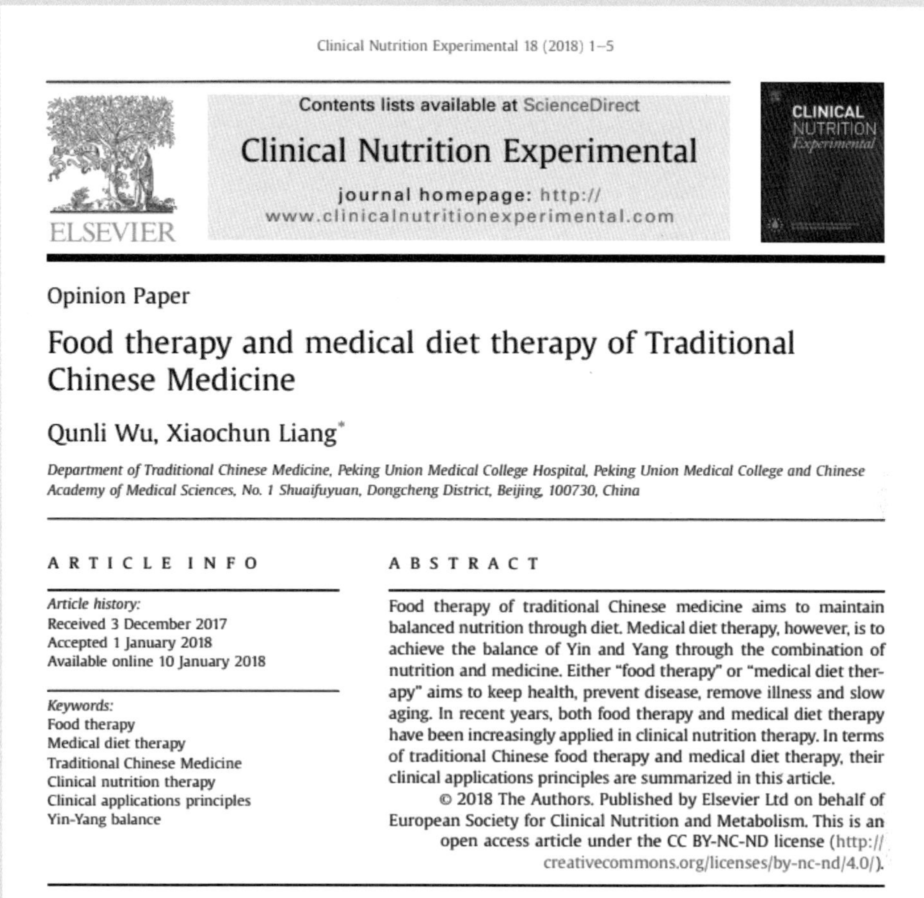

Clinical Nutrition Experimental 18 (2018) 1–5

Contents lists available at ScienceDirect

Clinical Nutrition Experimental

journal homepage: http://www.clinicalnutritionexperimental.com

Opinion Paper

Food therapy and medical diet therapy of Traditional Chinese Medicine

Qunli Wu, Xiaochun Liang*

Department of Traditional Chinese Medicine, Peking Union Medical College Hospital, Peking Union Medical College and Chinese Academy of Medical Sciences, No. 1 Shuaifuyuan, Dongcheng District, Beijing, 100730, China

ARTICLE INFO

Article history:
Received 3 December 2017
Accepted 1 January 2018
Available online 10 January 2018

Keywords:
Food therapy
Medical diet therapy
Traditional Chinese Medicine
Clinical nutrition therapy
Clinical applications principles
Yin-Yang balance

ABSTRACT

Food therapy of traditional Chinese medicine aims to maintain balanced nutrition through diet. Medical diet therapy, however, is to achieve the balance of Yin and Yang through the combination of nutrition and medicine. Either "food therapy" or "medical diet therapy" aims to keep health, prevent disease, remove illness and slow aging. In recent years, both food therapy and medical diet therapy have been increasingly applied in clinical nutrition therapy. In terms of traditional Chinese food therapy and medical diet therapy, their clinical applications principles are summarized in this article.

프로그램은 특정한 경우를 기준으로 한다. 예를 들어, 장 흡수 장애 증후군 환자는 대부분 비장 결핍 및 습기 과잉. 포리아 코코야자 30g, 코코아씨 30g, 연꽃 씨 10개, 죽 만드는 중국 참마 수가 효과적이다. 다른 예로, 고지혈증 환자는 가래 체질이기 때문에 물에 연잎 30g, 알리스마오리엔탈레 10g을 끓인 다음에 잡곡밥을 넣고 걸러진 물에 넣어 죽으로 만들어 습기를 제거하고 지질을 줄인다. 중국 전통 의학은 푸드테라피와 의료 다이어트 테라피에 대한 기본적인 원칙을 제시하고 있는데, 푸드테라피는 "5가지 곡물로 영양을 공급한다"는 원칙과, 의학 다이어트 테라피는 의료적으로 "다이어트를 한다"는 원칙을 세우고 있으며, 이 두 가지 원칙에 따라 균형 잡힌 식단구조에 기초해서 현대 영양학의 식이 균형 원리를 일치시키는데 목표를 두고 있다.

결론적으로 음식 요법과 의학적인 식이요법은 인체를 간호하는데 효과적인 접근법이며, 이는 음식과 약의 4가지 본성, 5가지 맛과 같은 속성을 기반으로 하며 다양한 목적을 목표로 한다. 체질이나 질병. 이 두 치료법은 전통 의학의 질병 예방 아이디어를 보여준다. 중국 약. 식이요법의 구조 '오곡으로 영양을 공급한다'와 '다이어트를 하라'는 원칙이 있으며, 현대 영양학의 식이 균형 원칙과 완전히 일치한다. 논의된 내용 위의 내용은 푸드테라피와 메디컬 다이어트테라피의 기본 원리이다. 예를 들어, 장 흡수 장애 증후군을 가지고 있는 대부분의 환자는 비장이 허하고 습기가 많은 병질을 보이고 있는데, 이 장 흡수 장애 증후군 환자를 대상으로 푸드테라피와 의료 다이어트 테라피가 효과적인 연구 결과를 제시하였다.

출처: Wu, Q. and Liang, X.(2018), Food therapy and medical diet therapy of traditional cchinese medicine, *Clinical Nutrition Experiemental*, 18, 1-5.

참고문헌

01. SNUH 서울대학교 병원, N 의학 정보, 비만(obesity) http://www.snuh.org/health/nMedInfo/nView.do?category=DIS&medid=AA000263 (2022sus 3월 14일 접속)

02. 한국건강문화교육협회, 식생활 비만 관리 지도사과정 교재, p.7.

03. 조계원, 대사 질환 발생에 있어서 염증반응의 역할 및 기전에 대한 연구, 대한내분비학회 소식지, 가을호 10권 4호, 2017.

04. 이다례·김춘영, 우엉 뿌리 추출물의 최종당화산물 형성 억제 효능, *Journal of Nutrition and Gealth* (J Nutr Health) 2016, 49(4), pp.233-240.

05. 마키타 젠지/전선영 옮김, 식사가 잘못됐습니다, 서울: (주)더난콘텐츠그룹, 2022, p.32.

06. 헬스조선, 다이어트 성패의 복병, '세트포인트', https://health.chosun.com/healthyLife/column_view.jsp?idx=9433 (2022. 1.22 접속).

07. 한국건강문화교육협회, 식생활 비만 관리 지도사과정 교재, p.9.

08. 한국건강문화교육협회, 식생활 비만관리 지도사, p.19.

09. Ayakdas, G. and Agagunduz, D., Microbiota-Accessible Carbohydrates (MACs) as Novel Gut Microbiome Modulators in Noncommunicable Diseases, *Heliyon* 2023 Sep; 9(9): e19888.

10. 한국건강문화교육협회, 식생활 비만 관리 지도사과정 교재, p.9.

11. 사이언스 온, 항노화의 도우미 물질들, 저칼로리 식이요법의 가능성,http://scienceon.hani.co.kr/553764 (2022년 6월 21일 접속).

12. 문원진, 알츠하이머 치매와 미세뇌혈관병리: 혈액뇌장벽 투과도 영상, *Journal of The Korean Society of Radiology*, 2020 May, 81(3), pp.488-500.

13. 지식백과, 생화학 백과, https://terms.naver.com/entry.naver?docId=5733623&cid=60266&categoryId=60266 (2022년 1월 2일 접속).

14. 김세현, 5%는 의사가 고치고 95%는 내 몸이 고친다, p.19

15. 한국건강문화교육협회, 푸드컨설턴트 3급 과정 검정교육교재, p.12

16. 우리 모두의 백과사전, 「오토파지」, https://ko.wikipedia.org/wiki/%EC%98%A4%ED%86%A0%ED%8C%8C%EC%A7%80 (2022년 3월1일 접속).

17. Triebel, H. and Castrop, H., The Rein Angiotensin Aldosterone System, *European Journal of Physiology* (2024) 476: 705-713.

18. 한국건강문화교육협회, 푸드컨설턴트 2급 과정 검정교육교재, p.104

19. Wu, Q. and Liang, X.(2018), Food therapy and medical diet therapy of traditional cchinese medicine, *Clinical Nutrition Experiemental*, 18.

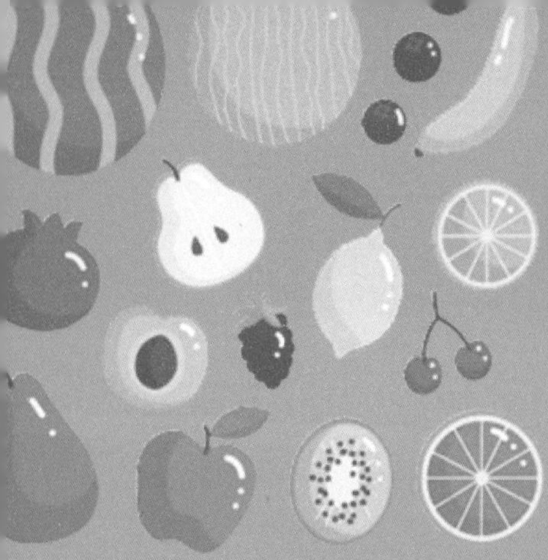

학습목표

1. 만성염증의 개념 및 정의를 이해한다.
2. 만성염증의 원인과 해결책을 학습한다.
3. 만성염증을 줄이는 식사법을 살펴본다.

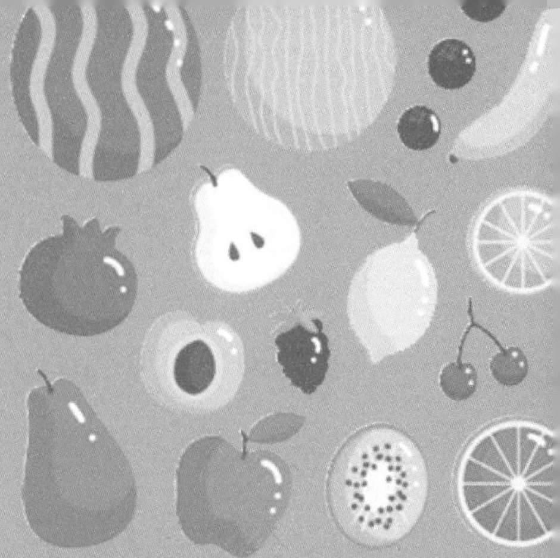

Chapter

08

푸드테라피의 만성염증 치유

Contents

Introduction

"면역 UP·염증 DWN … 건강하려면 '음식의 뺄셈' 실천하세요."

"'면역 밥상'의 첫걸음은 좋은 음식을 '더하는' 것이 아니라 몸에 가장 해가 되는 음식의 '뺄셈'으로 접근해야 합니다. 짧게는 한 달, 길게는 6개월 정도 뺄셈으로 인한 몸의 변화를 직접 체감하면 스스로 식단 조절이 가능해지죠."

'면역 밥상'을 국내에 널리 알린 이경미 차움 푸드테라피클리닉 교수는 그 실천법의 시작으로 '뺄셈'을 꼽았다. 타트체리, 노니, 산양유 단백질 등 많은 사람들이 인터넷에 범람하는 소위 몸에 좋은 음식 섭취에만 초점을 맞추는 데 대한 일침이다.

고혈압, 당뇨, 암, 치매 등 현대인의 질환은 만성염증 때문에 발생한다. '면역 밥상'은 이런 '만성염증을 줄이고 면역력을 높이는 영양소를 가진 식품을 적절한 비율로 구성해 염증을 줄이는 조리법으로 만든 밥상'을 의미한다. 채소와 과일, 콩류, 씨앗류, 견과류, 통곡과 불포화지방, 식이섬유, 비타민, 미네랄이 풍부해 면역력을 높여주는 밥상이다. 문제는 이런 설명을 하면 대부분의 사람은 '면역 밥상'에 심리적인 거리감을 느낀다. 매일 올리브 오일이 뿌려진 샐러드만 먹어야 할 것 같은 부담감 때문이다. 그래서 이 교수가 추구하는 것이 쉬운 접근이다.

"여성들이 한 끼 식사로 먹는 케이크와 커피 조합이 대표적이죠. 탄수화물 덩어리를 섭취하면서 그 순간에는 에너지가 확 올라가지만, 당분으로 인해 근육은 안 생기고

면역밥상의 원칙

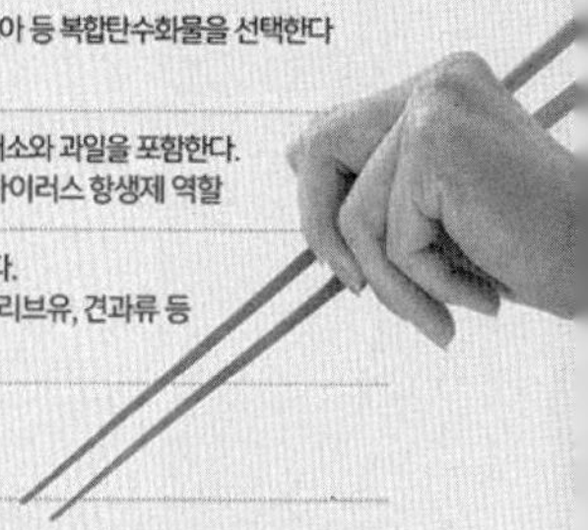

1. 곡물은 정제 탄수화물 대신 현미, 호밀 등 통곡과 보리, 수수, 퀴노아 등 복합탄수화물을 선택한다
   ➡ 혈당 안정적 유지, 염증 줄여줘
2. 토마토, 당근, 브로콜리, 시금치, 양배추, 검은콩 등 다양한 색의 채소와 과일을 포함한다.
   ➡ 비타민, 미네랄, 식이섬유, 파이토케미컬이 함유돼 천연 항바이러스 항생제 역할
3. 트랜스지방은 피하고, 포화지방은 줄이고, 불포화지방은 섭취한다.
   ➡ 트랜스지방은 면역시스템 교란시키지만 생선, 아보카도, 올리브유, 견과류 등 불포화지방 염증 낮추고 심혈관 건강에 좋아
4. 식물성단백질과 동물성단백질 섭취를 2:1로 선택한다.
   ➡ 동물성단백질은 포화지방 많아 고지혈증 높여
5. 콩, 보리, 고구마, 양파, 호박 등 식이섬유 섭취를 늘린다
   ➡ 식이섬유는 환경호르몬, 미세먼지, 잔류농약, 식품첨가물 같은 유해물질 흡착해 몸 밖에 배출
6. 김치, 청국장, 요구르트, 치즈 등 발효식품 활용한다
   ➡ 발효식품은 발효과정에서 몸속 유해 부패균 번식 억제하는 산성물질 발생해 면역기능 높여
7. 들깨가루, 허브가루, 생강 등 향신료 적극 활용한다
   ➡ 항염증 성분이 많아 도움

자료: '하루 한 끼 면역밥상' 발췌

당분이 더 당기게 되죠. 그런 분들이 체중은 표준인데 근육은 부족한, '마른 비만'인 경우가 많아요."

이렇게 몸은 표준인데 혈당과 콜레스테롤이 올라가면 기력이 떨어지고, 단백질 부족으로 손톱이 얇아지고 탈모가 생기는 등 호르몬 불균형이 온다. 또 '행복 호르몬'이라 불리는 세로토닌이 만들어지는 장내 미생물에도 악영향을 줘 기분이 오락가락하고 수면에도 영향을 주기도 한다. 남성의 경우 술이 이런 역할을 하는 경우가 많다.

"정제 탄수화물, 가당 음료수, 트랜스지방 등이 좋지 않은 건 다들 알죠. 만성피로인 사람에게 음식과 생활을 한꺼번에 바꾸라고 하면 대부분 실패로 끝나요. 피곤하니 신경 쓰기 싫고, 결국 실패하니 좌절하고 포기하죠.

허들을 낮춰가는 과정이 필요해도."

소화불량 문제 하나만 해결됐는데 잠도 잘 자고 자신감이 생겨 다른 나쁜 것들도 하나씩 끊고, 좋은 것들을 챙기는 힘이 생기는 것이다. 이 교수는 특정 음식을 평생 끊으라고 하지는 않는다고 했다. "식습관은 평생을 가야 하는데 지속가능성이 없다면 의미가 없기 때문"이다. 참기만 하면 언젠가는 폭발해서 역효과가 나는 것을 알기에 이 교수 역시 "나도 가끔 감자튀김 먹는다"고 웃었다.

이 교수가 이런 푸드테라피에 관심을 갖게 된 것은 약을 끊지 못하는 만성 환자들 때문이다. 당뇨병, 고혈압 등 만성질환자 대부분이 시간이 흐를수록 복용하는 약만 늘어날 뿐 호전되지 않는 것을 보고 근본적인 해결책을 고민하기 시작한 것이다. 자연스럽게 영양과 스트레스 관리 등 생활방식의 개선에 관심을 가지면서 대체의학 석사, 애리조나대학교 통합의학센터 펠로십 등 의학 영양, 심신의학 등 통합의학에 대해 공부하고 이를 진료에 적용했다.

출처: 이경미 차움 푸드테라피클리닉 교수, 면역 UP·염증 DOWN… 건강하려면 '음식의 뺄셈' 실천하세요", 정진수 세계일보 기자(2020.01.12. 15:28)

A. 만성 염증과 자연치유

01 | 만성 염증의 개념

만성염증은 혈관을 타고 곳곳을 돌아다니며 신체를 손상시킨다. 세포 노화와 변형을 일으키고 면역 반응을 지나치게 활성화해 면역계를 교란한다. 비만, 당뇨병 등 대사질환부터 습진, 건선 같은 피부 질환, 류마티스 관절염, 천식 등 자가면역질환까지 유발할 수 있다. 만성염증은 암 발병률을 높이기도 한다. 서울대병원 건강증진센터 연구에 따르면 만성염증 수치가 높은 사람은 낮은 사람보다 암 발생 위험이 남성은 38%, 여성은 29% 증가했다. 만성염증은 뇌세포를 파괴해 우울증, 알츠하이머성 치매로 일으킨다. 알츠하이머성 치매 사망자의 뇌 신경세포를 살펴보니 만성염증이 확인되었다. 만성염증은 근육감소증도 유발한다. 염증 물질을 만들 때 단백질을 사용하면 근육에 전달되는 단백질이 감소하기 때문이다. 실제로 일보 슈쿠토쿠대학 연구진에 따르면 만성 염증군의 근감소증 발병률이 대조군보다 1.5배로 높았다. 이 외에 잇몸병, 대장염, 지루성 피부염 등 각종 염증 질환을 유발한다.[1]

염증은 급성염증과 미세염증으로 구분되는데, 누구나 자신의 몸에 염증이 생기면 쉽게 알 수 있다. 우리 몸이 상처를 입거나 몸이 아프거나 코감기에 걸리거나 무릎을 다치면 사이토카인cytokine이라고 하는 작은 단백질과 호중구, 대식 세포로 불리는 백혈구 등의 염증성 물질이 회복을 돕기 위해 문제 부위로 몰려든다. 불편한 느낌이 생길 수 있지만, 이러한 급성염증이 일어나지 않는다면 몸이 회복될 수 없기 때문에

이러한 염증 반응이 생기는 것은 건강에 좋은 일이다.[2]

손가락에 상처가 생긴 경우를 보면, 손가락을 베면 작은 병사들이 상처 부위로 충돌하고 상처가 치유되면 병사들과 함께 염증도 사라지고 모든 것이 정상화된다. 이 짧은 염증 반응은 필요하기도 하지만 문제가 해결되면 없어져야 한다. 이 급성염증으로 문제가 해결되지 않고 계속해서 염증 물질이 방출되는 경우 급성염증은 만성염증 또는 미세염증으로 바뀌게 된다. 이 유형의 염증은 잘 사라지지 않기 때문에 심각한 문제를 유발할 수 있다. 미세염증은 체내에 낫지 않는 상처가 있는 것과 같다. 많은 사람들은 치통에서 관절통에 이르기까지 다양한 만성 통증으로 고통받으며 살아간다. 사라지지 않는 통증을 안고 살며 지속적인 스트레스를 받고 우울증이 생겨 고통스러운 상황이 더욱 악화되기도 한다.

02 | 자연적 염증 억제 방법

자연적으로 만성염증으로 인해 발생한 염증을 자연적으로 억제하는 방법으로 항염 식품 섭취하기, 장내 미생물 관리하기, 염증을 줄이는 보충제 섭취하기 등이 있다.[3]

첫째는 항염 식품 섭취하기로 자연적으로 만성염증을 억제할 수 있다. 베리류 과일, 푸른 잎 채소, 기름진 생선, 올리브 오일, 엑스트라 버진 코코넛 오일, 홍차, 생강차, 강황차, 녹차를 비롯한 모든 유형의 차는 중요한 항염 식품이다. 강황, 커민, 계피, 바질, 파슬리, 생강 같은 향신료 및 허브, 콜리플라워, 브로콜리 등의 십자화과 채소, 호두, 피칸 등의 견과류, 호박씨, 해바라기씨 등의 씨앗, 다크 초콜릿도 모두 염증을 효과적으로 억제하는 식품이다.

또한 소금이 염증을 줄이는 중요한 역할을 한다. 고혈압, 당뇨 환자에게 무조건 저염식을 권하는 병원 처방 내용을 오래 들어왔던 터라 쉽게 이해가 되지 않을 것이다. 체 내 염도는 0.9%를 유지해야 한다. 소금은 소화, 해독, 소염, 발열, 중화, 삼투압 작용과 노폐물 제거 작용 등 인체 내에서 중요한 역할을 하고 있다. 불순물이 많고 미네랄이 부족한 나쁜 가공 소금을 먹지 말아야 한다. 상식이라고 생각했던 저염식의 오류를 심각하게 인지하고 좋은 소금으로 건강을 챙기려는 사람들이 늘어나고 있다. 저염식을 지속하게 되면 당연히 혈액 내 염도가 떨어지고 염증성 질환에 노출되기 쉽다. 정제된 소금 섭취를 차단하고 고온에서 가열하여 불순물은 제거하고 미네랄은 풍부한 태움(용융) 소금을 섭취하여 체 내 염도의 항상성을 유지하여야 한다.

둘째는 장내 미생물 관리하기로 자연적으로 만성염증을 억제할 수 있다. 인간의 장을 정원에 비유해서 설명하곤 하는데, 장이라는 정원을 건강하게 가꾸려면 첫 번째 단계는 잡초부터 뽑아야 할 것이다. 즉 나쁜 박테리아의 먹이가 되는 염증을 유발하는 식품을 피함으로써 나쁜 박테리아를 제거해야 한다. 두 번째 단계는 좋은 장 박테리아를 심는 것이다. 고품질 보충제, 발효 식품, 배양 식품을 단독으로 또는 조합하여 섭취함으로써 건강한 프로바이오틱스를 공급하면 장이 더욱 건강해진다. 항염 식품을 섭취하면 다양하고 좋은 박테리아로 구성된 장내 미생물군을 건강하게 유지할 수 있어 만성염증을 줄이고 예방하는데 도움이 된다. 세 번째 단계는 정원에 거름을 주는 것이다. 장내 프로바이오틱스의 건강을 지키려면 정원에 거름을 주듯 먹이가 되는 프리바이오틱스를 공급해야 한다. 프리바이오틱스가 풍부한 식품으로는 아티초크, 양파 마늘, 리크, 아마씨 가루, 베리류, 사과, 통, 감자 전분 등이 있다. 나쁜 장내 박테리아가 번성하거나 살아남지 못하도록 염증성 식품을 피하면서 좋은 박테리아의 먹이가 되는 프리바이오틱스를 섭취하여 건강한 장내 박테리아를 늘리는 것이 중요하다.

셋째는 염증을 줄이는 보충제 섭취하기로 자연적으로 만성염증을 억제할 수 있다. 염증을 줄이기 위한 보충제는 커큐민, 계피, 마그네슘 글리시네이트, 블릭커민씨드 오일, 피쉬 오일, 크릴 오일, 대구 간유, 생강, 보스웰리아, 아마씨 오일, 녹차 추출물, 브로멜라인, 콜라겐 분말 등의 보충제를 섭취함으로써 자연적으로 만성염증을 억제할 수 있게 된다.

만성염증에 대해서 자연적으로 염증을 억제하는 방법이 있지만, 이 방법을 사용하는데 주의가 따른다. 어떤 식품은 염증을 억제하는데 사용되기도 하지만, 어떤 식품은 염증을 악화시키는데 사용되기도 한다. 염증을 완화하거나 유발하는 요인을 아는 것은 매우 중요하며, 이는 만성염증에 대해서 염증을 유발하는 요인들을 인지하고 염증을 악화시키는 식품, 질환, 생활 습관 등을 통하여 만성염증을 완화시키거나 줄일 수 있다. 특히 만성질환과 관련해서 염증을 유발하는 요인으로 설탕, 표준 미국 식단, 채소, 대두, 옥수수, 카놀라 등에서 추출하여 정제하고 가공한 오일, 과도한 체중 및 비만, 나쁜 장 박테리아, 영양 결핍, 좌식 생활, 수면 부족, 만성 스트레스, 노화 등을 잘 관리해 나갈 필요가 있다.

B. 만성 염증의 이해

01 | 만성 염증의 원인

만성 염증을 줄이려면 체내 순환을 원활하게 만들어야 한다. 질병이 없는데도 피로가 잘 회복되지 않거나 통증이 몸 곳곳에서 나타난다면 만성 염증을 의심하고 다음 원인을 제거해야 한다.[4]

첫째는 뱃살로 인해서 만성 질환이 발생한다. 물이 기름을 만나면 잘 타는 것처럼 만성 염증은 지방이 있으면 급증한다. 그중 배에 있는 내장지방이 해롭다. 지방세포는 아디포카인이라는 염증 물질을 분비하고, 이는 신진대사를 방해해 지방을 쌓이게 만드는 염증과 지방 악순환이 나타난다.

둘째는 잘못된 자세에서 만성 질환이 발생한다. 몸의 자세가 구부정하거나 고정된 자세는 노폐물을 배출하는 림프의 순환을 억제한다. 이런 자세를 오래 유지하면 염증이 제대로 배출되지 않아 만성 염증이 늘어나다.

셋째는 미세먼지 등 환경오염으로 인해 만성 질환이 발생한다. 미세먼지는 코, 입, 폐를 거쳐 혈관까지 들어온다. 미세먼지가 혈관 속으로 들어오면 우리 몸은 이를 제거하기 위해 지속적으로 염증을 만든다. 미세먼지가 만든 만성염증 때문에 심뇌혈관질환 발병 위험이 커진다.

넷째는 만성 스트레스로 인해 만성 염증이 발생한다. 스트레스 호르몬은 염증 제거 효과가 있지만 장기적으로 스트레스를 받으면 조절 기능이 손상돼 염증 제거

효과가 낮아진다. 실제로 미국 오하이오대 연구에 따르면 만성 스트레스에 노출된 사람은 체내 염증 수치가 20% 높아졌다는 연구 결과를 발표했다.

다섯째는 고열량 음식을 섭취함으로 인해 만성 염증이 발생한다. 지방 함량이 높은 고열량 음식도 만성 염증의 원인이다. 패스트푸드 등 고열량 음식에 함유된 지질 성분은 혈관을 손상시키면서 염증 물질을 유발하기 때문에 멀리해야 한다.

여섯째는 액상과당으로 인해 만성 염증이 발생한다. 액상과당은 천연과당보다 혈액 속 단백질 성분과 엉겨 붙은 작용이 빠르게 일어난다. 단백질이 당과 엉겨 붙으면 최종당화산물을 만드는데, 이는 혈액 속 염증 물질을 만든다.

여덟째는 운동 부족으로 인해 만성 염증이 발생한다. 평소 몸을 너무 움직이지 않으면 신진대사 기능이 떨어져 염증 물질이 제대로 배출되지 않는다. 매일 20~30분 달리기, 줄넘기 같은 가벼운 운동을 꾸준히 하는 게 좋다.

각종 질병의 원인이 되는 것이 체내에 있는 만성 염증 때문이다. 시간이 지나면 자연스럽게 없어지는 급성염증과 달리 끊임없이 생기는 미세염증을 만성 염증이라고 한다. 만성 염증은 뚜렷한 증상이 없어 방치하기 쉽지만, 지속되면 암이나 치매 등 중증질환까지 유발할 수 있어 주의가 필요하다.

02 | 만성염증의 해결책

존스 홉킨스 의대의 만성 염증과 치매와의 관계 연구가 화제다. 내용은 건강한 40~50대 성인에게 혈액 속 염증 수치 다섯 가지를 측정해 놓고 이들이 70대가 되었을 때 뇌 부피와 치매 유무를 조사했더니, 감기를 달고 살 때는 물론 술과 담배를 하거나 고혈압, 당뇨병, 비만 같은 만성 염증 환자, 즉 20여 년 전 혈액 속에 염증 수치가 다섯 가지 중 3개 이상이 높았던 사람은 뇌 부피가 5% 이상 더 줄었다는 연구 결과를 발표하였다. 특히 기억을 담당하는 뇌 부위가 눈에 띄게 작아졌는데, 이럴 경우 치매 위험도는 3배나 더 높아질 수 있다. 즉, 염증 방어 반응이 지나치게 잦으면 오히려 뇌에는 독이 되는 것이다. 40~50대부터 몸속 염증 반응이 나타나지 않도록 신체를 건강하게 하는 것이 치매 예방의 지름길이다.[5]

급성염증은 빨갛게 부풀어 오른 심한 여드름, 고름 같은 현상을 떠올리면 되는데, 감염과 염증을 혼동하기 쉬운데, 엄연히 다른 현상이다. 감염의 주체는 병원균인 반면, 염증은 외부의 변화에 따른 즉, 타박상, 열상, 골절, 수술 등 생명체의 방어 반응 중 하나로 생체조직의 손상을 치유하는 과정이다.

만성염증은 미세먼지, 고혈당, 고혈압, 식품첨가물, 스트레스 등 다양한 원인으로 몸과 마음이 혹사당하면, 염증성 단백질이 아주 조금씩 꾸준히 만들어서 발생한다. 급성염증과 달리 자각 증상이 없어서 만성 질환을 키우는 원인이 된다. 만성염증은 매일매일 조금씩 우리 몸을 갉아 먹다가 몸의 한계에 달하는 시점에 이르고 드디어 임상 증상이 발현되는데, 이때는 너무 늦어 되돌릴 수가 없게 된다.

하버드대 연구논문에 의하면, 과거 인류는 굶주림에 시달린 데 반해 현대인들은 과잉 영양의 부작용으로 당뇨병, 심장병, 치매, 암 등이 만성 성인병의 원인이 되고 있다. 영양이 부족하면 인체의 면역력은 떨어져 세균에 감염이 잘되기 때문에 과거에는 유독 세균성 전염병 등에 의한 희생자가 많았던 반면, 현대인들은 영양이 넘쳐나는 경향이 있어, 면역력이 과한 경향이 있기 때문에 염증성 질환이 만성 성인병이 만연한다는 것이다.[6]

만성 염증에 대비하기 위해서 다음과 같은 해결책이 있다.[7] 첫째는 지방을 줄인다. 체중에 연연하지 말고 근육을 늘리고 지방을 줄이는 생활 습관이 중요하다. 육류 즉, 가공된 식품이 만성 염증의 주범이므로 몸에 해로운 식품을 몸 속에 들이지 않는 것에서 시작해야 한다.

둘째는 운동을 꾸준하게 한다. 일주일 3회 이상 30분을 투자해서 규칙적이고 가벼운 운동을 하는 것이 필요하다. 달리기, 줄넘기와 같은 유산소 운동, 옆 사람하고 말을 할 수 있는 정도가 좋다.

셋째는 녹차 마시기를 한다. 녹차는 강력한 항산화 및 항염증 효과가 있는 음료이다. 강황, 마늘, 양파, 토마토, 두부, 비트, 감태, 식이섬유 섭취가 필요하다.

넷째는 비타민 C, D. E를 섭취한다. 비타민 C와 E를 동시에 먹으면 활성산소 제거에 도움이 된다. 햇빛은 보통 얼굴, 손, 발 등의 부위를 일주일에 2~3회씩 15분간 쪼이면 좋다.

다섯째는 금연과 금주를 한다. 술과 담배는 계속되는 만성염증의 원인이 된다.

여섯째는 자세 바로 잡기이다. 잘못된 자세는 신경을 눌러 체내의 염증 세포를 증가시킨다.

일곱째는 유산균 제제를 복용한다. 유산균은 소화력을 키워 우리 몸의 면역력을 키우는데 도움을 준다.

여덟째는 저용량의 아스피린을 복용한다. 베이비 아스피린 같이 100mg이면 되며, 출혈성 경향이 있는 사람은 금기이다. 특히 체구가 작은 동양인들이 처방 없이 아스피린을 오남용 시 위장관 출혈, 뇌출혈의 위험이 있으니 주의가 필요하다.

C. 만성염증을 줄이는 식사법

01 | 지중해식 식사

여러 연구에서 영양 클러스터 분석에서 얻은 식이 패턴이 질병 위험 또는 사망률을 예측할 수 있는 방법을 나타냈습니다. 저급 만성염증은 대사 위험 요인을 만성 퇴행성 질환 위험 증가와 연결하는 배경 병인 메커니즘을 나타냅니다. 지중해식 식단 스타일은 염증 바이오마커의 수준이 낮고 심혈관 및 뇌혈관 질환에 대한 보호 역할과 관련이 있는 것으로 연구되었다. 지중해식 식단을 정의하는 데는 이질성이 있으며, 복잡성으로 인해 수천 가지 영양소와 식물 화학 물질을 함유한 노출체로 인해 지중해식 식단을 정의하는데 제한적이다. 최근에 지중해식 식단이 기준 혈장 세라마이드 농도와 심혈관 질환에 미치는 영향에 대한 연구에서 긍정적인 영향을 미쳤다는 연구 결과를 제시하였다.[8] 그리스의 3,000명 이상 남녀를 대상으로 한 연구에서 지중해식 식사를 좀 더 철저히 지킬수록 혈압 및 체질량지수와 반응성 단백질, 종양괴사인자, 인터루킨과 같은 염증 관련 지표들이 감소하는 것을 볼 수 있다. 또한 이탈리아에서 약 10,000명의 심근경색증을 가지고 있는 환자를 대상으로 한 연구도 주목할 만한데, 참가자들에게 지중해식 식사 구성 요소인 생선, 과일, 생채소나 익힌 채소, 올리브오일 섭취를 늘리라고 교육했고, 실험 결과 간단한 교육만으로도 참가자들의 식품 섭취가 개선되었고 위에 언급된 다섯 가지 식품에 대한 섭취를 많이 한 사람들의 사망 위험도가 섭취 빈도가 가장 적은 군과 비교해 50% 정도로 크게 감소하는 결과를

보였다.[9]

사람들은 병에 잘 걸리지 않거나 회복이 잘될 때 흔히 면역력이 좋다고 표현한다. 이렇게 우리 몸이 스스로 회복하는 과정이 급성염증이고, 이는 자연스러운 면역 과정 중 하나이다. 그런데 이 회복 과정에 문제가 생겨 완전히 회복되지 않고 지연되는 상태를 만성염증chronic inflammation이라고 하는데, 이 만성염증은 상태가 지속되면 우리 몸에 여러 가지 증상과 병이 발생하고 수년에서 수십 년 동안 지속되며 더 큰 병을 키울 수도 있다.[10]

염증은 좋을 수도 있고 나쁠 수도 있다. 염증은 우리 몸의 방어 메커니즘 중 하나로, 면역 체계가 박테리아와 바이러스와 같은 해로운 침입자를 인식하고 제거하여 치유 과정을 시작한다. 염증은 급성이거나 만성일 수 있다.

반면 만성염증은 느리고 오래 지속되며 몇 개월에서 몇 년까지 지속된다. 만성염증의 원인과 영향은 매우 다양하지만 종종 자가면역질환, 독소 노출, 치료되지 않은 급성염증 및 생활방식 요인에 기인할 수 있다. 만성염증은 종종 "보이지 않는 염증"이라고 하는데, 급성 염증처럼 신체적 증상이 나타나지 않기 때문이다. 만성 염증성 질환은 소화계, 관절, 피부, 호흡계 및 장기에 영향을 미치는 특정 트리거와 관련될 수 있다. 만성염증으로 인해 발생하는 가장 흔한 질병에는 알츠하이머병과 파킨슨병, 암, 심장병, 천식, 류마티스 관절염, 2형 당뇨병, IBS 및 기타 위장관 문제가 있다.[11]

02 | 항염증 식사

특정 영양소나 식품이 아니라, 과학적인 연구 결과들을 기반으로 염증을 줄이는 식품을 선택해 한 끼 식사를 구성할 때 우리 몸의 염증이 줄어들 수 있는데, 이를 항염증 식사라고 한다. 굳이 어렵게 극단적인 방법을 따르지 않아도, 식사 때마다 조금 다른 선택을 한다면 맛있고 즐겁게 먹으로면서도 건강을 유지할 수 있게 된다.[12]

이 30일 식단 계획에서는 몸에 도움이 되는 천연 항염 식품으로 한 달 동안의 맛있는 식사와 간식을 계획한다. 칼로리를 하루 1,500칼로리로 제한했는데, 이는 대부분의 사람이 일주일에 약 1~2파운드씩 체중을 감량하는 수준이다. 1,500칼로리를 먹어도 배고픔을 느낀다면 2,000칼로리 수정하는 것을 제안하며, 체중을 늘리는 것을 목표로 하고 2,000칼로리 수정이 부족하다면 식단 계획에 있는 건강식품 섭취를 늘려 목표를 향해 꾸준히 나아갈 수 있는 균형 잡힌 항염증 식사를 권고하고 있다. 이 1,500칼로리 식단 계획에는 칼로리 요구 사항이 다른 사람들을 지원하기 위해 2,000칼로리에 대한 수정이 있다. 이전에는 1,200칼로리에 대한 식단 계획과 수정을 포함했지만 더 이상 포함하지 않았다. 2020~2025년 미국인을 위한 식이 지침은 하루 칼로리를 1,200칼로리로 제한하는 것은 대부분의 사람들에게 영양 요구 사항을 충족시키기에는 너무 낮으며, 장기적인 건강과 웰빙을 위해 지속하는데 한계가 있으며, 적절한 칼로리 섭취와 함께 균형있는 항염증 식사를 유지할 필요가 있다.[13]

항염증 식사 체크리스트는 다음과 같다.[14] 첫째는 규칙적인 식사를 한다.

둘째, 아침 식사는 꼭 먹는다, 셋째는 식사량을 과식하지 않고 언제나 적당히 한다. 넷째는 즐거운 마음으로 천천히 식사를 한다. 다섯째는 음료수가 아닌 깨끗한 물을 충분히 마신다. 여섯째는 지방이 없는 건강한 단백질인 콩, 두부, 껍질을 벗긴 가금류, 생선 등을 섭취한다. 일곱째는 현미, 잡곡, 견과류 등과 같은 건강한 탄수화물을 섭취한다. 여덟째는 견과류, 올리브유, 들기름, 연어 등 푸른 생선 등의 건강한 지방을 섭취한다. 아홉째는 해조류를 포함해서 다양한 색깔의 제철 채소와 과일을 섭취한다. 열째는 청국장, 낫또, 요거트 등 다양한 발표 식품을 섭취한다. 열한째는 간식으로 가공식품이 아니라, 과일, 견과류 같은 자연식품을 적당량 섭취한다. 열둘째는 거의 매일 외식을 한다. 열셋째는 매일 가공식품(라면, 과자 등)이나 패스트푸드(햄버거, 피자 등)을 먹는다. 열넷째는 매일 동물성 기름이나 가공육류(햄, 소시지 등)를 먹는다. 열다섯째는 매일 짠 음식(젓갈, 장아찌 등)이나 화학조미료를 섭취한다. 열여섯째는 매일 단 음식(설탕, 음료수 등)을 섭취한다. 열일곱째는 매일 카페인이 든 음료(커피, 차 등)를 하루 3잔 이상 마신다. 열여덟째는 매일 과음 및 잦은 음주를 즐긴다. 열아홉째는 매일 담배를 피운다. 스물째는 규칙적인 운동을 거의 하지 않는다.

항염 식단은 신체에 침입하는 미생물, 식물 꽃가루 또는 화학물질과 같은 이물질을 인식하면 면역체계가 활성화된다. 이는 종종 염증이라는 과정을 유발한다. 진정으로 위협적인 침입자를 대상으로 하는 간헐적인 염증 발작은 건강을 보호한다. 염증을 퇴치하는 가장 강력한 도구 중 하나는 약국이 아니라 식료품점에서 나온다. 하버드 공중보건대학원 영양학과의 영양학 및 역학 교수인 프랭크 후 박사는 "많은 실험 연구에 따르면 식품이나 음료의 성분이 항염 효과가 있을 수 있다."라고 말한다. 적절한 항염 식품을 선택하면 질병 위험을 줄일 수 있다. 지속적으로 잘못된 식품을 선택하면 염증성 질환 과정이 가속화될 수 있다. 항염성 식단에는 토마토, 올리브 오일, 시금치, 케일, 콜라드와 같은 녹색 잎채소, 아몬드와 호두와 같은 견과류, 연어, 고등어, 참치, 정어리와 같은 지방이 많은 생선, 딸기, 블루베리, 체리, 오렌지와 같은 과일 등이 항염증 식사에 효과적이다.[15]

만성염증을 줄이는 식사법으로 지중해식 식사와 항염증 식사를 소개하였는데, 이 두 가지 식사법 외에 소식도 만성염증을 줄이는 식사법이다. 소식을 보면, 적게 먹는 것은 염증을 줄이고 노화를 방지하는 데 가장 많은 효과가 입증된 식사법이다.[16] 항염식은 새로운 구성이 아니며, 그 기초는 수세기 동안 존재해 왔으나, 항염식은 비교적 새로운 질병 치료 및 예방 도구이다. 항염식의 예로는 전통적인 지중해식 식단, 고혈압을 멈추기 위한 식이 접근법(DASH) 식단, 전통적인 오키나와식, 북유럽식 또는 멕시코식 식단이 있다. 이러한 식단은 유사한 핵심 기초와 권장 사항을 공유하는데, 이는 규칙적인 신체 활동, 사교 활동, 충분한 휴식, 생물다양성이 높고 신선하며 제철이며 해당 지역에서 생산되는 소비 가능한 식단을 포함하는 전체적인 라이프스타일 접근 방식의 구성 요소이다. 이러한 식단의 가장 중요한 식품 구성 요소는 과일과 채소로, 매 식사마다 각각 1~2인분을 권장한다. 올리브 오일과 같은 통곡물과 불포화 지방도 이러한 식단에서 크게 강조된다. 단백질은 콩과 생선, 닭고기와 같은 살코기 단백질에서 공급되며, 붉은 고기는 드물게, 아마도 1~2주에 한 번 섭취하게 되며, 나머지 식이 칼로리 섭취는 소량의 유제품, 알코올 및 가공 식품에서 나온다.[17]

Chapter 08 Case

"지속적 만성염증과 문화적 · 언어적 다양성을 가진 사람들의 신체적 테라피 관리에 영향을 미치는 사회문화적 요인: 연구범위 고찰"

본 연구는 신체적 테라피 관리에 영향을 미치는 사회문화적 요인과 만성염증과 통증 완화에 대한 연구이다. 본 연구는 지속적으로 문화 및 언어적으로 다양한 환경에서 불평등으로 고통을 받고 살아왔던 사람들이 신체적 테라피 관리에 영향을 미치는 사회문화적 요인에 어떤 것들이 영향을 미쳤는지를 제시한 연구이다. 목적 지속적인 만성염증과 통증이 있는 CALD 환자와 CALD 환자를 치료하는 물리치료사 간의 통증 관리에 영향을 미치는 사회문화적 요인을 종합하는 것입니다. 본 연구의 자료 수집은 MEDLINE, AMED, Scopus, Web of Science, PsycINFO 및 Google Scholar 등의 전자 데이터 베이스 소스를 활용하여 자료를 수집하였다.

연구 기간은 2018년 7월에 발표된 연구 중에서 신체적 테라피와 관련된 연구들이 포함되었으며, 신체적 테라피의 연구 범위는 지속적인 만성 염증과 통증이 있는 환자 사이의 임상적 상호작용을 탐구한 연구로 제한하여 자료를 수집하였다. 연구는 질적 연구와 양적 연구를 동시에 수행해야 하기 때문에 Critical Appraisal Skills를 사용하여 연구 모형을 검증하고 연구가설을 분석하였다. 본 연구의 주된 통계 소프트웨어는 프로그램(CASP) 체크리스트 및 혼합 방법 평가 도구(MMAT)를 각각 사용하여 합성 방법 주제별 합성 접근 방식을 사용하여 공통 주제를 추출하였다. 연구 결과를

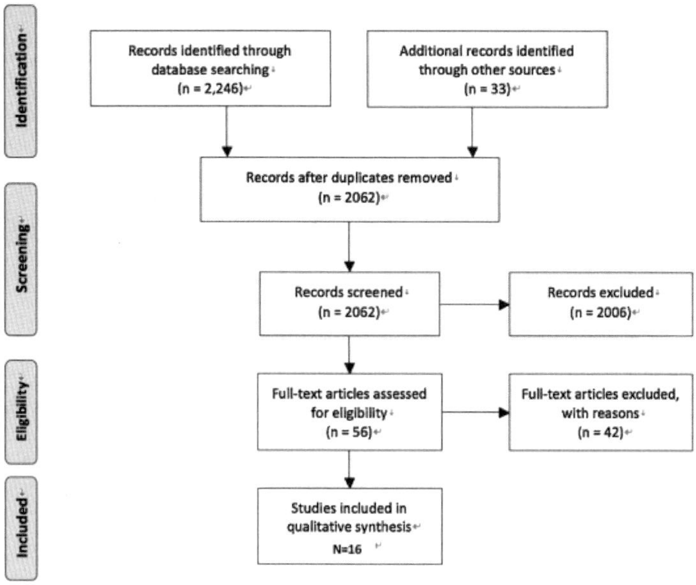

Fig. 1. Flow of included studies.

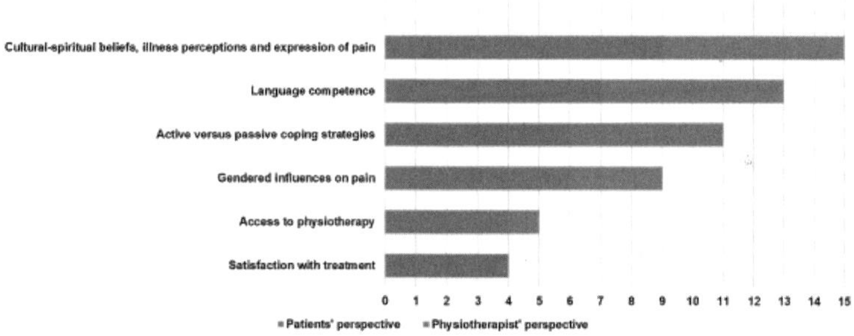

Fig. 2. Frequencies of identified themes from included studies.

보면, 총 16건의 연구가 질적 연구와 양적 연구에 사용되었으며, 이 중에서 11건의 연구는 정성적 데이터로 사용되었고, 5건은 정량적 데이터로 사용되었다. 조사 대상자의 관점을 보면 10명은 클라이언트의 관점에서 분석하였고, 4명은 신체적 테라피스트의 관점에서 분석하였고, 2명은 클라이언트와 신체적 테라피스트의 두 관점을 모두 분석하였다.

본 연구에서 추출한 주요 요인을 보면, 언어 능력, 능동적 대 수동적 대처 전략, 젠더화된 영향, 문화적-영적 신념, 만성염증 질병에 대한 인식 및 고통의 표현 (이자형)

치료 만족도, 접근 장벽. 결론 인과 관계, 통증 관리 접근법, 관리에 있어 환자 자율성에 대한 불일치한 관점 등의 요인들이 추출되었다. CALD 환자 및 물리 치료사, 이러한 불일치는 잠재적으로 치료 동맹에 스트레스를 생성하고 만성 염증과 통증의 효능을 약화시키는 결과를 가져왔으며, 본 연구의 체계적인 연구가 수행되기 위해서 무엇보다 이러한 장벽을 완화하기 위해서는 신체적 테라피의 문화적 역량을 함양하고, 전문가를 양성하는 것이 중요하다는 점을 제시하였다.

출처: Yoshikawa, K., Brady, B., Perry, M. A., Devan, H.(2020), Sociocultural factors influencing physiotherapy management in culturally and linguistically diverse people with persistent pain: a scoping review, *Physiotherapy*, 107, 292-305.

참고문헌

01. 서울대병원 건강증진센터, 몸에 '만성염증' 유발하는 7가지 원인, 헬스조선, 2022.5.23. 기사.

02. 로리 시맥, 자연적으로 염증을 줄이는 3가지 방법, 아주대학교.

03. 로리 시맥, 자연적으로 염증을 줄이는 3가지 방법, 아주대학교.

04. 서울대병원 건강증진센터, 몸에 '만성염증' 유발하는 7가지 원인, 헬스조선, 2022.5.23. 기사.

05. 양일종의 건강백세, 만성 염증과 해결책, 병원장칼럼 2018.2.26.

06. 양일종의 건강백세, 만성 염증과 해결책, 병원장칼럼 2018.2.26.

07. 양일종의 건강백세, 만성 염증과 해결책, 병원장칼럼 2018.2.26.

08. Tuttolomondo, A., Simonetta, I., Daidone, M., Mogavero, A., Antonella Ortello, and Antonio Pinto, Int J Mol Sci. 2019 Oct; 20(19): 4716.

09. JADAM Organic Farming, 체내의 염증 생성을 억제하는 지중해식 식단, 2004.7.9. 기사; 차움 푸드테라피클리닉 이경미 교수, 만성염증을 줄이는 건강 식사법 '약이되는 밥상', 2020.2.25.

10. SBS News, 숨어있는 4~50대 '만성 염증', 20년 후엔 치매 만든다, 2017.11.4. 기사; 차움 푸드테라피클리닉 이경미 교수, 만성염증을 치유하는 한 접시 건강법, 판미동, 2020.

11. Campbell, J., How To Reduce Chronic Inflammation, *American Legion*, 2024.2.2. 기사.

12. 차움 푸드테라피클리닉 이경미 교수, 만성염증을 치유하는 한 접시 건강법, 판미동, 2020.

13. Lachtrupp, E., 30-Day Anti-Inflammatory Meal Plan, Created by A Dietitian, *Eating Well*, 2024.7.15. 기사.

14. 차움 푸드테라피클리닉 이경미 교수, 만성염증을 줄이는 건강 식사법 '약이되는 밥상', 2020.2.25.

15. LeWind, H. E., Food That Fight Inflammation, Harvard Health Piblishing, *Harvard Medical School*, 2024.

16. 차움 푸드테라피클리닉 이경미 교수, 만성염증을 치유하는 한 접시 건강법, 판미동, 2020.

17. Scheiber, A. and Mank, V., Anti-Inflammatory Diets, National Library of Medicine, 2023.

18. Yoshikawa, K., Brady, B., Perry, M. A., Devan, H.(2020), Sociocultural factors influencing physiotherapy management in culturally and linguistically diverse people with persistent pain: a scoping review, *Physiotherapy*, 107.

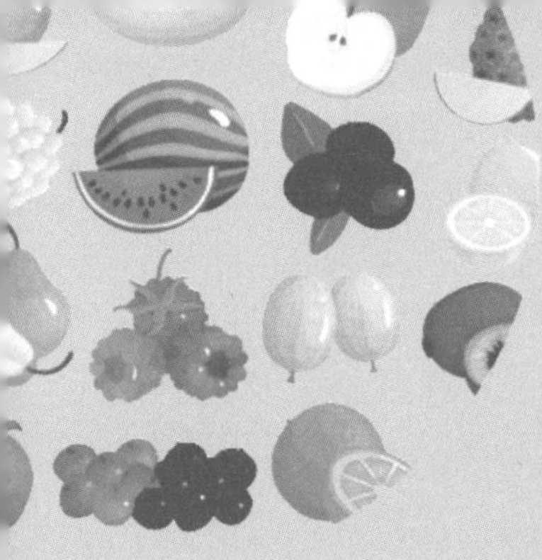

PART 03

자연 치유와 푸드테라피

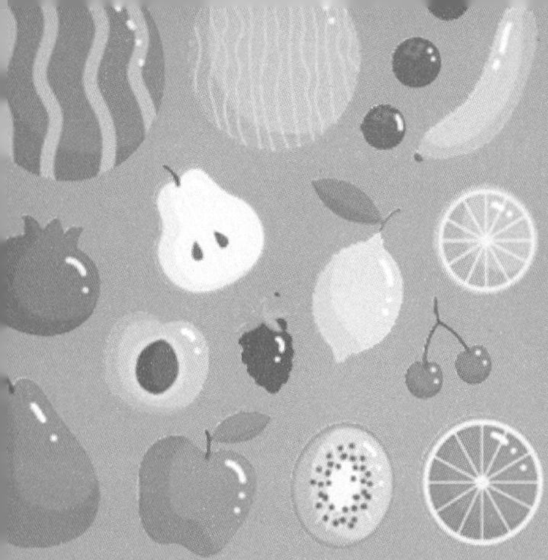

학습목표

1. 오감의 개념 및 정의에 대해 이해한다.
2. 오감과 뇌신경 반응을 학습한다.
3. 오감의 연구동향을 살펴본다.

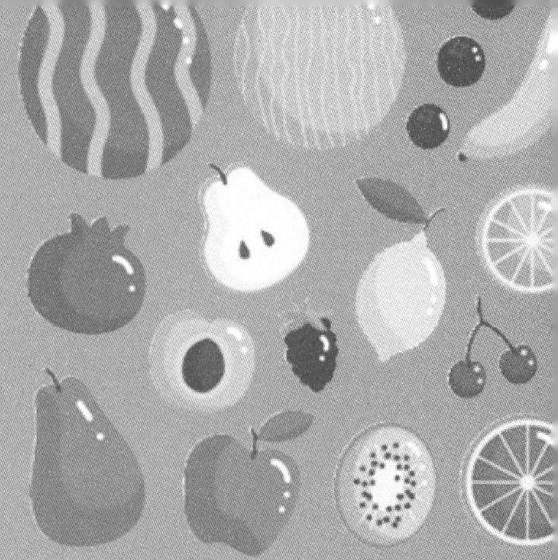

Chapter 09

오감과 건강

Contents

Introduction

"미각은 건강에 어떤 영향을 미치는가?"

(1) 건강한 생존을 돕는 오감

신은 왜 인간에게 보고, 만지고, 맛보며, 냄새 맡고, 듣는 오감을 주었을까? 아마도 자연 생태계에서 인간이 건강하게 생존하게 하는 데 꼭 필요한 것이기에 수백만 년 전부터 전해져 내려오고 있는 것이라 생각된다.

이 중 짠맛, 쓴맛, 신맛, 단맛, 감칠맛을 느끼게 하는 미각은 먹을 수 있는 영양분과 먹을 수 없는 독성분을 구별해 생존에 필요한 영양분을 섭취할 수 있도록 돕는다. 뿐만 아니라 미각세포들은 음식의 양이나 종류를 평가할 수 있는 능력도 지니고 있다, 생존을 위해 비교적 많은 양이 필요한 탄수화물이나 소금의 경우는 농도가 높을 경우라야 짠거나 단 맛을 느낄 수 있는 반면, 몸에 독이 될 수 있는 성분은 아주 미량에 대해서도 예민하게 감지하도록 프로그래밍 되어 있는 것이다.

(2) 미각의 불균형이 질병을 부른다.

그런데 다른 감각과 마찬가지로 미각 또한 나이 들수록 둔해진다. 노인들의 경우 짠 맛에 둔감해져 전해질 불균형이나 혈압 이상이 생기기도 하고, 상한 음식을 모르고

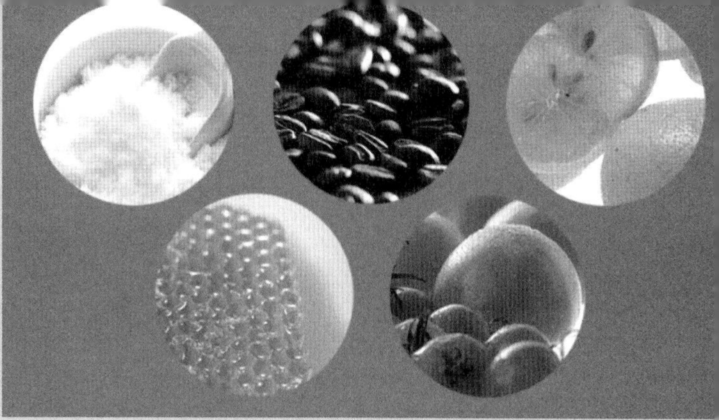

섭취한 후 탈이 나는 사례가 있다. 특히 미각이 둔해지면 대부분 후각 장애도 동반되는데 알러지성 비염, 상기도 감염, 파킨슨병이나 약물복용에 따른 부작용 등이 주요 원인으로 꼽힌다. 그 밖에 암이나 감염 등의 질병이 있을 때도 후각이나 미각과 함께 식욕도 떨어져서 원치 않는 체중 감소와 삶의 질을 떨어뜨리는 주원인이 되기도 한다.

반대로 말하자면 맛있는 것을 잘 느끼고, 먹고 싶은 것이 많다는 것은 신체 모든 장기가 건강하다는 것을 의미한다. 게다가 잘 발달된 미각은 생존을 위한 영양소 섭취나 독을 구별하게 할 뿐 아니라, 음식을 섭취하며 느끼는 즐거움(pleasure)도 배가 시킨다. 예를 들어 단 음식을 섭취했을 때 췌장에서 분비되는 인슐린은 당을 흡수해 허기를 줄여줄 뿐 아니라 아미노산인 트립토판을 두뇌로 운반해 기분을 좋게 하는 신경전달 물질인 '세로토닌' 분비를 촉진한다.

그런데 문제는 자극적인 맛에 길들어져 절제가 잘 안되거나 지나치게 미각이 약해지고 식욕이 떨어져 건강을 해치게 되는 경우, 즉 '미각이 균형을 잃은 때'이다. 미각이 지나치게 발달해 식탐을 절제하지 못하게 되면 비만과 더불어 미만 관련 암(폐경기 이후의 유방암, 신장암, 대장 직장암, 전립선암 등), 당뇨, 고혈압, 고지혈증 등을 덤으로 얻게 된다. 반대로 미각이 떨어져 입맛을 잃게 되면 젊었을 때에 비해 근육이 줄고 장기가 노화될 수 있다. 더구나 적절한 음식 섭취와 운동이 무엇보다 중요한 60대 이후 노년기에는 미각의 불균형이 심각한 문제를 초래할 수 있다. 단순한 체계 저하를 넘어 간, 폐 등이 이상이 생기기 쉬운 장기부터 건강의 적신호가 커지게 되기 때문이다.

(3) 오감을 동원하면 미각도 살아난다.

그렇다면 건강의 기본인 미각을 예민하게 유지하려면 어떻게 해야 할까? 첫째, 지칠 정도의 과로를 피한다. 음식 섭취와 운동량, 일과 휴식의 균형이 깨져 피로해지면

보고도 무엇인지 듣고도 무슨 말인지 잘 인식하지 못하는 순간이 생길 뿐 아니라 미각 또한 둔해지기 때문이다. 그런데 미각이 둔해지면 맛의 미묘한 차이를 인식할 수 없게 되고, 식욕과 함께 삶의 의욕도 떨어진다. 둘째, 감정적인 스트레스를 조절하기 위해 노력한다. 감정이 격해지면 교감신경계가 항진되어 침샘 기능이 떨어지면서 미각과 식욕을 잃기 쉽기 때문이다.

단, 이런 노력이 뒷받침된다 하더라도 노약자의 경우는 온도, 습도 등 환경 변화와 영향을 피할 수 없다. 이 때문에 수백만 년 전부터 인간에게 주어진 '오감'에 의지하는 것이 좋겠다. '보기 좋은 떡이 먹기도 좋다'는 옛 속담처럼 좋아하는 향과 색깔, 모양을 살린 음식으로 입맛을 돋우는 음악을 곁들이거나 식사 분위기에 신경을 쓰는 것이다. 이러한 과정을 통해 기분이 호전되면 소화 흡수는 물론 전반적인 신체의 기능도 좀 더 원활해질 수 있다.

출처: 박미선 서울대학교병원 가정의학과 교수, 미각은 건강에 어떤 영향을 미치는가?, 서울대학교병원 VOM 매거진 7호(2014), 2020.01.10 16:34

A. 오감의 개념 및 오감 활동

01 | 오감의 개념

인간은 오감(시각, 청각, 후각, 미각, 촉각)이 만족스러울 때 최고의 기쁨과 행복을 느낀다. 웃고, 사랑하고, 선을 베풀고 하는 모든 긍정적인 활동은 오감의 만족도가 클수록 비례한다. 감각은 다양한 감각적 경험을 통하여 자신을 탐구하고 주변 환경을 파악하고 적응해 나간다.

우리의 두뇌는 천연의 가상현실 기계이다. 과거의 고통스러운 기억은 우리를 다시 움츠러들게 만들지만, 즐거운 기억은 우리를 미소 짓게 하며 그 즐거움을 다시 맛보게 한다. 레몬을 먹는 상상을 하면 침이 흘러나온다. 감각을 사용해서 과거에 가졌던 경험을 되살린 것이다. 그래서 NLP에서는 감각을 표상 체계representational system라고 부른다.[1] 표상 체계는 시각visual, 청각auditory, 미각gustatory, 후각olfactory, 신체감각kinesthetic 즉, 오감을 말한다.

우리는 내면의 새로운 경험을 창조하는 놀라운 능력을 가지고 있다. 사람은 매 순간 마다 표상 체계를 사용해서 자신의 내면세계를 창조한다. 그리고 멋진 '감각 칵테일'을 만들어낼 수 있는 전문가이다.2 이는 모든 사람이 스스로 원하는 방식으로 자신의 내면세계를 창조할 수 있는 능력을 가지고 있다는 뜻이다.

표상 체계의 개념은 인간이 감각으로 변형된 정보인 육감에 근거하여 자신을 둘러싼 주위 환경과 접촉할 수 있게 된다는 것이다.[3] 표상 체계는 인간관계를 이해하는 일에도 역시 매우 중요하다. 우리는 또한 같은 표상 체계를 사용하는 사람을 친구로 선택하는 경향이 있다. 그 이유는 서로가 공통된 취미를 갖기 때문이다. 표상 체계에 대해서 이해하게 되면 어떻게 그렇게 서로 다른지를 이해할 수 있다. 그럼으로써 환경을 자신에게 가장 적합한 방식으로 꾸며나갈 수 있을 뿐 아니라 다른 사람들의 환경도 이해하고 존중하게 된다.[4]

이러한 표상 체계 중에서 사람마다 자주 사용하고 우선 사용하는 선호 감각preferences이 있다. 오감 중에서 특별히 민감하게 반응하거나 중요하게 생각하는 감각이 있듯이, 자신의 선호 감각을 알면 자신의 우성과 잠재성을 개발할 수 있고 재능을 발견할 수도 있다.

최근 오감을 통한 자연 치유에 대한 연구가 활발하다. 컬러테라피, 아로마테라피, 사운드테라피, 푸드테라피, 마사지테라피 등이 있다.

02 | 오감 활동

눈은 보는 것을 통해 말을 하고 귀는 듣는 것을 통해 말을 한다. 입은 먹는 것을 통해 마음을 말하고 또 코는 냄새를 맡으며 마음을 말한다. 피부는 온몸을 통해 자신의 마음을 표현한다. 이러한 오감은 우리 마음과 생각을 표현하는 도구로 사용된다. 이렇듯 몸의 말을 이해할 수만 있다면 건강은 그리 어렵지 않게 지킬 수 있을 것이다. 이렇듯 느끼고 생각하는 것이 오감을 통해 이루어진다는 것을 알 수가 있다.

또한, NLP에서는 오감을 이용하여 상대방을 관찰한다. 속마음을 이해하려면 상대의 몸짓과 태도를 자세히 관찰해야 한다. NLP에서는 이것을 캘리브레이션calibration이라고 한다. 캘리브레이션은 대화를 하면서 항상 실행해야 한다. 캘리브레이션을 열심히 하면 페이싱facing을 쉽게 할 수 있고 상대를 더욱 깊이 이해할 수 있기 때문이다.[5]

감각 느낌은 마음의 체험이 아니라 신체 체험이다. 신체 체험을 통하여 입수된 수천 가지 정보들은 전부 다 우리 몸에 저장되어 있다. 몸은 일종의 생체 컴퓨터라서,[6] 이 엄청 난 양의 자료들을 수집했다가 당신이 자료를 요청하거나, 아니면 어떤 외부 사건에 자극을 받는 순간, 즉각 그것들을 당신에게 전달해 준다.

이 외에도 영유아 놀이 지도에 있어서 식재료를 활용하여 오감을 자극하는 프로그램이 영유아의 사회. 정서 발달에 효과적이라는 많은 논문과 이론들이 오감 활동의 중요성을 입증하고 있다.

오감을 활용한 교육을 최초로 강조한 코메니우스Comenius는 "감각은 인식의 최초 단계이며 가장 확실한 도구로 모든 사물은 감각에 의해 파악되어야 한다"고 강조한 바 있다. 오감을 활용한 교육의 중요성에 대해 강조한 또 다른 대표적인 학자인 몬테소리Montessori는 인간이 사회 안에서 건강한 삶을 영위하기 위해서 감각기관을 활용하여 사물 및 환경을 인지할 수 있는 교육 방법을 강조하였다.[7] 태아기부터 생성된 감각기관은 생후 3년간 끊임없이 발달하며 지속적인 탐색을 통해 세상을 알아가며 이해하는 수단이 된다. 영아는 새로운 것을 직면했을 때 이전의 경험과 다른 점을 인식하게 되고 그 대상에 집중하게 되고 탐색하여 대상의 속성을 발견하게 된다. 새로운 대상에 호기심을 느낀 영아는 보고, 듣고, 냄새 맡고, 맛보고, 만져보는 감각을 이용하여 탐색하게 된다.

이러한 감각sensation은 신경세포를 자극, 신경세포를 활성화하는 에너지를 말하며, 다양한 소리의 진동과 피부 접촉, 근육 활동, 중력의 끌어당김 등이 감각을 생성케 하는 에너지가 된다.[8]

B. 오감과 뇌신경 반응

01 | 뇌신경 반응

오감은 뇌 구조와 밀접한 관련이 있다. 오감은 뇌 건강뿐 아니라 몸과 정신 건강 유지에도 밀접한 관계가 있다. 뇌 건강과 오감의 중요성에 대한 많은 과학적 연구와 정보들이 이를 뒷받침 해주는 근거가 된다. 신경의 기능은 감각과 운동이다. 어떤 감각을 느끼고 또 어떤 감각을 더 선호하느냐에 따라서 거기에 적합한 반응이 이루어진다. 좋은 감각을 접하면 좋은 반응으로, 나쁜 감각을 받으면 나쁜 반응으로 우리 몸은 스스로 조절하며 적응하고 몸뿐만 아니라 정신과 영적인 요소를 지배하게도 된다.

손, 발, 입, 피부 등의 감각 수용기관을 통해 들어온 감각 자극은 시신경과 청신경, 후 신경, 안면신경, 설인 신경, 척수 신경 등을 거쳐 뇌에 전달하며 뇌를 자극하게 한다. 각각의 감각은 인간의 신체에 있는 감각 수용기의 종류에 따라 분류되며 시각은 눈의 망막으로 청각은 귀의 달팽이관으로 후각은 코의 비점막으로 미각은 혀의 미뢰로 촉각은 피부를 통해 오감각을 수용한다.[9]

오감을 자극하는 감각 정보는 감각기관과 감각 신경을 통해 뇌로 전달된다. 뇌는 정보, 즉 자극을 받아들여 중요한 여부를 판단한 후, 해석해서 적절한 행동을 취하도록 명령한다. 신경세포로 구성된 뇌에는 감각 정보를 받아들이고 체계화하는 신경들이 행동을 취하도록 지시하는 신경들보다 다섯 배가 더 많다. 이는 우리가 거의 의식하지

<그림 9-1> 신경세포 자극 전달 접속 과정

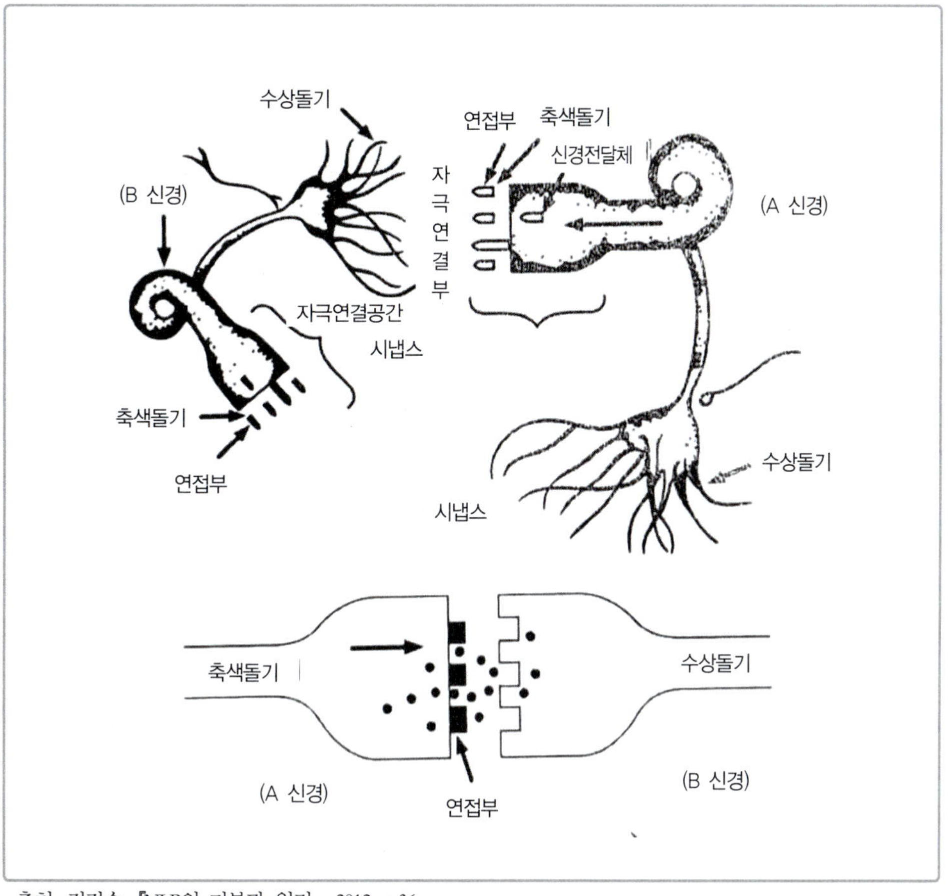

출처: 전경숙, 『NLP의 기본과 원리』, 2012, p.36.

못하지만 각 기관이 하루 온 종일 수많은 자극을 받아들이고 있으며, 감각기관의 그러한 역할이 얼마나 중요한지를 말해준다.[10] 이렇듯 뇌신경은 오감과 밀접하게 연결되어 있고, 다양한 자극에 끊임없이 다양한 반응을 하며 몸을 보호하고 있다.

02 | 오감에 따른 뇌신경 반응

현대 인류가 처음 겪는 장수 시대에 시대와 국가를 넘어선 모든 나라의 실존적 문제가 바로 '치매'이다. 평균 수명은 늘어났지만 환경오염과 잘못된 식습관으로 뇌세포의 손상, 파괴로 치매 발병률은 점차 늘어나고 있는 게 현실이다. 어떤 이유였건 뇌 기능의 현저한 저하로 오감의 둔화를 느끼는 사람들에게 오감을 활용하여 뇌 기능을 활성화하고 치매 예방에 도움이 되는 데 기여할 수 있을까? 오감은 뇌를 젊게 하고 유지하며 '뇌 활성화'를 일으키는 중요한 역할을 할 수 있다고 본다.

오감은 사람의 인체와 두뇌에 많은 영향을 주고받는다. 인체의 감각들은 서로 연계성이 매우 높다. 오감을 동원한 여러 활동을 연결하면 감각의 융합 능력이 생기고, 창조적이며 즐거운 뇌가 된다는 것을 알게 되었다.[11]

시각, 청각, 미각, 후각, 촉각을 다 사용하여 인체의 오감을 깨워 활용하는 것은 뇌의 구조들(전두엽, 두정엽, 후두엽, 측두엽, 뇌간)까지를 즐겁게 같이 깨우는 일이다. 왜냐하면, 뇌의 전 영역들이 오감의 뇌 신경 센서와 연결되어 있기 때문이다. 뇌 신경을 즐겁게 깨워 활성화 시키는 일은 뇌를 젊어지게 한다. 오감을 사용한 뇌 젊음 유지까지 가능하다는 뜻이다.[12]

오감이 전달되는 과정을 정리하면, 신체 감각기관들(눈의 망막, 달팽이관, 비 점막, 미뢰, 피부)을 통해 들어온 감각 정보들을 감각 수용체를 통해 받아들인다. 이 정보들은 말초신경계를 이루는 감각 뉴런(시신경, 청신경, 후 신경, 미주신경, 안면신경, 설인 신경 등)을 자극하여 100억 개의 신경세포가 존재하는 대뇌 피질[13]의 감각 영역에 도착한다. 이 영역에서는 감각기관에서 들어온 신호를 접수 처리해 인식하고 지각할 수 있도록 체계화하고 또한 행동 뉴런에게 신호를 보내 행동으로 명령한다.

뇌의 가장 기초가 되는 신경세포와 신경원은 전기자극 형태로 정보를 전달한다. 세포들은 시냅스라고 하는 좁은 간격을 두고 분리되어 있으며, 하나의 세포가 자극을 받으면 신경전달물질을 시냅스에 방출하게 되고, 이 화학적 신경전달물질에 연접해 있는 다른 세포에 자극을 촉진 또는 억제하게 된다.[14]

대뇌 피질의 구조는, 전두엽(기억, 사고력), 두정엽(촉각, 운동중추), 측두엽(청각, 후각), 후두엽(시각 정보처리)으로 이루어져 있다. 대뇌 피질을 기능적으로 나누면 주로 감각을 인지하는 감각 영역sensory area과 운동 영역motor area, 이 두 영역을 연결해 주는 연합영역association area의 세 부분으로 나눌 수 있으며 각각의 영역은 세부적으로 위치에 따라 다른 기능을 한다.[15]

즉, 오감을 통해 받아들인 다양한 감각 정보는 오감과 연결된 다양한 감각기관과 감각 수용체, 감각 뉴런의 전기신호를 거쳐 대뇌 피질의 감각 영역에 도달한다. 대뇌 피질에 도달한 정보를 구분하고 프로그래밍하여 생각과 행동으로 나타내게 된다. 마음을 다루고 생명을 관장하며 몸을 지배하는 뇌는 오감과 밀접하게 연결되어 있음이 뇌과학의 발달과 더불어 끊임없이 그 기전들이 밝혀지고 있다.

C. 오감의 연구 동향

01 | 오감의 연구 배경

인간은 감각기관을 통해 모든 사물에 대한 인식을 흡수하므로 어떤 감각적 자극이 가해지냐에 따라 의식과 행동이 달라지는지가 결정이 된다고 보아도 될 것이다. 예를 들면, 오감을 활용한 푸드테라피에 있어서도 요리 활동 시 어떤 감각(V. A. K)16을 선호하느냐에 따라서 식재료 선택이 달라지는 것을 알 수가 있다. 시각을 선호하는 사람은 다양한 색의 조화에 집중해서 식재료를 선택할 것이고, 청각을 선호하는 사람은 음식의 씹는 식감을 중요시할 것이다. 촉각을 선호하는 사람은 부드러운 음식 또는 따뜻한 음식, 아니면 거친 음식에 따라서 식재료를 선택할 것이기 때문이다.

오감을 활용한 요리 활동은 식재료의 영양 지식을 탐색하는 과정, 물리적인 힘으로 변화시키는 과정, 가열로 인한 변화 과정 등의 다양한 확장 활동이 이루어지도록 한다. 또한, 식재료의 기호도 형성이나 음식의 잘못된 인식으로 인한 음식 기피 현상에 대해 긍정적인 방법으로 개선할 수 있도록, 편식에 대한 새로운 개념을 가질 수 있도록 도와주는 효과적인 교육 방법이라고 생각된다.[17]

오감과 푸드테라피 간의 관련성에 대한 국내의 연구 배경을 발행 년도별로 보면 2007년부터 2023년까지 총 8편의 석박사 학위논문이 출간되었으며, 2007년 1편, 2010년 1편, 2018년 2편, 2019년 1편, 2023년 1편 등 총 8편의 학술연구가 수행되었다.

학문 분야별로 보면 총 8건의 연구들 중에서 의약학 4건으로 가장 많고, 그 다음으로 인문학 3건, 예술 체육학 1건 등으로 발표되었다. 학위유형별로 보면 박사논문이 2편이고 석사 6편이 각각 출간되었다. 오감과 푸드테라피 간의 관련성에 대한 국내 총 8편의 학술연구 중에서 오감과 푸드테라피를 다룬 연구는 2007년부터 2023년까지 17년 동안 2편의 박사논문이 대표적이다.

도영미(2020)는 해독과 자율신경을 중심으로 푸드테라피의 자연치유력 증진 효과에 대한 홍채의 형태학적 분석을 수행하였다. 연구 결과를 보면, 인체에서 약한 조직의 위치와 특별한 교정을 위해 필요한 영양 공급의 종류를 보여주는 홍채분석은 인간의 눈을 구성하는 홍채의 색상과 구조적 특성의 분석을 통해 인체 내 장부의 이상 증상 및 몸의 독소 축적 상태, 자율신경 상태 등을 발견하는 진단 방법이다. 홍채는 우리 몸의 모든 신경 정보를 수천 개의 신경조직을 포함한 시신경을 통하여 인체 전체를 여행하는 중추신경계까지 보여준다. 이 신경섬유는 인체의 모든 신경으로부터 정보를 전달 받는다. 따라서 홍채의 여러 가지 변화들을 잘 확인하면 몸의 병리 여부, 염증 정도, 조직 파괴 여부, 영양소 결핍 여부 등에 대한 정보를 발견할 수 있다. 이런 측면에서 홍채진단을 통해 푸드테라피의 인체 해독과 자율신경 변화에 대한 효과를 확인하고자 하는 본 연구는 적절하다는 점을 강조하였다.[18]

황금주(2023)는 총체적 치유 관점에서 오감과 NLP를 매개로 한 푸드테라피 효과 검증 모델 연구를 수행하였다. 연구 결과를 보면, 푸드테라피 요인과 푸드테라피 효과 간의 관계에서 오감과 NLP의 매개 효과를 검증하여 여러 시사점을 제시하였다. 정책적 시사점을 보면, 인구 고령화와 기대수명이 늘어나면서 건강에 대한 관심이 증대되고 있는 상황에서 푸드테라피에 대한 연구는 의미 있는 연구이다. 전 세계에 많은 국가들이 푸드테라피를 활용한 자연치유 방안에 관한 연구가 치유선교학뿐 아니라, 의학, 보건학, 생물학, 유전학, 생명 공학, 항 노화학에 이르기까지 학제 간 연구와 융합연구가 활발하게 진행되고 있는 상황에서 시의적절한 연구라 여겨진다. 또한, 실무적 시사점을 보면, 푸드테라피 요인과 푸드테라피 효과 간의 상관관계를 실증적으로 분석하였다. 동시에, 푸드테라피 요인, 오감, NLP, 푸드테라피 효과 등 4개의 구조Construct에 대한 척도와 측정 도구를 개발하였다는 점에서 의미가

있다.[19]

푸드테라피 프로그램을 수행하는 과정에서 이용자의 오감과 NLP를 프로그램에 반영할 때 푸드테라피 이용자의 스트레스를 줄이고, 해독을 감소시키며, 다이어트에 효과적으로 작용하였다는 것을 제시하였다는 점에서 의미 있는 연구라 사료 된다. 이 연구는 푸드테라피 이용자를 대상으로 총체적 치유의 관점에서 푸드테라피 요인과 푸드테라피 효과 간의 관계에 오감과 NLP의 매개 효과를 분석하였다. 또한, 실증분석 과정에서 조사 대상 표본의 선정, 연구 변수의 선정 및 측정, 통계분석의 방법과 절차 등에서 연구의 한계를 제시하였으며 향후의 연구에서 이 점이 반영되고 보완되어야 한다는 점을 제시하였다.

02 | 오감 테라피

오감 테라피는 오감에 연관된 감각 통로를 활용한 치유프로그램이다. 간에 해당되는 시각 통로는 컬러테라피로, 심장에 해당되는 촉각 통로는 명상테라피로, 비위에 해당되는 미각 통로는 푸드테라피로, 폐에 해당되는 후각 통로는 향기테라피로, 신장에 해당되는 청각 통로는 뮤직테라피로 구성하였다. 어떤 사람은 시각 통로에 더 잘 반응하고, 어떤 사람은 청각적인 자극이 효과적인 반응을 이끌어 낼 때가 있다. 즉 사람에 따라 보다 효과적인 결과를 얻을 수 있는 치료 방법이 다르다는 것이다. 그러므로 다섯 가지 테라피를 모두 적용하기 보다는, 자신이 더 즐겁게 참여할 수 있으면서 치료 효과가 좋은 테라피 방식을 위주로 하여 다른 테라피를 결합시키는 것이 좋을 것이다.[20]

컬러테라피는 오감 중 시각 통로를 통해서 마음과 몸을 이완시키는 테라피 기법이다. 이는 인지능력을 향상시키는 데 사용되며 감각 운동 기능, 자존감과 자기 인식 촉진, 정서적 탄력성 함양, 통찰력을 증진하고, 사회적 기술을 향상시키며, 갈등과 고통을 줄이고 해결하며 발전시키는 역할을 한다. 컬러테라피는 기본적으로 적극적인 예술 창작과 창작 과정을 통해 개인, 가족, 공동체의 심리 이론에 기초를 두고 있을 뿐만 아니라, 대인관계의 다양한 경험을 활용하기도 한다. 컬러테라피는 삶을 풍요롭게 하는 통합적인 정신 건강 및 복지 서비스 분야이며, 개인과 가족의 갈등을 완화시키며 지역사회의 고민과 문제를 해결하는데 효과적으로 도움을 주기도 한다.

명상테라피는 자신의 감추어진 과거의 경험과 이야기들을 꺼내어 가면서 소통하는 테라피 기법이며, 깊은 명상을 통해서 마음과 몸의 균형을 잡아주면서 우리의 마음과 몸의 유기적인 관계를 어떻게 조절하고 관리해 나가야 하는지를 치료하는 방법이다. 명상 테라피를 통해서 심리적 치료와 신체적 치료를 자연스럽게 할 뿐만 아니라, 개인의 정서에서 나타나는 문제와 대인과의 갈등에서 발생하는 문제로 인해서 자신도 모르게 우울하게 되고, 분노를 잘 조절하지 못해서 결국에 화병으로까지 나타날 수 있는 질환들을 관리하는데 효과적인 치료 방법이다.

푸드테라피는 사람의 오감 중 미각 통로를 이용하여 심리적 안정과 신체적 위안을 잡아주는 테라피 기법이다. 푸드테라피는 음식이라는 뜻의 'Food'와 치유를 의미하는 'Therapy'라는 단어의 합성어이다. 기존의 푸드테라피는 동양의학의 고전인 황제내경 소문의 원리를 따라, 음식을 통해 건강을 증진 시키는 동양 의학적 건강법을 말하며 그 음식들은 곡류, 야채, 산나물, 산야초, 과일, 차 등을 포함한다. 현대 의학에 근거를 둔 본 저서의 푸드테라피는 건강의 기본이 되는 과학적 지식을 근거로 하여 질병 치료와 질병 예방을 위해 필요한 식재료를 의학적인 근거에 의해 선택, 조리 과정 및 섭취 방법을 알려주고 도와주는 방법이다. '음식을 섭취한다'는 의미는 '인체가 필요로 하는 영양소를 얻기 위함이다'라는 것을 먼저 이해하는 것이 중요하다.[21]

향기테라피는 사람의 오감 중 후각 통로를 이용하여 마음과 몸의 균형을 잡아주는 테라피 기법이다. 향기테라피는 우리의 인체 중에서 폐에 해당하는 것으로 폐 기관에 에너지를 활성화 시키면서 정신과 신체의 긴장을 풀어주고 이완시키는 치료 방법이다. 향기테라피는 주로 나무 및 허브에서 추출한 엑기스인 에센셜 오일을 사용하며, 이 에센셜 오일은 수백 가지 종류의 나무에서 추출한 것이기 때문에 강한 향을 갖고 있어서 이 향 자체가 테라피 효능이 있어서 향기테라피는 아로마테라피라고 이름이 붙었다.

뮤직테라피는 인체의 오감 중에서 청각 통로를 이용하여 정신과 몸의 균형을 잡아주는 테라피 기법이다. 이는 음악을 임상적으로 사용하여 감소와 같은 개별화된 목표를 달성하며, 스트레스, 기분 및 자기 표현 개선. 입증된 근거 기반 치료법이다. 뮤직테라피는 듣기, 노래하기, 연주가 포함될 수 있다. 악기를 연주하거나 음악을 작곡하거나. 참여하는 데 음악적 기술이나 재능이 필요하지 않으며, 심리적, 정서적, 육체적, 정신적, 인지적 측면에서 도움이 될 수 있다. 뮤직테라피는 혈압을 낮추고, 기억력을 향상시키는데 도움을 주기도 하고, 다른 사람들과 함께 음악을 경험하게 함으로써 의사소통과 사회적 능력 향상에 도움을 주기도 한다. 또한 뮤직테라피는 자기 성찰. 자기 규제, 동기 부여 증가, 통증 관리, 기쁨 증가 등 다양한 건강한 대처 기술에 효과적으로 도움을 주는 테라피 기법이다.

Chapter 09 Case

"미각과 후각의 민감도 및 선호도 간의 연관성과 건강한 노화의 삶의 질: NutriAct 제품군 연구시험(NFSE) 코호트"

Lim et al.(2022)의 연구에 따르면, 60대 노인들을 대상으로 식습관과 삶의 질 간의 관계에서 오감의 역할을 분석하였다. 본 연구는 코호트 NutriAct 가족 연구 시험(NFSE)을 중심으로 연구를 수행하였으며, 60대 노인들의 오감 중에서 미각과 후각 기능이 식습관과 삶의 질에 어떠한 영향을 보이는가를 분석하였다. 본 연구는 코호트 NutriAct 가족 연구 시험(NFSE)에 총 1,018개의 조사대상 표본 중에서 신체적 테라피, 심리적 테라피와 관련된 251개를 대상으로 하였으며, 이 중에서 본 연구와 부적절한 6개의 표본을 제외하고 최종적으로 245개의 표본으로 실증분석을 수행하였다. 분석 결과 60대 노인들의 식습관과 삶의 질 간의 관계에서 노인들의 미각과 후각이 삶의 질에 정(+)의 영향을 미친다는 것을 제시하였고, 노인들의 미각과 후각은 정서적 생활, 제지적 생활, 외부적 생활 등과 같은 삶의 질을 높이는데 중요한 영향 요인으로 작용하였다. 또한, 노인들의 미각과 후각은 삶의 질뿐만 아니라, 노인들이 생활하는 중에 스트레스를 줄여주고, 다이어트에 효과적인 것으로 나타났다. 인구통계학적 특성을 보면, 245개의 표본 중에서 여성이 138명으로 남성 107명보다 높은 분포를 보였으며, 여성의 평균 연령은 61.3세인 반면에, 남성은 64.1세로 남성의 연령이 여성보다 더 높은 것으로 나타났다. 특히, 245개의 표본 중에서 코호트 NutriAct 가족

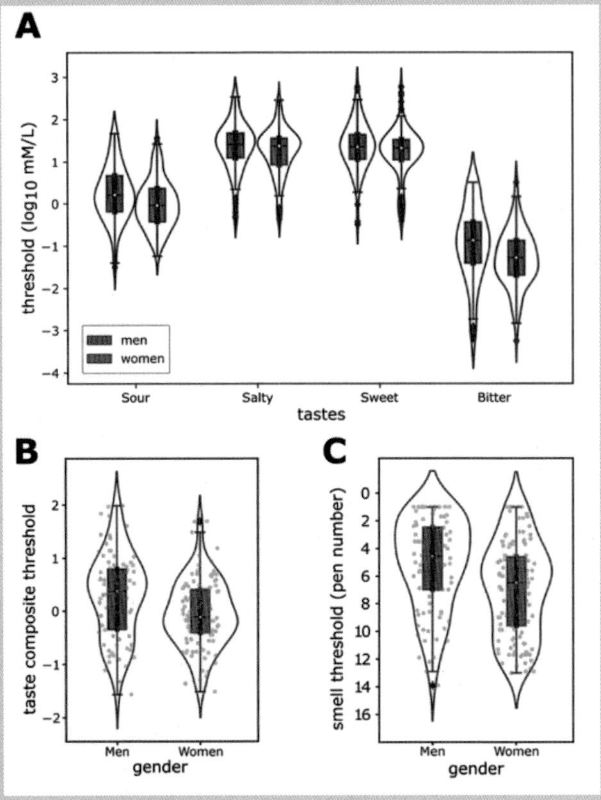

연구 시험(NFSE)의 하위 샘플에서 후각에 대한 민감도가 높게 나타났으며, NFS 검사 코호트(NFSE, N = 251, 연령 M = 62.5세)는 다른 연령층보다 미각과 후각의 민감도가 높았으며, 이 62.5세의 연령층에서 노인의 식습관과 다이어트 간의 관계에서 오감의 역할이 뚜렷하게 나타났다.

특히 노인의 성별에 따른 오감의 차이를 보면, 여성은 남성에 대비해서, 미각과 후각에 대한 민감도가 높은 반면에, 남성은 미각과 후각에 상대적으로 덜 민감한 것으로 나타났으며, 미각과 후각에 민감한 여성들이 그렇지 않은 노인들에 대비해서 스트레스가 완화되었고, 다이어트에 효과적이었으며, 노인들의 정서적, 외부적 생활에서 삶의 질이 상대적으로 높은 것으로 나타났다.

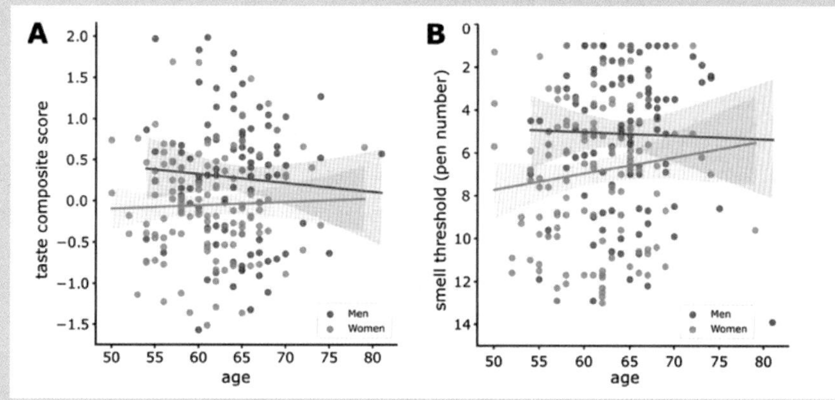

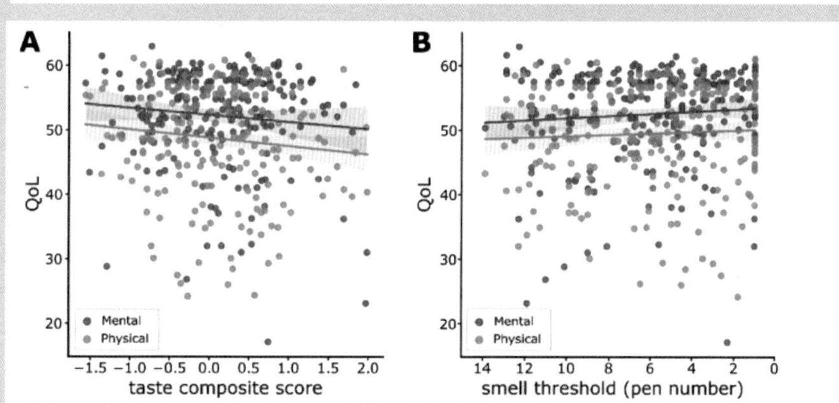

출처: Lim, S. X. L., Hochenberger, R., Busch, N. A., Bergmann, M., and Ohla, K.(2022), Associations between taste and smell sensitivity, preference and quality of life in health aging: the nutriact family study examinations (NFSE) cohrt, *Nutrients*, 14, 1-16.

참고문헌

01. 이안 맥더모트·조셉 오코너/설기문 역, NLP의 원리, p.126.

02. 이안 맥더모트·조셉 오코너/설기문 역, NLP의 원리, p.127.

03. 전경숙, NLP의 기본과 원리, 서울: 학지사, 2001, p.28.

04. 전경숙, NLP의 기본과 원리, 서울: 학지사, 2001, p.131.

05. 가토 세류/정지역 역, 간단 명쾌한 NLP, pp.102-103.

06. 유진 T. 젠들린/손혜숙 역, 내 마음 내가 안다, 서울: 아름드리미디어, 2000, p.68.

07. 박현애, 오감 요리 활동이 영아의 놀이성과 식 태도 및 식 행동에 미치는 영향, 경상대학교 교육대학원 석사학위논문, 2021, p.16.

08. Ares, A. J. Sensory integration and the child, Los Angeles: Western Psychological Service, 1979, p.6 재인용.

09. 우정녀, 식재료를 활용한 오감 놀이가 영아의 놀이성과 편식 행동에 미치는 영향, 총신대학교 교육대학원 석사학위논문, 2015, p.6.

10. 유혜숙, 감각적 탐색 미술 놀이가 영아의 그리기 태도 및 능력에 미치는 영향, 원광대학교 대학원 석사학위논문, 2012, p.19.

11. 유혜숙·이영좌, 즐거운 뇌, 오감 테라피, 서울: 도서출판 책과 나무, 2021, p.19.

12. 유혜숙·이영좌, 즐거운 뇌, 오감 테라피, 서울: 도서출판 책과 나무, 2021, p.51.

13. 우리 모두의 백과사전, "대뇌 피질, 위키백과.

14. 전경숙, NLP의 기본과 원리, 서울: 학지사, 2012, p.37.

15. 우리 모두의 백과사전, "대뇌 피질, 위키백과.

16. 가토 세류/정지영 역, 간단 명쾌한 NLP, 서울: 시그마 북스, 2010, p.127.

17. 박현애, 오감 요리 활동이 영아의 놀이성과 식 태도 및 식 행동에 미치는 영향, 경상대학교 교육대학원 석사학위논문, 2021, p.5.

18. 도영미, 자연치유력 증진 효과에 대한 홍채의 형태학적 분석, 서울장신대학교 일반대학원, 박사학위논문, 2020, p.88.

19. 황금주, 오감과 NLP를 매개로 한 푸드테라피 효과 검증 모델 연구: 총체적 치유 관점에서, 건양대학교 대학원 박사학위논문.

20. 이현주, 오감테라피, 경기: 부크크(주), 2015, p.24.

21. 황금주, 오감과 NLP를 매개로 한 푸드테라피 효과 검증 모델 연구: 총체적 치유 관점에서, 건양대학교 대학원 박사학위논문.

22. Lim, S. X. L., Hochenberger, R., Busch, N. A., Bergmann, M., and Ohla, K.(2022), Associations between taste and smell sensitivity, preference and quality of life in health aging: the nutriact family study examinations (NFSE) cohrt, *Nutrients*, 14.

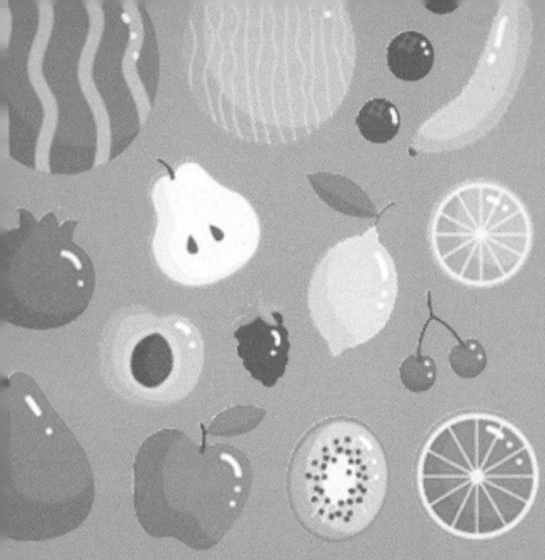

학습목표

1. 오감을 활용한 푸드테라피를 살펴본다.
2. 오감과 심리적, 신체적 테라피의 관계를 살펴본다.
3. 오감 활동의 푸드테라피 프로그램을 학습한다.

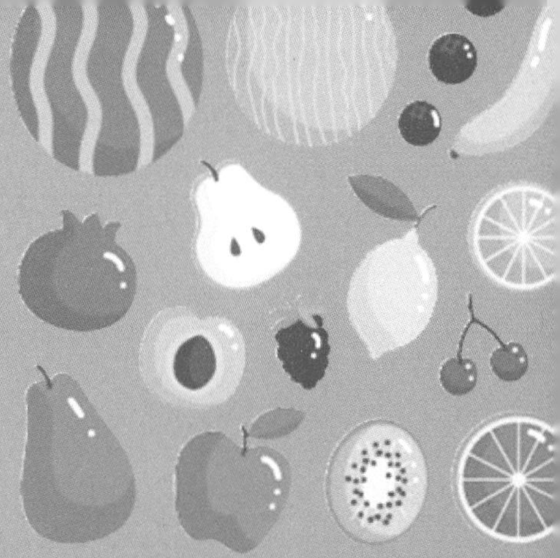

Chapter 10

오감 활동과 푸드테라피

Contents

Introduction

"오감을 이용한 컬러푸드테라피를 통해 건강을 챙기자"

푸드테라피 음식(food)과 치유(therapy)의 합성어로써 음식의 다양한 기능으로 건강을 회복 증진하는 자연 치유법을 말하는데 음식을 통해 질병을 치료하거나 예방하고 전신의 영양을 완전하게 하는 요법으로 알려져 있다.

연령대와 상관없이 건강한 삶을 영위하기 위해서는 잘 먹고 잘 쉬며 잘 움직여야 한다. 특히 푸드테라피는 편식이 있거나 입맛을 잃어버려 먹는 것이 힘든 노인에게도 도움이 되는 요법이기도 하다.

노인의 연령이 증가 할수록 여러 가지 이유로 신선한 채소나 과일 그리고 단백질이 풍부한 음식의 섭취량이 점점 줄어들고 식사를 단순히 배고픔을 없애기 위한 수단으로만 여기는 태도가 심화되어 점점 더 건강은 취약한 상태에 놓이게 된다.

이를 개선하기 위한 방법으로 식품 자체가 가지고 있는 맛과 향, 질감을 오감을 통해 인식시킴으로써 다양한 식물성 식품 섭취량을 증가시키면서 질 좋은 단백질 식품(고기, 생선, 난류, 콩류 등)의 섭취를 함께 증가시켜 부족 될 수 있는 단백질과 비타민, 무기질 식이섬유 공급을 통해 현대인의 건강을 증진시키고자 하는 목적에 있다. 특히 채소나 과일은 오색의 다양한 색과 맛, 향, 질감을 가지고 있고 체내 생리 기능을 조절하는 비타민과 무기질, 식이섬유가 풍부하다. 또한, 식물이 갖고 있는 생리 활성물질인 피토케미컬(phytochemical)은 우리 몸에 항산화물질로 작용하여 노화를 억제하고 염증을 완화해주며 면역기능을 증가해 주는 유익한 성분이면서 콜레스테롤 수치 등을 낮춰 줘 각종 성인병 질환에도 도움이 된다.

신선한 채소와 과일은 다양한 색과 맛, 영양 성분도 달라 색깔별로 다른 영양과 효능을 알아두면 자신은 물론 가족의 건강을 유지하는데 도움이 된다. 그러나 특별한 질환이 없으면 하루에 여러 가지 색깔의 식품 즉, 블랙과 퍼플, 그린, 화이트, 레드, 옐로우 등의 색깔 별로 챙겨 섭취하도록 노력하면 크게 신경 쓰지 않아도 쉽게 이용 가능하다. 이러한 다양한 색의 과일, 채소류에 고기, 생선, 난류, 콩류, 우유 및 유제품과 같은 단백질 식품과 함께 어울리게 조합하여 섭취하는 습관을 가지면 맛과 영양을 동시에 얻게 된다.

오감을 이용한 컬러푸드테라피를 접근해 보는 방법은 다음과 같다. 다양한 색, 질감과 맛을 지닌 채소를 스틱으로 자른 후 한 종류씩 코로 향을 맡고 입에 넣어 오물오물 치아로 씹어보면서 다양한 입안에서 느껴지는 풍미를 느껴 보고, 말로 그 느낌을 표현해 볼 수도 있다. 무의식적으로 그냥 먹었을 때와 다르게 한가지, 한가지 음식을 씹으면서 느껴지는 오감을 통해 천천히 음미하며 뇌에 각인을 시키면 자연스러운 식품의 맛을 기억하여 편식 예방에도 도움이 되고 자극적인 식품첨가물이 가득한 가공식품을 멀리하게 된다는 연구 결과를 통해 프랑스 어린이에게 현재 적용하고 있는 영양교육 방법이기도 하다.

그런 다음 여러 가지 좋은 단백질을 포함한 다른 영양소를 지닌 식재료를 조합하여 음식으로 만든 다음 맛있게 완성된 요리의 맛과 향을 느끼면서 먹는다.

현대인들은 바쁘다는 핑계로 먹는 것을 소홀하다 다양한 만성 퇴행성 질환으로 고통받게 된다. 먹는 것이 그 자신이 된다는 말처럼 기본적으로 질 좋은 여러 단백질 식품과 함께 다양한 색깔의 신선한 과일,채소류를 항상 하루하루 챙기는 습관은 사소할 수 있지만 가장 중요하고 그 효과는 크다고 말할 수 있다.

출처: 이현주 영광군어린이급식관리지원센터장, "오감을 위한 컬러푸드테라피를 통해 건강을 챙기자", 영광신문(2023.10.23. 09:50)

A. 오감 활동과 푸드테라피의 이해

01 | 오감과 건강

사람에게는 다섯 가지의 고유한 역할을 담당하는 시각, 청각, 후각, 미각, 촉각 등 오감이 있다. 이 오감들은 눈, 귀, 혀 등 특별한 장기가 담당하고 있으며, 이 장기들은 뉴런이라 불리는 아주 작은 신경세포에 의해 활성화된다. 뉴런은 인체에서 전기화학적 신호를 뇌로 주고 받으며 데이터를 처리하는 인체 내의 아주 작은 구성단위에 해당 된다. 뉴런에서 감각 수용기라 불리는 특별한 신경세포는 다른 신경세포로부터 자극을 받아들이지 못하지만, 빛, 소리, 열, 그리고 압력과 같은 자극은 외부 환경으로부터 직접 받아들일 수 있다. 이 자극들은 더 많은 자극을 받아들이게 되면, 결국 방전을 하게 된다. 이런 방전은 또한 활동전위로 알려져 있으며, 활동전위는 전기화학 신호에 전달되어서 신경망 내의 다른 신경세포로 전송되는 과정이기 때문에 감각 수용기라고 불려진다.[1]

앞에서 언급한 것처럼 오감을 통해 받아들인 다양한 감각 정보는 오감과 연결된 다양한 감각기관과 감각 수용체, 감각 뉴런의 전기신호를 거쳐 대뇌 피질의 감각 영역에 도달한다. 대뇌 피질에 도달한 정보를 구분하고 체계화해서 감정과 행동을 결정 짓는다. 아주 짧은 순간에 이 모든 과정이 이루어진다. 오감을 통해 어떤 정보가 입력되는지에 따라 출력물이 다르다.

즉, 긍정적인 생각과 선한 행동들은 오감을 통해 들어온 좋은 감각 정보(뇌세포

<표 10-1> 오감과 건강

오감	오감과 건강
시각(Visual)	컬러풀한 식재료를 보면서 자연의 풍성한 모습을 상상하게 되고 다양한 모양과 크기를 보며 물질의 다양성을 경험하게 된다.
청각(Auditory)	조리 시 끓는 소리나 먹을 때 씹는 소리는 식욕을 돋우고 행복감을 느끼게 한다.
후각(Olfactory)	음식의 재료와 조리 시 나는 냄새는 식욕을 자극하고 심리적 안정감을 느끼게 해준다.
미각(Gustatory)	음식의 각기 다른 맛들을 경험하며 심리적 안정감과 포만감, 행복감을 경험한다.
촉각(Kinesthetic)	요리 활동 시 다양하고도 직접적인 신체감각을 경험할 수 있다.

출처: 황금주, 오감과 NLP를 매개로 한 푸드테라피 효과검증 모델 연구:총체적 치유 관점에서, 박사학위논문, 2023, p.78.

자극으로 이어진다)에 의해 만들어진다는 뜻이다. 가령 예를 들어 어떤 음식을 먹었을 때 그 음식과 관련해서 좋지 않은 기억이 함께 떠오르면, 아무리 좋은 음식이라도 거부감을 느끼게 될 것이기 때문이다.

미국 일리노이 대학 실험실의 연구진은 인체 접촉의 결핍이 뇌 손상을 초래한다는 사실을 증명했다. 이에 대해 필드 박사는 다음과 같이 말했다. "한 번의 인체 접촉으로 얼마나 많은 정보가 교환되는지 모른다. 다른 감각은 그 감각을 담당하는 기관이 있지만, 촉각은 온몸에 있다."

태아의 경우 최초로 생기는 감각은 촉각이다. 엄마와의 신체적 접촉으로부터 비롯된 최초의 정서적 안정이 무조건적인 사랑의 기억으로 남는다. 촉각은 원초적이고 즉각적인 감각이다.

그러므로 오감은 세상과 연결되는 통로이고 오감의 감각기관을 통해 들어온 정보들은 세상을 알고 건강하게 대처할 수 있는 소중한 자료들이 되는 것이다.

02 | 오감을 활용한 푸드테라피

푸드테라피는 단순히 미각에만 작용하지 않는다. 다양한 색상의 식재료를 통해 시각적으로 기분이 좋아진다. 컬러푸드Color Food를 대할 때 우리는 건강한 밥상을 떠올리지 않는가? 음식을 먹으면서 미각만 자극되는 것 아니라 음식이 끓는 소리, 입에서 씹는 소리에 군침이 돌고 행복감을 느낀다. 청각이 집중되는 현상이다. 식재료를 만지면서 촉각이 반응을 하게 된다. 음식을 직접 손으로 만지면서 부드럽고 따뜻한 감각 등을 느끼며 음식의 맛을 상상하기도 하고 기대감으로 행복감을 느낀다. 준비한 재료를 요리하면서 나는 냄새를 맡으며 먹고 싶은 충동과 행복감을 동시에 느끼게 된다. 이런 의미에서 볼 때 오감을 활용한 푸드테라피는 다른 어떤 테라피보다 훨씬 통합적이고 실천적, 감각적인 요법으로 본다.[2] 즉, 스트레스 해소, 근육 이완을 일으켜 긴장 완화의 효과가 있으며, 더불어 경직된 사고를 유연하게 함으로써 사고의 탄력성을 높이며, 자아 효능감 상승을 통한 문제 치유에 이르기까지 정서적이고 자연주의적인 폭넓은 전인적인 치유의 한 방법으로 누구에게나 접근하기 용이한 치료기법이라고 할 수 있다.

시각은 빛을 통해 주위 환경을 받아들이고 해석하는 능력이며, 빛은 사물에 반사되거나, 직접적으로 방출됨에 따라 환경에 대한 정보를 갖고 있다. 특정 대역의 빛은 광수용체에서 생리적인 신호로 변환되며, 대부분의 동물의 경우 기관 중 하나인 눈을 통해 빛이 가지고 있는 주위 환경의 정보를 활동전위로 변환시킨다. 이렇게 주위 환경에 대한 정보를 전달받는 것을 해석하는 것을 시각 인지라고 한다. 시각은 인체의 오감 활동 중에서 보는 것을 통해서 컬러풀한 식재료를 보면서 자연의 풍성한 모습을 상상하게 되고 다양한 모양과 크기를 보며 물질의 다양성을 경험하게 된다.

청각은 오감의 하나로 소리를 감지해 내는 감각을 의미하며, 인간을 포함한 척추동물들의 청각은 청각기관을 통해 이루어진다. 소리가 귓바퀴를 통해서 들어오면서 외이도, 고막, 귓속뼈, 달팽이관, 청각 세포, 청각 신경 경로를 통해 인체에 전달된다. 귓바퀴에 모인 음파가 외이도로 들어가서 고막을 진동시키면, 이 진동은 가운데귀의 청소골에서 진동이 증폭되어 속귀의 달팽이관의 난원창에 전해지고, 난원창의 진동이 림프액에 전달되어 청세포를 흥분시키며, 청세포의 흥분이 청신경에 의해 대뇌에 전달되면 소리를 느끼게 된다. 청각은 인체의 오감 활동 중에서 듣는 것을 통해서 조리 시 끓는 소리나 먹을 때 씹는 소리는 식욕을 돋우고 행복감을 느끼게 한다.

후각은 냄새를 맡을 수 있는 감각으로 정확히는 공기 중의 화학 물질들을 감지하는 것을 말하며, 코로 맡을 수 있는 온갖 기운을 냄새 또는 내음이라고 한다. 후각은 일반적으로 화학 물질의 분자가 후각 세포를 자극하여 일어나는 감각으로, 곤충류와 척추동물에서 특히 발달되어 있다. 육상 척추동물의 후각기는 코로서 기체 상태의 화학 물질이 흡기와 함께 콧속으로 들어오면, 후각 상피의 점액에 녹은 후 후세포를 자극하여 흥분을 일으킨다. 이 흥분이 후신을 통해 대뇌에 전해져 후각을 느끼게 된다. 후각은 인체의 오감 활동 중에서 냄새를 통해서 음식의 재료와 조리 시 나는 냄새는 식욕을 자극하고 심리적 안정감을 느끼게 해준다.

미각은 오감 중 하나로 음식, 무기물 등의 맛을 느낄 수 있는 능력이다. 인간은 혀의 표면에 위치한 미뢰라는 감각 기관을 통해 미각을 느끼며, 미각기관은 약 1만 개의 미뢰로 이루어져 있으며, 하나의 미뢰에는 형태가 서로 다른 네 가지 세포, 즉 기저세포, 암세포, 명세로, 중간세포 등이 있다. 우리가 느낄 수 있는 기본 맛으로는 단맛, 쓴맛, 신맛, 짠맛, 감칠맛의 다섯 가지가 있다. 하지만 포도맛, 사과맛과 같은 것은 미각이 아니라 코의 후각상피에서 느끼는 향이며 매운맛, 떫은맛 등은 촉각에 해당된다. 미각은 인체의 오감 활동 중에서 맛을 통해서 음식의 각기 다른 맛들을 경험하며 심리적 안정감과 포만감, 행복감을 경험한다.

촉각은 접촉을 감지하는 감각을 말하며, 생체의 표면에 촉자극이 가해졌을 때 털의 움직임이나 피부 또는 점막의 비틀림 같은 생체조직의 움직임이 일어나면서 생긴다. 촉각은 감각 신경의 말단에 있으며 촉각 소체라고도 부르는 마이스너 소체를 통해 뇌에 전달된다. 촉각은 통증을 느끼는데 도움을 주기도 하며, 통각 신경은 다른 감각 신경에 비해 신호 전달이 느리다. 통각 신경은 초속 0.5~30m 정도로 전달되는데, 이 느린 속도의 감각을 초속 70m로 전달하는 촉각 신경이 보완해 준다. 통증이 일어날 때 경험을 통해 같이 인지된 촉각에 반응하여 몸이 더 빠른 반응을 할 수 있도록 만든다. 촉각 인체의 오감 활동 중에서 촉감을 통해서 요리 활동시 다양하고 직접적인 신체감각을 경험할 수 있다.

03 | 오감 만족 영양 간식 레시피

오감을 만족시키는 오감 만족 영양 간식 레시피는 고구마 경단, 통밀빵 두부 스프레드, 닭봉 조림, 고구마 퀘사디아 등이 대표적이며, 이 영양 간식 레시피는 재료에 따라 만드는 방법에 차이가 있다.

<표 10-2> 오감 만족 영양 간식 레시피 1

요리명	재료	만드는 법
고구마 경단	고구마(중)3개 500g 건포도 50g 견과류 1컵 건포도 약간 사과 1/2개 구운 아몬드 가루 2컵	1. 고구마는 푹 쪄서 껍질을 제거한 후 으깬다. 2. 사과는 껍질째 잘게 썬다. 3. 건포도와 견과류는 잘게 다져 놓는다. 4. 모든 재료를 잘 버무려 경단 모양으로 빚은 후 곱게 간 아몬드 가루에 굴려 가며 옷을 입힌다.
통밀빵 두부 스프레드	두부 1/2모 견과류 1/2C 셀러리 잎 40g 사과식초 1T 올리브유 2T 아가베 시럽 2T 소금 약간 (1/4t) 통밀빵 약간	1. 두부는 뜨거운 물에 담갔다 건진 후 꼭 짜서 으깬다. 2. 견과류는 핸드 블랜더로 다져 둔다 3. 믹서에 셀러리, 사과식초, 올리브유, 아가베 시럽, 소금을 넣고 간 다음 으깬 두부와 갈아 둔 견과류를 넣고 부드러워질 때까지 간다. 4. 통밀빵 위에 듬뿍 얹어 섭취한다.

출처: 한국건강문화교육협회, 파이토쿠킹지도사과정 검정교육교재

<표 10-3> 오감 만족 영양 간식 레시피 2

요리명	재료	만드는 법
닭봉 조림	닭봉 25개 소금, 후추 약간 마늘, 양파, 생강 다진 것 (또는 향신즙) 엽채류 약간 슬라이스 아몬드 약간	1. 닭봉은 물로 깨끗이 씻어 향신즙, 소금, 후추로 밑 간을 한다. 2. 조림 양념 재료는 잘 섞은 후 냄비에 넣고 끓인다. 3. 소스가 끓어오르면 밑간을 한 닭봉을 넣고 윤기가 날 때까지 수저로 뒤적이며 조려준다. 4. 엽채류는 0.7cm로 썰어서 접시 위에 깔고 그 위에 조려놓은 닭봉을 예쁘게 담는다.
고구마 퀘사디아	찐 고구마 3개, 사과 1개 가지 작은 것 1개 빨강, 노랑 파프리카 1/2 개씩 청 피망 1/2개 양파(소) 1개 양송이버섯 5개 모짜렐라 치즈 300cc 또띠아 12장 해바라기씨유 약간	1. 고구마는 익혀서 뜨거울 때 으깨어 둔다. 2. 양파, 색깔별 파프리카, 가지, 양송이버섯은 작은 깍둑썰기하여 프라이팬에 살짝 익힌다. 3. 사과도 작은 깍둑썰기하여 으깬 고구마, 익힌 채소와 함께 골고루 섞는다. 4. 모짜렐라 치즈는 각각 다져 놓는다. 5. 또띠아 위에다 섞은 재료를 도톰하게 올리고 그 위에 치즈를 뿌린다(식성에 따라 살사소스를 써도 좋다). 6. 프라이팬을 예열시킨 후 치즈가 녹을 정도로 앞뒤로 굽는다. Tip 미리 만들어서 굽지 않은 것을 냉동실에 보관 후 필요시 프라이팬에 구워 섭취해도 좋다.

출처: 한국건강문화교육협회, 파이토쿠킹지도사과정 검정교육교재

B. 오감(5 Senses)과 푸드테라피

01 | 오감(5 Senses)과 심리적 테라피

신경언어프로그래밍(NLP)은 메타모형과 라포의 형성 단계에서 시각(visual: V), 청각(auditory: A), 후각(olfactotry: O), 미각(gustatory: G), 신체감각(kinesthetic: K) 등 오감의 표상체계에 밀접한 관련이 있으며, 이 오감 활동이 심리적 테라피에 긍정적인 영향을 미친다(Drigas et al., 2022[3]; Moyo et al., 2021[4]).

Drigas et al.(2022)의 연구에 따르면, 특수교육 분야에서 신경 언어 프로그래밍(NLP)이 긍정 심리학과 가상현실과 밀접한 관련성을 분석한 연구이다.급변하는 시대에 특수교육은 대안적 개입으로 '수준을 높이는 것'을 추구하고 있다. 부모, 교사 및 학습자는 일반적으로 특정한 상황에 직면했을 때 부정적 신념과 암묵적 편견을 통해서 부모, 교사 및 학습자의 동기부여를 약화시키며, 장기적으로 학생의 행동을 방해함으로써 학습효과를 떨어뜨리는 결과를 가져온다. 신경 언어학 프로그래밍(NLP)은 개인이 자신의 문제를 다룰 수 있도록 적절한 기술을 사용하는 심리학적 접근 방식이다. 본 연구는 장애를 가지고 있는 사람들이 직면한 불확실한 환경에서 스스로 자신의 문제를 해결하기 어려운 상황에서 가상현실(VR) 환경의 조건을 제공하고, 이 VR 환경에서 신경 언어학 프로그래밍(NLP)이 어떻게 적용될 수 있는지를 검토할 수 있는 연구이다. 특히 장애를 가진 사람들이 가상현실(VR)과 같은 특수교육 환경을 제시함으로 신경 언어학 프로그래밍(NLP)이 장애를 가진 사람들에게 긍정적 심리와 같은 심리적 테라피에 효과적으로 작용한다는 점을 제시하였다. 신경 언어학 프로그래밍(NLP)에 참여한 학습자들의 사례를 보면, 부정적인 사고를 가졌던 사람들이 긍정적 사고를 가지게 되고, 융통성이 부족했던 사람들이 유연적 사고로 바뀌었다. 또한, 우울증 증상이 심했던 학습자가 스트레스가 줄어들고 긍정적 심리가 형성되었다는 연구결과를 제시하였다. 본 연구에서 신경 언어학 프로그래밍(NLP)이 학습자에게 목표에 대해서 간결한 진술을 신중하게 유도함으로써 확언할 수 있게 하며, 마음속의 이미지를 시각화함으로써 자신의 문제가 무엇인지 직시하게 하고, 자신의 경험을 재구성함으로써 유연성을 높이는 심리적 테라피에 효과적이었다. 학습자가 다양한 환경에서 긍정적 심리를 높이기 위해서 은유, 알레고리 및 스토리텔링이나, 역할극 및 모델링을 통해서 심리적 테라피에 효과적으로 작용하였다는 것을 의미한다. 또한, 신경 언어학 프로그래밍(NLP)에 참여하는 학습자에게 다른 사람들과 마음이 연결되어서 유대감을 형성하는 라포를 통해서 친밀감을 높이고 공감대를 넓히며, 장기적으로 지속적인 상호 신뢰 관계를 높이는 데 효과적으로 작용하였다는 점을 제시하였다.

Moyo et al.(2021)의 연구에 따르면, 본 연구는 구조 방정식 모델링 접근 방식을 조사하기 위해 사회경제적 지위와 식생활의 질과의 관계를 수행하였다. 남아프리카 어린이 및 청소년 중에서 이상지질혈증을 보인 6~18세 조사대상자를 표본으로 구조 방정식 모형을 활용하여 신경언어프로그래밍(NLP)과 심리적 테라피 간의 관계를 분석하였다. 남아프리카 공화국 학습자의 질, 사회경제적 지위 및 심혈관 질환(CVD) 위험. 식이, 사회경제적 요인에 대한 간접효과모형을 검증하기 위해 확인 요인 분석을 이용하였다. 기존 단면 데이터를 사용하여 상태, 식단의 질 및 심혈관 위험. 구조적 방정식 모델은 R 버전 3.6.1의 Lavaan 버전 0.6-5를 사용하여 적합한 것으로 검증되었다. 남아프리카 코핌바바에 있는 5개 시골 학교의 6~18세 어린이 및 청소년 178명을 대상으로 식이의 질, 이상지질혈증, 사회경제적 지위에 대한 잠재 변수를 측정하였다. 분석 결과를 보면, 조사대상자의 사회경제적 지위와 이상지질혈증 사이에 부(-)의 상관관계가 도출되었다. 취학 연령 아동($p = 0.029$)은 식단의 질과 이상지질혈증 사이의 구조적 관계가 적합한 것으로 검증되었다. 이전에 남아프리카의 저소득 가정 학생을 대상으로 사회경제적 지위와 식생활 습관과의 상관관계는 유의한 결과가 도출되지 않았던 반면에, 본 연구는 사회경제적 지위와 식생활의 질과의 유의한 상관관계가 도출되었다는 점에서 의미 있는 연구결과이다. 본 연구는 아동과 청소년의 식단 품질, 이상지질혈증에 대한 잠재변수 측정, 사회경제적 지위와 식생활의 질과의 관련성에 대한 구조적 관계를 제시하였다는 점에서 새로운 통찰력을 제시한 연구이다. 또한, 남아프리카의 빈곤은 SES가 불량한 아동의 이상지질혈증을 줄이는 데 유용한 전략이 될 수 있으며, 이스턴 케이프 주 및 남아프리카 전역의 인구 분포 간의 관계, 사회경제적 지위와 식생활의 질과의 관련성에 대한 인과 관계가 있는지 여부를 조사하는 데 기여한 연구이다.

02 | 오감(5 Senses)과 신체적 테라피

오감과 신체적 테라피 간의 관련성을 보면, 오감을 활용한 신체적 테라피는 다른 어떤 테라피보다 훨씬 통합적이고 실천적, 감각적인 치료기법이다. 신체적 테라피에 참가자는 다른 참가자들에 비해서 오감을 활용한 신체적 테라피를 통해서 스트레스가 해소되고, 근육 이완을 일으켜 긴장 완화의 효과가 있다. 또한 신체적 테라피를 통해서 그동안 경직된 사고를 유연하게 함으로써 사고의 탄력성을 높이며, 자아효능감 상승을 통한 문제치유에 이르기까지 정서적이고 자연주의적인 폭넓은 전인적인 치유의 한 방법으로 누구에게나 접근하기 용이한 치료기법이라고 할 수 있다 (Shimizu et al., 2022[5]; Vignochi et al., 2008[6]).

Shimizu et al.(2022)의 연구에 따르면, 아동을 대상으로 운동 성능 테스트(TIMP) 운동 성능을 평가하고 오감을 활용한 신체적 테라피의 이점을 평가한다. 오감을 활용한 신체적 테라피를 실험하기 위해서 신체적 테라피를 받은 그룹(n=38)과 신체적 테라피를 받지 않은 그룹(n=38)을 대상으로 운동 성능검사(TIMP)를 2주간 실시하고, 2주 후에 신체적 테라피 효과를 재평가. 물리적 치료 그룹은 운동에 대한 표준화된 운동을 수행했다. 다른 그룹은 감각 자극을 하루에 한 번 신생아 집중 치료실에서 일반적인 치료를 받았다. 두 집단 모두에서 우세한 외과적 진단 선천성 횡격막이 뒤따랐다. 분석결과를 보면, 초기 평가에서 모터 성능은 그룹 간 같음, “평균 미만”으로 분류되었으며, 나이, z-점수=−1.28(p=0.992). 재평가에서는 물리치료 군이 더 나은 점수를 보임(p<0.001) z-점수 차이가 클수록(p<0.001), 더 높음 “평균 이내”로 분류된 신생아의 비율(44% 물리치료 군은 2.6%, 물리치료 군은 2.6% 치료군), 더 높은 체중 증가 비율(p=0.038). 우리는 모터 성능의 악화되는 것이 발견되었다. 물리치료를 받지 않은 그룹의 10.5%(p<0.001)에서 재평가. 81.6%에서 모터 성능이 향상되다. 물리치료 군은 13.2%에 불과했다. 치료 그룹 개인(p<0.001). 결론: TIMP는 신생아에게 안전하고 효과적으로 적용한다. 특히, 시험 관리 경험이 있는 전문가가 수행해야 한다는 점을 제시하였다.

Vignochi et al.(2008)의 연구에 따르면, 무작위 대조 연구를 대상으로 오감을 활용한 신체적 테라피가 뼈의 광물화에 미치는 영향에 대해서 분석하였다. 미숙아에서 대사성 골 질환이나 골 감소증이 더 많이 발생하였다. 출생 시 체중 1500g 이하의 젖먹이 영아의 30% 이상 및 체중이 1000g 미만인 사람들의 50%에서 유의한 결과가 도출되었다. 고전적인 징후 골단 이형성증 및 골격 뼈 기형과 같은 구루병, 생후 2개월에서 4개월 사이에 임상적으로 명백해진다. 또한, 골절 빈도는 특히 70%에 도달할 수 있다. 병약한 조산아와 관련된 극단적인 경우, 미숙아의 장기간 입원 물리적 자극 없이 뼈에 기여할 수 있고, 탈회 및 뼈 발달의 변화로 이어질 수 있었다. 이러한 뼈 발달의 변화는 성장 속도와 키 모두 감소, 더 높은 척추 측만증, 다리 곡률 및 두개골 기형의 빈도 등의 변화가 나타났다. 일부 연구자들은 최근 하루에 5분, 4주 동안 주 5회 부드러운 운동으로 수동 운동 압박은 골밀도(BMD)를 증가시킨다. 초저체중 미숙아 출생의 경우, 이 전향적 무작위 대조 임상 분석을 수행했다. 오감을 활용한 신체적 테라피의 효과를 평가하는 목적 프로토콜, 하루 15분, 주 5일, 뼈 광물화 매우 낮은 출생 체중의 조산아에서 의미 있는 연구 결과가 도출되었다. 본 연구는 뼈의 광물화에 대한 오감을 활용한 신체적 테라피의 효과를 연구하기 위해, 미숙아의 체중 증가와 성장, 방법 포함 기준을 충족한 후, 미숙아는 재태 연령과 출생 체중을 일치시킨 다음 무작위로 할당 물리치료 그룹(PG, n = 15) 및 대조군(CG, n = 14). PG는 매일 15분 동안 운동 물리치료를 받았고, 퇴원할 때까지 주 5회. 뼈 광물화의 과정에서 전신 이중 에너지 X선 빔 흡수 측정법(DEXA)으로 측정 연구를 수행하였으며, 통계분석은 공분산분석(Analysis of Covariance, ANCOVA)를 수행하였다. 또한 체지방량(g)은 그룹 간에 유사했다(P = 0.432). 본 연구는 미숙아의 신체적 테라피가 성장, 체중, BMC, BMD, BA 및 LM에서 유의한 영향을 미쳤다는 점을 제시한 연구이다.

C. 오감 활동의 푸드테라피 프로그램

01 | 오감과 푸드테라피 효과의 구성요인

오감과 푸드테라피 효과의 구성 요인에 대해서 오감의 구성 요인과 푸드테라피 효과의 구성 요인으로 구분되었다. 오감의 구성 요인은 시각, 청각, 후각, 미각, 촉각 등 5개의 구성요인에 대해서 각각 5문항씩 전체 25문항으로 설계하였다.[7] 시각은 푸드테라피 장소의 조명 밝기, 실내조명 느낌, 색채, 실내 인테리어, 분위기의 세련미 등을 중심으로 설계되었고, 청각은 푸드테라피 장소의 음악과 푸드테라피 간의 조화, 음악 선호, 배경음악의 즐거움, 음악 집중력, 내외부 소음의 편안함 등을 중심으로 설계되었다. 후각은 푸드테라피 장소의 실내 향기, 상쾌한 공기, 향기 호감도, 푸드테라피와 조화된 향기, 분위와 푸드테라피 향기 간의 조화 등을 중심으로 설계되었다. 미각은 푸드테라피 음식의 맛, 음식과 음료의 맛과 질, 음식의 신선도, 음식의 적정양, 음식의 적당한 시간 제공 등을 중심으로 설계되었다. 촉각은 푸드테라피 장소의 수온 및 냉난방의 적절성, 편의시설의 쾌적함, 식기 세트의 품질, 가구의 편안함, 인테리어 재질의 감촉 우수성 등을 중심으로 설계되었다.

오감 푸드테라피 구성 요인은 스트레스, 해독, 다이어트 등 3개의 구성 요인에 대해서 스트레스 10문항, 해독 5문항, 다이어트 6문항 등 전체 21개 문항으로 설계하였다. 스트레스는 문제해결 노력, 주위 사람 배려, 주변인의 조언, 타인의 정서적 지원, 상황 기대 등을 중심으로 설계되었다. 해독은 음식을 섭취와 관련해서 해독 음식 섭취, 활성산소, 식생활 습관, 친환경 생활 습관, 유기농 제품 선택 등을 중심으로 설계되었다. 다이어트는 다이어트 빈도, 체중 변화, 적정 음식 섭취, 과식에 대한 죄책감, 적절한 식생활 등을 중심으로 설계되었다.

<표 10-4> 오감의 구성요인

구분	오감의 구성요인
시각	푸드테라피 장소의 조명 밝기는 적당했다.
	푸드테라피 장소의 실내조명은 전반적으로 온화한 느낌을 주었다.
	푸드테라피의 색채는 아름다웠다.
	푸드테라피 장소의 실내 인테리어는 멋있게 보였다.
	푸드테라피 장소의 분위기는 세련되게 보였다.
청각	푸드테라리 장소의 음악은 푸드테라피와 잘 어울린다.
	푸드테라피 장소의 음악은 듣기가 좋았다.
	푸드테라피 장소의 배경음악은 식사하기에 즐거움을 준다.
	푸드테라피 장소에서 흘러나오는 음악은 집중력을 높여 준다.
	푸드테라피 장소의 내외부 소음은 불편하지 않았다.
후각	푸드테라피 장소의 실내 향기는 좋은 냄새가 난다.
	푸드테라피 장소의 공기는 상쾌한 느낌을 준다.
	푸드테라피 장소의 향기는 푸드테라피에 대해 호감도를 높여 준다.
	푸드테라피 장소의 향기는 푸드테라피와 잘 어울린다.
	푸드테라피 장소의 분위기는 푸드테라피 향기와 잘 맞는다.
미각	푸드테라피에서 제공되는 음식은 맛을 돋운다.
	푸드테라피에서 제공되는 음식과 음료는 맛과 질이 우수하다.
	푸드테라피에서 제공되는 음식은 신선도가 우수하다.
	푸드테라피에서 제공되는 음식의 양은 적당하다.
	푸드테라피에서 제공되는 음식은 적당한 시간에 제공되었다.
촉각	푸드테라피 장소의 수온, 냉난방은 항상 적절하게 유지되고 있다.
	푸드테라피 장소의 편의시설은 쾌적함을 준다.
	푸드테라피 장소에서 제공되는 식기 세트는 품질이 좋고 우수하다.
	푸드테라피 장소에서 제공되는 가구는 편안함을 준다.
	푸드테라피 장소의 인데리어 재질들은 감촉이 좋고 우수하다.

<표 10-5> 오감 푸드테라피 효과의 구성요인

구분	오감 푸드테라피 효과의 구성요인
스트레스	문제를 해결하기 위하여 모든 노력을 쏟는다.
	문제의 원인을 제거하기 위하여 노력한다.
	문제를 다른 각도에서 봄으로써 보다 긍정적으로 보려고 노력한다.
	문제 해결을 위하여 필요한 일을 하나씩 해 나간다.
	문제를 해결하기 위하여 적극적으로 행동한다.
	나보다 못한 주위 사람을 생각한다.
	그 일에 대하여 좀 더 알아보려고 누군가와 이야기를 한다.
	존경하는 친척이나 친구에게 조언을 구한다.
	다른 사람들로부터 따뜻한 정서적 지원을 얻으려고 노력한다.
	자신이 처한 지금의 상황보다 더 좋은 경우를 상상한다.
해독	음식을 섭취할 때 가능한 해독음식을 먹는다.
	내 몸 안의 활성산소를 없애기 위한 생활을 한다.
	잘못된 식생활 습관을 개선하기 위해 노력한다.
	오염된 환경에서 생활을 자제하기 위해 노력한다.
	식료품을 구매할 때 가급적 식품첨가물, 잔류농약이 적은 유기농 제품을 선택한다.
다이어트	다이어트를 자주한다.
	2kg 이상의 체중변화는 나의 생활방식에 영향을 미친다.
	다른 사람들 앞에서는 적당히 먹고, 혼자 있을 때는 많이 먹는다.
	먹는 것에 대해 생각하면서 시간을 보낸다.
	과식을 한 후에 죄책감을 느낀다.
	식생활에 대해서 생각을 하는 편이다.

02 | 오감 푸드테라피 프로그램 진단

오감 푸드테라피 프로그램 진단은 오감 진단과 오감 푸드테라피 효과 진단으로 수행되었다. 오감의 구성 요인은 시각, 청각, 후각, 미각, 촉각 등 5개의 구성 요인에 대해서 각각 5문항씩 전체 25문항으로 설계하였다. 또한 오감 푸드테라피 구성 요인은 스트레스, 해독, 다이어트 등 3개의 구성 요인에 대해서 스트레스 10문항, 해독 5문항, 다이어트 6문항 등 전체 21개 문항으로 설계하였다.[8]

오감 진단은 시각, 청각, 후각, 미각, 촉각에 대해서 남녀 간의 차이를 분석한 결과, 시각, 청각, 미각에 대해서 여자가 남자보다 더 민감하게 반응하는 것으로 나타난 반면에, 후각과 촉각에 대해서 남녀 간의 뚜렷한 차이는 나타나지 않았다. 특히 오감 진단 중에서 시각에 대해서 여자가 남자보다 가장 민감하게 반응하는 것으로 나타났고, 그 다음으로 청각, 미각 순으로 여자가 남자보다 오감 푸드테라피 효과가 더 높은 것으로 나타난 반면에, 후각과 촉각에 대해서 여자가 남자보다 더 큰 차이가 나타났으나, 통계적으로 의미 있는 결과는 나타나지 않았다. 시각, 청각, 후각, 미각, 촉각 등 전체 오감의 진단 도구에 대해서 남녀 간의 의미 있는 차이는 확인되었다.

오감 푸드테라피 효과 진단은 스트레스, 해독, 다이어트에 대해서 남녀 간의 차이를 분석한 결과, 스트레스, 해독, 다이어트에 대해서 여자가 남자보다 더 민감하게 반응하는 것으로 나타났다. 특히 오감 푸드테라피 효과 진단 중에서 해독에 대해서 여자가 남자보다 가장 민감하게 반응하는 것으로 나타났고, 그 다음으로 다이어트, 스트레스 순으로 여자가 남자보다 오감 푸드테라피 효과가 더 높은 것으로 나타났다. 스트레스, 해독, 다이어트 등 전체 오감 푸드테라피에 대해서 남녀 간의 의미있는 차이가 확인되었다.

<표 10-6> 오감(5 Senses) 진단

구분	오감(5 Senses) 진단		
	진단도구	남자	여자
시각	푸드테라피 장소의 조명 밝기는 적당했다.	4.23	4.40
	푸드테라피 장소의 실내조명은 전반적으로 온화한 느낌을 주었다.	4.24	4.38
	푸드테라피의 색채는 아름다웠다.	4.24	4.48
	푸드테라피 장소의 실내 인테리어는 멋있게 보였다.	4.36	4.36
	푸드테라피 장소의 분위기는 세련되게 보였다.	4.31	4.40
청각	푸드테라리 장소의 음악은 푸드테라피와 잘 어울린다.	4.40	4.42
	푸드테라피 장소의 음악은 듣기가 좋았다.	4.41	4.41
	푸드테라피 장소의 배경음악은 식사하기에 즐거움을 준다.	4.28	4.41
	푸드테라피 장소에서 흘러나오는 음악은 집중력을 높여 준다.	4.36	4.42
	푸드테라피 장소의 내외부 소음은 불편하지 않았다.	4.28	4.40
후각	푸드테라피 장소의 실내 향기는 좋은 냄새가 난다.	4.34	4.35
	푸드테라피 장소의 공기는 상쾌한 느낌을 준다.	4.38	4.38
	푸드테라피 장소의 향기는 푸드테라피에 대해 호감도를 높여 준다.	4.38	4.40
	푸드테라피 장소의 향기는 푸드테라피와 잘 어울린다.	4.37	4.43
	푸드테라피 장소의 분위기는 푸드테라피 향기와 잘 맞는다.	4.34	4.41
미각	푸드테라피에서 제공되는 음식은 맛을 돋운다.	4.30	4.50
	푸드테라피에서 제공되는 음식과 음료는 맛과 질이 우수하다.	4.55	4.50
	푸드테라피를에서 제공되는 음식은 신선도가 우수하다.	4.52	4.55
	푸드테라피에서 제공되는 음식의 양은 적당하다.	4.43	4.57
	푸드테라피에서 제공되는 음식은 적당한 시간에 제공되었다.	4.48	4.55
촉각	푸드테라피 장소의 수온, 냉난방은 항상 적절하게 유지되고 있다.	4.38	4.54
	푸드테라피 장소의 편의시설은 쾌적함을 준다.	4.37	4.50
	푸드테라피 장소에서 제공되는 식기 세트는 품질이 좋고 우수하다.	4.41	4.49
	푸드테라피 장소에서 제공되는 가구는 편안함을 준다.	4.43	4.48
	푸드테라피 장소의 인테리어 재질들은 감촉이 좋고 우수하다.	4.46	4.47

<표 10-7> 오감 푸드테라피 효과 진단

구분	오감 푸드테라피 효과 진단		
	진단도구	남자	여자
스트레스	문제를 해결하기 위하여 모든 노력을 쏟는다.	4.32	4.51
	문제의 원인을 제거하기 위하여 노력한다.	4.28	4.54
	문제를 다른 각도에서 봄으로써 보다 긍정적으로 보려고 노력한다.	4.34	4.59
	문제 해결을 위하여 필요한 일을 하나씩 해 나간다.	4.26	4.58
	문제를 해결하기 위하여 적극적으로 행동한다.	4.33	4.57
	나보다 못한 주위 사람을 생각한다.	4.28	4.51
	그 일에 대하여 좀 더 알아보려고 누군가와 이야기를 한다.	4.30	4.57
	존경하는 친척이나 친구에게 조언을 구한다.	4.28	4.52
	다른 사람들로부터 따뜻한 정서적 지원을 얻으려고 노력한다.	4.26	4.53
	자신이 처한 지금의 상황보다 더 좋은 경우를 상상한다.	4.22	4.56
해독	음식을 섭취할 때 가능한 해독음식을 먹는다.	4.14	4.47
	내 몸 안의 활성산소를 없애기 위한 생활을 한다.	4.13	4.54
	잘못된 식생활 습관을 개선하기 위해 노력한다.	4.28	4.58
	오염된 환경에서 생활을 자제하기 위해 노력한다.	4.28	4.57
	식료품을 구매할 때 가급적 식품첨가물, 잔류농약이 적은 유기농 제품을 선택한다.	4.27	4.57
다이어트	다이어트를 자주한다.	3.65	3.98
	2kg 이상의 체중변화는 나의 생활방식에 영향을 미친다.	3.72	4.07
	다른 사람들 앞에서는 적당히 먹고, 혼자 있을 때는 많이 먹는다.	3.31	3.68
	먹는 것에 대해 생각하면서 시간을 보낸다.	3.47	4.02
	과식을 한 후에 죄책감을 느낀다.	3.88	4.09
	식생활에 대해서 생각을 하는 편이다.	4.24	4.43

Chapter 10 Case

“오감이 일상생활과 삶의 질에 미치는 영향”

Giugliani et al.(2020)의 연구에 따르면, 점액 다당류(MPS)를 중심으로 오감이 일상생활(ADL)과 삶의 질(QOL)에 미치는 영향을 분석하였다. 점액 다당류(MPS)는 진행성 다기관 및 골격 이상과 관련된 리소좀 저장 장애로 나타나는데, 이는 청각, 시각, 후각, 미각, 촉각 등 오감에 직접적으로 영향을 미치는 요인으로 검증되었다. 본 연구는 2018년 5월 24일~26일까지 기간 동안 점액 다당류(MPS) 및 점액 다당류(MPS)의 증상 관리 분야에 전문성을 갖춘 46명의 전문가가 평가한 연구 결과이다. 이 전문가들은 점액 다당류(MPS)와 오감 간의 관련성을 평가하고, 점액 다당류(MPS)가 청각, 시각, 후각, 미각, 촉각 등 오감에 영향을 미치는지를 평가하였다. 본 연구의 분석 절차를 보면, MPS 환자의 일상생활(ADL) 및 삶의 질(QOL) 및 평가 및 관리의 모범 사례를 추출해 내고, 이러한 결과가 개인의 오감 상실에 어떠한 영향을 미쳤으며, 장기적으로 점액 다당류(MPS)와 오감 간의 상관관계를 분석하는 절차를 수행하였다.

연구 결과를 보면, 점액 다당류(MPS)가 오감을 상실하게 하고 일상생활에 영향을 미쳤으나, 점액 다당류(MPS)가 전반적인 삶의 질을 감소시켰다는 유의한 결과는 도출되지 않았다. 점액 다당류(MPS)는 오감에 영향을 미칠 수 있지만, 점액 다당류(MPS) 환자의 삶의 질과 일상생활 간의 상관관계에 대한 연구결과는 제한적이다.

Name tool	Abbreviation	Original target population	Time to complete	What does it measure?	Validation literature	Normative data literature	Used in MPS?	Language(s)	Target age
Hearing & speech									
Hearing									
Attitudes Toward Loss of Hearing Questionnaire	ALHQ	Hearing impairment, with or without hearing aids	±10 min	Attitudes toward hearing loss and hearing aids	Saunders G 2005 [58]	Saunders G 2005 [58]	No	English, Korean	Adults
Spatial Hearing Questionnaire	SHQ	Not disease-linked	±10 min	Perception of spatial hearing abilities/ disabilities	Tyler RS 2009 [59]	Perreau AE 2014 [60]	No	English + 10 translations	NA
Speech									
Speech Handicap Index	SHI	Speech problems	5 min	Speech-related problems in daily life (psychosocial and speech function)	Rinkel RN 2008 [61]	Rinkel RN 2008 [61]	No	English, French, Dutch, Portuguese, Chinese	Adults
Voice Handicap Index	VHI	Voice disorders	5 min	Impact of voice disorders on QoL (functional, physical and emotional)	Francis DO 2017 [62]	Arffa RE 2012 [63]	No	English + 6 translations	Adults
Voice Outcome Survey	VOS	Uncompensated unilateral vocal fold paralysis	2–5 min	Vocal status and impact on daily activities	Gliklich RE 1999 [64]	Gliklich RE 1999 [64]		English, Chinese	Adults
Vision									
Visual Function Short Form	VF-8R	Cataract	5 min	Functional impairment caused by vision loss	Gothwal VK 2010 [65]	Gothwal VK 2010 (pre- vs post-op) [65]	No	English, Chinese	Adults
Touch									
Upper limb function									
Health Assessment Questionnaire	HAQ	Arthritis	5 min	Physical disability	Bruce B 2003 [66]	Bruce B 2003 [66]	Yes [8][a]	English + 62 translations	Adults[d]
Quick Disabilities of the Arm, Shoulder and Hand Questionnaire	Quick-DASH	Upper-extremity disorders	2 min	Symptoms and ability to perform certain activities	Beaton DE 2005 [67]	Aasheim T 2014 [68]	No	50 languages	Adults
Pain									
Brief Pain Inventory Short Form	BPI-SF	Chronic or acute pain	5 min	Pain severity and impact of pain on daily functioning	Cleeland CS 2009 [69]	NA[c]	Yes [8]	English + 52 translations	Adults
West Haven - Yale Multidimensional Pain Inventory	WHYMPI	Chronic pain	5–10 min	Description of pain and how it affects the individual	Kerns RD 1985 [70]	https://www.va.gov/PAINMANAGEMENT/docs/	No	English + 9 translations	Adults
Smell & taste									
Chronic Sinusitis Survey[b]	CSS	Chronic sinusitis	5 min	Health status and treatment effectiveness in chronic rhinosinusitis	Gliklich RE 1995 [71]; Stavem K 2006 [72]	Gliklich RE 1997 [73]	No	English, Norwegian, Chinese, Turkish	Adults

본 연구는 점액 다당류(MPS)를 중심으로 오감이 일상생활(ADL)과 삶의 질(QOL)에 미치는 영향에 관한 체계적인 연구를 수행하기 위해서 국제적으로 환자 보고 결과(PRO) 데이터를 전향적으로 수집할 필요가 있으며, 장기적으로 표준화된 방식으로 데이터를 분류하는 작업이 필요하다는 점을 제시하였다. 또한 환자 보고 결과(PRO) 도구를 명확하게 식별하기 위해 체계적인 문헌 검토 및 지적 지연이 없는 성인에 초점을 맞춘 표준화된 측정 도구가 개발될 필요가 있다는 점도 제시되었다.

환자 보고 결과(PRO)를 위한 식별은 2018년 6월에 수행되었으며, 본 연구를 통해서 오감과 푸드테라피 간의 관련성을 규명하기 위해서 시각, 청각, 후각, 미각, 촉각에 대한 설문 문항을 개발하고, 이 오감이 푸드테라피에 미치는 영향을 체계적으로 연구하기 위해서 푸드테라피에 대한 측정 도구도 개발하였다. 본 연구의 연구설계를 위해서 조사대상자는 성인을 대상으로 하였고, 성인의 오감에 대한 지각 정도, 점액 다당류(MPS)와 오감 간의 관련성, 오감이 일상생활(ADL)과 삶의 질(QOL)에 미치는 영향 간의 관계를 규명하고 식별해 내기 위한 연구에 집중하였다. 점액 다당류(MPS)와 오감 간의 관련성을 위해서 섭생 연구를 통해서 도출한 총 421개 측정 도구 중에서 본 연구를 위한 반복 실험을 통해서 시각 도구 125개, 청각 30개, 후각 15개, 촉각 49개, 미각 15개 등 전체 234개의 측정 도구를 개발하였다. 이 환자 보고 결과(PRO)는 점액 다당류(MPS)가 오감이 일상생활(ADL)에 유의한 정(+)의 영향을 미칠 뿐만 아니라, 장기적으로 삶의 질(QOL)을 개선하고 향상시키는데 중요한 요인으로 작용한다는 점을 제시하였다. 환자 보고 결과(PRO)는 다양한 선행연구의 기반을 바탕으로 만들어졌으며, 점액 다당류(MPS)의 적용 가능성 및 관련성, 조사대상자의 국적, 언어, 문화 등과 같은 인구통계학적 특성에 대한 사용 용이성과 검증 및 규범적 데이터를 제공하는 것을 포함하고 있다.

출처: Giugliani, R., Harmatz, P., Lin, S-H, and Scarpa, M.(2020), Assessing the impact of the five senses on quality of life in mucopolysaccharidoses, *Orpahnet Journal of Rare Diseases*, 15(97), 1-8.

참고문헌

01. 우리 모두의 백과사전 "오감" 위키백과.

02. 우리 모두의 백과사전 "시각, 청각, 후각, 미각, 촉각" 위키백과.

03. Drigas, A., Mitsea, E., Skianis, C.(2022), Neuro-lingustic programming, positive psychology & VR in special education, *Scientific Electronic Archives*, 15(1).

04. Moyo, G., Montenegro-Montenegro, E., Stickley, Z., Eagal, A., and Oldewage-Theron, W.(2021), A structural equation modeling approach to examine the relationship beteen socioeconomic status, diet quality and dyslipidaemia in south african children and adolescents, 6-18 years, *International Journal of Environmental Research and Public Health*, 18.

05. Shimizu, G. Y., Ceccon, E. J. R., de Paula, L. C. S., Falcao, M. C., Tannuri, U., and de Carvalho, W. B. (2022), Evaluation of motor development and effect of physical therapy intervention in surgical neonate in a neonatal intensive care unit, *Fisioter Pesqul*, 29(20).

06. Vigonochi, C. M., Miura, E., and Canani, L. H.(2008), Effects of motor physical therapy on bone mineralization in permature infants: a randomized controlled study, *Journal of Perinatology*, 28.

07. 황금주, 오감과 NLP를 매개로 한 푸드테라피 효과 검증 모델 연구: 총체적 치유 관점에서, 건양대학교 대학원 박사학위논문.

08. 황금주, 오감과 NLP를 매개로 한 푸드테라피 효과 검증 모델 연구: 총체적 치유 관점에서, 건양대학교 대학원 박사학위논문.

09. Giugliani, R., Harmatz, P., Lin, S-H, and Scarpa, M.(2020), Assessing the impact of the five senses on quality of life in mucopolysaccharidoses, *Orpahnet Journal of Rare Diseases*, 15(97).

학습목표

1. NLP의 개념 및 정의를 이해한다.
2. NLP의 원리와 전제조건을 학습한다.
3. NLP의 연구 배경을 이해한다.

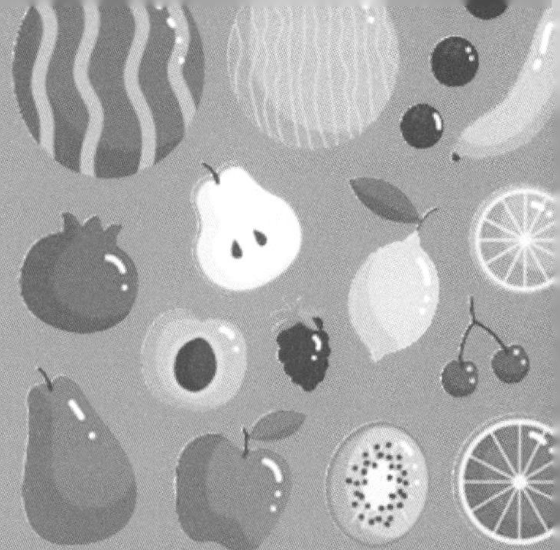

Chapter 11

NLP와 건강

Contents

Introduction
"푸드테라피가 뭐지?... 푸드테라피스트가 말하는 음식치유"

"저에게 건강에 좋은 음식을 알려달라고 하시는 분들은 사실 하소연할 사람이 필요한 거라고 생각해요. 가족 중 누가 아프다는 얘기는 어디서 대놓고 말하지 못하잖아요. 좋은 음식을 소개하고 만들어 주는 일은 두 번째 문제죠. 그 분들이 이야기를 쏟아내고 후련함을 느끼는 게 좋습니다."

'푸드 테라피스트'로 활동하는 조민정 요리 연구가. 그는 경기도 광주에서 작은 요리 스튜디오를 꾸리는 동시에 이곳 저곳에서 강연을 하고 맞춤 식사 컨설팅, 케이터링 서비스 등을 제공하고 있다.

'푸드테라피스트', 우리말로 '요리 치료사'는 생소한 직업이다. 지난 7일, 리얼 푸드와 만난 조민정 연구가는 "어려움을 겪는 누군가에게 도움이 될만한 음식을 소개하면서 동시에 위로하는 일"이라고 자신의 일을 소개했다.

조 연구가는 한때 경기도 용인중앙시장의 '요리 선생님'으로 통했다. 시장에서 식당을 꾸렸던 어머니를 도와 김치를 비롯해 밑반찬을 만들던 시절이다. '손맛이 좋다'는 소문이 입에서 입으로 퍼졌다. 그러면서 '김치좀 만들어 달라, 밑반찬 레시피 좀 알려달라'는 부탁이 쏟아졌다. 아예 아주머니들 여럿이 팀을 꾸려서 요리를 가르쳐 달라고 부탁하는 일도 생겼다.

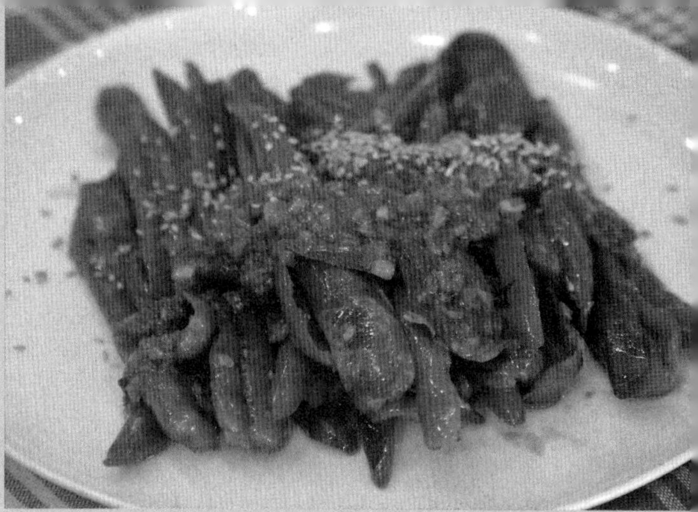

동네의 이름난 요리 선생님이었던 그가, 체계적으로 푸드 테라피 공부를 시작한 건 가족의 암(癌) 때문이었다. 5년 전 형제 중 하나가 유방암 진단을 받은 것이 계기가 되었다.

조민정 연구가는 "혈육이 항암치료를 받고 있는 데 내가 해줄 수 있는 게 없었다. 음식이야 얼마든지 만들 수 있지만 회복에 도움이 될 만한 실질적인 역할을 하기엔 부족했다"며 "내가 질병에 대해서 지식이 있으면 식이요법 과정에서 도움이 좀 되겠다 싶어서 공부를 시작했다"고 말했다.

그는 한국슬로푸드협회를 통해서 푸드테라피 전문가 과정, 약선 설계 지도자 과정을 소개받고 공부했다. 그러면서 동서양을 아우르는 음식 치료법의 기본을 익혔다. 특히 암 환자에게 좋다는 식재료와 음식에 집중했다. 이론적 바탕을 토대로 음식을 조리해서 투병 중이던 가족에게 먹이기도 했다.

조 연구가는 "일종의 임상 실험을 했던 것"이라며 "다행히 병을 잘 이겨내서 지금은 건강하게 지내고 있다"고 말했다. 그는 이 때의 경험을 바탕으로 암과 관련한 푸드 테라피를 많이 소개한다. 요즘은 한 조리 기구 제조사 직원들을 대상으로 암과 관련한 강연을 이어가고 있다.

물론 푸드테라피가 다루는 주제는 암에만 그치질 않는다. 당뇨, 신장질환을 앓는 만성질환자들이나 사춘기나 갱년기에 있는 사람들을 위해 다양한 먹거리를 추천하기도 한다.

"어딜 가서 푸드 테라피스트라고 소개하면 마치 의사를 보듯이 무작정 의지하려는 분들도 있어요. 나름대로 전문적인 지식을 공부해서 이야기하지만 제가 곧 정답은 아니잖아요. '제 말을 맹신하진 마세요'라고 하지만 그러면서도 전문가들 조언도 구하고 논문과 책을 찾아보면서 도움이 될만한 정보나 이야기를 드리고 있어요."

조 연구가는 리얼 푸드에 '홍감자 수프' 레시피를 추천했다. 홍감자는 이름대로 껍질이 불그스름한 재래종 감자다. "영양소가 풍부한 홍감자와 항산화 성분이 많은

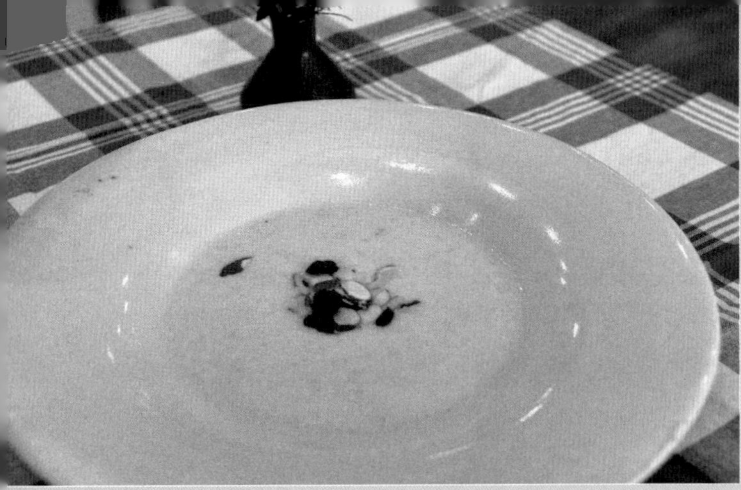

생강을 한데 끓여서 만든 수프는 면역력을 단단하게 하기에 좋다"며 "계절이 바뀌는 요즘에 잘 어울린다"고 말했다.

출처: 조민정 요리연구가, "푸드테라피가 뭐지?... 푸드테라피스트가 말하는 음식치유", 리얼푸드 박준규 기자(2018.10.08. 13:59)

A. NLP의 개념 및 정의

01 | NLP의 개념

오감을 활용한 대표적인 예로서 NLP(Neuro- Linguistic Programming)는 심리학과 언어학을 토대로 체계화한 실천적 커뮤니케이션 심리학이다. NLP에서는 오감과 언어에 따른 체험이 뇌의 프로그램을 만들고 행동을 결정짓는다는 이론을 바탕으로 원인에서 결과에 이르는 과정에 주목하고 있다.

N(Neuro)은 오감을 통해 경험이 처리되는 신경 체계를 의미하고, L(Linguistic)은 신경 표상이 코드화되고 정돈되어 의미가 주어지는 언어적, 비언어적인 의사전달 체계를 말하며, P(Programming)는 원하는 목표와 결과를 위해 신경 체계를 조직하는 것이다.

NLP를 한마디로 정의하자면, 사람의 마음을 자유롭게 하고 더 나은 인생을 누리게 하기 위해 심리학과 언어학을 토대로 체계화한 실천적 커뮤니케이션 심리학이라고 할 수 있다.[1]

오늘날 많은 치유 전문가들은 NLP적 변화의 원리와 과정을 영적 성장과 변화, 진화라는 맥락 속에서 잘 통합하고 적용하고 있는 것으로 보인다.[2]

NLP의 이론과 철학을 이해하려면 다음과 같은 NLP의 여덟 가지 전제[3]를 이해하는 것이 좋겠다. ①현실 체험의 내용을 바꾸기보다 현실 체험의 방법을 변화시키는 능력이 가치 있다. ②커뮤니케이션의 의미는 상대방의 반응을 보면 알 수 있다.

③ 인간이 식별할 수 있는 모든 것은 오감을 통해 효과적으로 표현할 수 있다. ④사람들은 변화하기 위해 필요한 자원을 이미 가지고 있다. ⑤지도는 영토와 다르다.⑥사람의 긍정적인 가치는 한 번 정해지면 바뀌지 않으며 개인의 내적 혹은 외적 가치는 이를 바탕으로 결정된다. ⑦모든 행동의 기저에는 긍정적인 의도가 있으며 모든 행동에는 그 가치를 활용할 수 있는 상황이 존재한다. ⑧원하는 결과를 이끌어내지 못했어도 모든 행동과 결과는 성공이다.

NLP에서는 오감과 언어에 따른 체험이 뇌의 프로그램을 만들고 행동을 결정짓는다는 이론을 바탕으로 원인(기본이 되는 체험)에서 결과(현재의 상태)에 이르는 과정에 주목하고 있다.[4]

02 | NLP의 정의

신경언어프로그래밍Neuro-Linguistic Programming: NLP은 개인의 생각과 감정을 중심으로 한 내면세계의 변화를 통하여 궁극적으로 부정적인 행동을 교정함으로써 개인의 성장, 성취, 탁월성을 추구한다. NLP는 우리가 보고, 듣고, 느끼는 주관적 체험의 구조를 어떻게 조직하고 감각기관을 통해 인지한 외부 세계를 어떻게 여과하여 정리하는가를 다루며, 또한 목적을 달성하기 위해 우리가 세상을 어떻게 말로 묘사하고 어떻게 행동하는가에 대해서도 다룬다. 한마디로 NLP는 주관적 경험의 구조에 관한 연구라고 정의하면서 NLP는 우리 개개인의 실제reality, 즉 인식 체계perceptual frames, 실제의 모형models of reality, 우리를 어떠한 방식으로 행동하도록 영향을 주는 세계관 등에 관해 탐색하는 것이라고 정의할 수 있다.

NLP는 세 가지 주요한 개념으로 설명될 수 있다.[5] 첫째, 신경Neuro을 의미하는 N은 마음과 몸이 신경계통으로 연결되어 있음을 말해준다. 이것은 인간의 모든 행동은 신경적 기반을 가지고 있다는 것을 의미하는데, 예를 들어 시각, 청각, 후각,

촉각, 미각을 느끼는 오관의 기능을 통해 외부로부터 정보를 받아들이고 그것에 의미를 부여하며, 또한 그 의미에 따라 행동한다는 것이다.

둘째, 언어Linguistic을 의미하는 L은 우리가 언어를 통하여 자기 및 타인에게 어떻게 영향을 미치는지를 다룬다. 이 언어는 사람의 생각과 행동을 이끌어내고, 또한 타인과의 의사소통을 하는 도구로서 사용이 되며 인간의 사고, 신념, 태도와 같은 내면세계 또는 정신세계를 반영하기도 한다. 때문에 어떤 사람이 사용하는 언어를 들어보면 그의 내면세계를 어느 정도 짐작할 수 있게 되는 것이다.

마지막으로 프로그래밍Programming을 의미하는 P는 생각과 행동을 반복적으로 시행하는 것을 말하는 데 이는 결국 사람이 자신의 목표를 달성하기 위하여 어떻게 행동하는지를 설명해 주는 것이다. 여기서 초점은 개인의 자율적인 선택과 능력에 주어진다. 프로그래밍은 컴퓨터 용어로서, 그것은 인간의 사고, 감정, 행동은 습관적으로 프로그램화된 것이라는 뜻이다. 이것은 마치 컴퓨터의 소프트웨어를 업그레이드함으로써 프로그램을 바꿀 수 있듯이 인간의 내면적인 정식 소프트웨어를 업그레이드함으로써 그의 사고, 감정, 행동이 바뀔 수 있다는 점을 말해 준다.

B. NLP의 원리와 전제조건

01 | NLP의 원리

NLP는 건강의 네 가지 기둥이라고 할 만한 네 가지 단순한 원리에 토대하고 있다.[6] 첫째, 네 가지 원리 중에 가장 중요한 원리라 할 수 있는 것은 '래포Rapport'이다. 래포란, 원래 상담 또는 심리치료에서 내담자(환자)가 상담자(치료자)를 믿음으로써 이루어지는 신뢰 관계를 의미한다. 신체적인 차원에서 볼 때 자신과 래포를 잘 형성할수록 건강 상태는 좋아진다. 또한, 타인과 어떻게 인간관계를 맺으며 영향을 미칠수 있는가 하는 점이 성공의 중요한 조건 중의 하나가 된다. 그러므로 NLP의 첫 번째 원리는 먼저 자신과 래포를 형성하고 다음으로 다른 사람들과 래포를 형성하는 것이다.

둘째, 달성하기를 원하는 바, '성과' 즉 목표를 아는 것이다. NLP는 통합적 사고방식이다. 사람들은 '나는 무엇을 원하는가?', '당신은 무엇을 원하는가?'라고 끊임없이 질문을 한다. 이러한 질문은 '무엇이 문제인가?'라는 문제점을 찾는 부정적 차원이 아니라 긍정적인 차원에서 목표를 묻는 것이다.

셋째, 감각적 민감성이다. 사람들은 감각기관을 사용함으로써 어떤 현상에 대하여 직접적인 경험을 하게 된다. 즉, 감각기관을 통하여 자신에게 실제로 일어나는 일을 보고, 듣고, 느끼는 방식으로 직접적인 경험을 하게 되는 것이다.

감각적 민감성은 쾌감의 열쇠이다.7 청교도주의는 쾌감에 대해 부정적인 입장이

<그림 11-1> NLP의 네 기둥

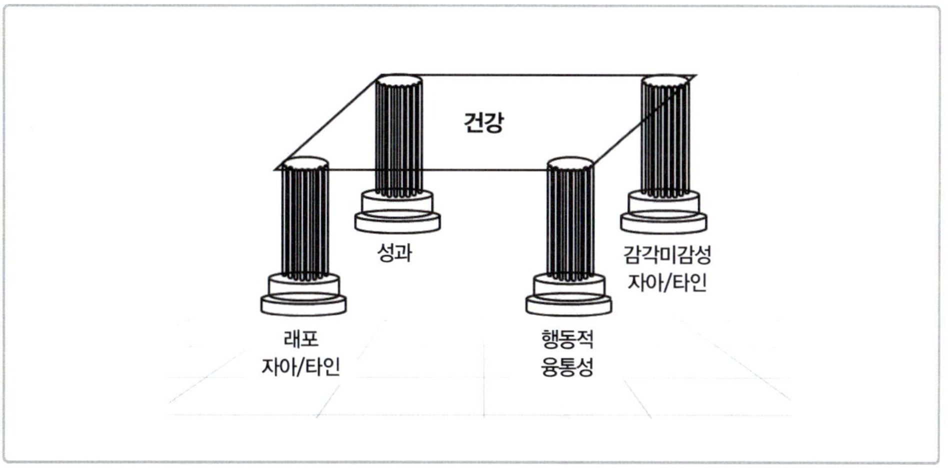

출처: 이안 맥더모트·조셉 오코너/설기문 역, 『NLP의 원리』, 서울 학지사, 2000, pp.19-22.

다. 쾌락에 대한 대가를 지불해야 한다고 가르치고 있다. 하지만 조화로운 상태를 유지하는 상황에서 느끼는 즐거움은 건강을 오히려 좋게 만든다.

넷째, 행동적 융통성이다. 특정 행동을 고집하기보다는 융통성 있게 행동할 수 있도록 하게 한다. 융통성 있게 행동함으로써 보다 효과적으로 목표를 달성할 수 있도록 꾸준히 행동을 변화시킬 수 있어야 한다.

02 | NLP의 전제조건

NLP의 전제조건presupposition은 사실이라거나 보편적이라고 주장하는 것은 아니지만, 우리 자신의 경험 속에서 그 원리들을 사실로 인정하고 따른다면 자신의 삶과 타인들과의 관계가 좀더 효과적이고 흥미로우며 만족스럽고 풍부해 지는 것을 보게 될 것이다. NLP의 전제조건에는 정해진 목록이 없지만 가장 일반적으로 사용되고 중요하다고 생각하는 전제조건은 다음과 같다(O'Connor & Symour, 1990[8]; O'Connor

& McDermott, 1996b[9]).

첫째, 지도는 영토가 아니다. 사람들은 실재, 그 자체가 아닌 자신이 갖고 있는 실재에 대한 지도에 반응한다. 지도는 영토를 편리하게 그려 놓은 것에 불과하다. 우리는 그러한 지도에 의해 움직이고 의사소통을 한다. 메뉴는 요리 그 자체가 아니다. NLP는 실재가 아닌 그것을 반영하는 지도를 변화시키는 기술이다.

둘째, 인간의 행동은 목적 지향적이다. 우리는 그 목적이 무엇인지 항상 의식하며 행동하는 것은 아니지만, 그 행동 이면에는 어떤 목적이 있다.

셋째, 의사소통에서 전달하고자 하는 의미는 상대방으로부터 내가 얻은 반응이다. 우리가 하는 말은 의도하는 바와 다르게 전달될 수 있다. 의사소통에는 실패란 있을 수 없다. 단지, 상대방으로부터 어떤 반응과 피드백을 얻느냐 하는 것만 있을 뿐이다. 그러니까 의사소통을 제대로 하느냐 하는 문제는 상대방으로부터 원하는 반응을 얻느냐라는 문제와 직결된다. 이 과정에서 모든 경험이 활용될 수 있다.

넷째, 경험은 일정한 구조를 갖는다. 우리의 사고와 기억은 나름대로의 일정한 패턴으로 이루어진다. 만약 그 구조나 패턴을 바꾸면 경험 내용 또한 변화된다. 예컨대 나쁜 기억은 불쾌한 시각적 장면이나 청각적 소리 및 나쁜 감정을 일으키는 내용의 구조로 이루어진다. 그러므로 그 장면을 좋은 것으로, 소리를 좋을 것으로, 그리고 좋은 감정을 일으키는 내용으로 구조를 바꾸면 기억도 변화될 수 있는 것이다.

다섯째, 모든 행동은 긍정적인 의도에서 나온다. 우리의 행동은 언제나 우리에게 가치 있는 무언가를 성취하고자 한다. 사람은 행동 그 자체가 아니다. NLP는 행위 그 자체와 그 행위 뒤에 숨어있는 의도나 목적을 구분한다. 어떤 행동이 부정적으로 보이는 것은 우리가 그 목적을 알지 못하기 때문일 것이다.

여섯째, 정신과 육체는 하나의 체계이며 서로 영향을 주고받는다. 정식과 육체는 상호작용을 하며 서로 영향을 미친다. 다른 하나에 영향을 주지 않고 어느 하나를 변화시킨다는 것은 불가능하다.

일곱째, 사람들은 그 당시에 할 수 있는 가장 최선의 선택을 한다. 아무리 자멸적이고 사악한 행동이라 할지라도 그것은 그 사람이 자신에게 주어진 세상에 대한 지도로, 당시에 할 수 있는 최선의 선택을 한 결과이다. 그의 세상 지도에서 보다 더 나은 선택을 할 수 있는 선택권을 부여한다면 그는 그것을 받아들일 것이다.

여덟째, 사람들은 완벽하게 일한다. 어느 누구에게도 잘못한다거나 서툴다고 말할 수 없다. 문제는 그들이 어떤 식으로 행동하는지를 알아내서 그 방법을 보다 유익하고 바람직한 방향으로 변화시키는 것이다.

아홉째, 실패란 없다. 다만 피드백이 있을 뿐이다.

열째, 배움은 살아있다는 증거며 우리는 배우지 않을 수 없다.

열한째, 모든 문제에는 해결책이 있고 우리에게는 이미 필요한 모든 자원이 이미 있거나 새로이 창조할 수 있다. 자원이 없는 사람은 없다. 다만 자원이 없는 상태가 있을 뿐이다.

열둘째, 어떤 사람이 무언가를 할 수 있다면 다른 사람도 그것을 배워 행할 수 있다. 탁월성은 복제가 가능하며 탁월성을 모방하는 것과 그것을 다른 사람에게 가르치는 것이 가능하다.

열셋째, 선택할 수 있다는 것은 선택할 수 없다는 것보다 바람직하다. 가능하면 광범위하게 여러 가지 선택을 할 수 있다는 자신의 지도를 찾는 것이 중요하다. 항상 선택의 폭을 넓히고 가장 많은 선택, 즉 가장 유연한 사고와 행동을 하는 사람이 모든 상호작용에서 가장 큰 영향력을 미치게 된다.

열넷째, 무의식은 선의적이다. 무의식은 의식의 균형을 잡아주며, 본래 악의적인 것이 아닌 선의적이다.

열다섯째, 이해하기를 원한다면 실행하라.

C. NLP의 연구 배경

01 | NLP의 역사적 배경

NLP는 1970년대 중반에 시작되었다. NLP의 핵심은 바로 '모방modeling'이라고 할 수 있는데 그것은 우리가 특정한 행동이나 반응을 할 때 어떤 방식으로 하는지를 알아보고 찾는 것과 관계된다.[10] NLP의 궁극적 목적은 모든 사람들로 하여금 탁월성을 발휘하여 만족한 삶을 살아가도록 가르치고 도와주기 위함이다. NLP는 교육과 상담, 개인적 목표달성, 가족문제 해결, 학습과 창조성 향상, 심신의 건강증진, 비즈니스 발전 등에 이르기까지 다양하게 응용 가능한 이론이며, 최근에 NLP 이론은 신경언어프로그래밍(NLP)에 인공지능(AI)을 접목해서 물리학과 AI 공학 분야까지 연구가 확산되고 있는 추세이다. 최근에 와서 4차 산업혁명 기술이 확산되고 있는 상황에서 NLP 이론에 AI 이론을 접목하고자 하는 연구의 시도는 기본적으로 신경언어프로그래밍(NLP) 이론이 개인과 조직, 커뮤니티의 주관적 경험의 구조를 사람의 감각기관으로 지각하고 개인의 실제reality, 즉 인식 체계perceptual frames, 실제 모형models of reality을 제시하였다는 점에서 의미있는 연구이며, 또한 우리가 어떤 방식으로 지각하고 행동해야 하는가에 대한 방향성과 세계관을 탐색해 가는 학문이라는 점에서 오늘날까지 지속적으로 사회적 반향을 일으키는 연구 분야이다.

NLP는 1970년대 초반에 미국 캘리포니아에서 심리학자 리차드 밴들러Richard Bandler가 언어학자 존 그라인더John Grinder와 함께 연구를 하면서 개발되기 시작했다. 이들은 다음의 세 명의 심리학자들의 모델을 연구하고 모방을 하였다. 혁신적인 심리학자이자 게슈탈트Gestalt 심리치료법의 창시자인 프리츠 펄스Fritz Perls, 가족 치료 분야의 개척자요 창시자 중 한 사람이었던 버지니아 사티어Verginia Satir, 그리고 정신과 의사이자 심리학자로서 당대 세계 제일의 최면치료사로 인정받고 있었으며 에릭슨식 최면 치료법을 발전시킨 밀턴 에릭슨Milton Erickson이었다.[11]

1970년도 중반에 접어들면서 NLP 이론은 기존의 신경언어프로그래밍에 언어학적 접근을 시도면서 세계에 사회적 반향을 일으켰다.[12] 1975년에 발표된 '마술의 구조 Ⅰ The Structure of Magic Ⅰ'은 신경언어프로그래밍의 메타모형이라는 언어학적 측면을 반영한 최초의 NLP 이론이다. 이 이론은 일반의론과 변형문법의 지식을 토대로 클라이언트와의 현실 파악을 풍부하게 하기 위한 소통 방법을 구체적으로 제시하였다는데 연구의 의미가 있다. 또한 1976년에 발표된 '마술의 구조 Ⅱ The Structure of Magic Ⅱ'는 인간이라는 지각시스템과 언어화에 대한 모델을 통해서만이 세계를 지각할 수 있다는 점을 제시하였다. 이 이론은 언어나 이미지로 외계를 대표하는 것을 대표 시스템으로 보고, 이 시스템에는 시각, 청각, 후각, 미각, 촉각 등 오감의 시스템이 유기적으로 연결되어 있다는 점을 제시하였다. 1970년대 중반에 발표된 이 두 권의 책은 순수한 NLP 서적으로 볼 수 없다는 주장도 있으나 NLP 이론에서 의사소통과 변화를 강조한 연구로 사회적 반향을 일으켰으며, 마술의 구조Ⅰ The Structure of Magic Ⅰ는 NLP 이론에 메타모형을 반영한 이론이며, 마술의 구조Ⅱ The Structure of Magic Ⅱ는 인간의 지각시스템과 언어화에 대한 모델을 제시하였다는 점에서 NLP 이론을 발전시키는데 중요한 기여를 한 연구로 평가되는 반면에, O'Connor & Seymour(1994)는 1970년대 중반에 발표된 이 두 권의 책은 NLP 이론의 연구모델을 제시한 것에 불과하며, 사람은 다양한 특성을 가지고 있기 때문에 일반화할 수 없다는 점을 강조하였다.

1970년대에 Bandler & Grinder가 주창한 NLP 이론의 세대별 연구 동향을 보면,[13] NLP 1세대는 1970년대 중반부터 1980년대 중반까지의 기간으로 이 시기에 NLP 연구는 주로 개인(내담자)을 대상으로 치료법을 적용하는데 주안점을 두었기 때문에 NLP 이론은 상담, 치료 분야에 집중되었고, 개인의 능력과 행동에 관심을 가진 문제해결을 중심으로 연구가 진행되었다. NLP 2세대는 1980년대 중반부터 1990년대 초반까지의 기간으로 이 시기에 NLP 연구는 주로 개인(내담자 및 해당 분야 고객)을 대상으로 신념, 가치, 메타프로그램 등을 적용하는데 주안점을 두었기 때문에 NLP 이론은 상담, 협상, 교육, 건강, 스포츠 등을 중심으로 연구가 진행되었다. NLP 3세대는 1990년대 초중반부터 2000년대 중반까지의 기간으로 이 시기에 NLP 연구는 주로 개인과 조직을 대상으로 정체성, 비전, 미션, 장 이론을 적용하는데 주안점을 두었기 때문에 NLP 이론은 모든 분야에서 활용 가능한 연구로 진행되었다. NLP 4세대는 2000년대 중반 이후부터 현재까지의 기간으로 이 시기에 NLP 연구는 주로 인류를 대상으로 양자 물리학, 초월영성을 적용하는데 주안점을 두었기 때문에 NLP 이론은 모든 분야에서 활용 가능한 연구로 진행되었다.

02 | NLP의 연구 동향

NLP 이론의 전제조건은 사실이라거나 보편적이라고 보는 것은 아니며, 우리 자신의 다양한 경험 속에서 그 원리들을 사실로 인정하고 따른다면 자신의 삶과 타인들과의 관계가 좀더 효과적이고 흥미로우며 만족하고 풍부해 질 수 있다는 점에서 출발하고 있다. NLP 이론은 1970년대 중반부터 1980년대 중반의 1세대로부터 2000년대 중반 이후부터 현재의 4세대까지 발전하면서 신경언어프로그래밍(NLP) 이론은 메타모형, 래포 형성, 리프레이밍, 앵커링과 앵커 충돌, 표상 체계와 빈사 등 5개의 연구모형이 제시되어 학자들의 논의가 진행되고 있다.[14]

첫째, 메타모형meta-model은 우리가 언어를 사용할 때 추상적인 차원에서 시작하여 그 말의 근거가 되는 구체적인 경험으로 이동하게 되며, 이 언어를 사용하는 과정에서 우리는 자신이 경험한 것을 어떻게 왜곡하고 삭제하고 일반화시키는지를 발견하게 된다는 이론이다. 메타모형은 다른 사람이 의미하는 것을 정확히 이해하여야 할 때 수준 높은 정보 수집을 가능하게 하며, 메타모형의 의미를 명확히 하고, 메타모형을 통해서 선택을 줄수 있다는 점에서 심리치료와 교육 분야에 강력한 도구로 사용된다. 한마디로 메타모형은 비합리적이고 부정적인 내적 대화를 많이 하는 경우에 적용하면 비합리적 신념을 긍정적이고 합리적인 신념으로 바꾸는데 효과적이다.

둘째, 래포의 형성formation of rapport은 의사소통에서 상대방과의 사이에 형성되는 친밀감 또는 신뢰 관계를 래포하고 한다. 래포는 의사소통에서 몸의 자세, 신체적 움직임, 눈깜박임, 얼굴 표정 등 신체언어, 음성, 언어가 중요한 영향을 미친다. 다른 사람들과 커뮤니케이션을 하는데 있어서 상대방의 행동을 그대로 따라하거나mirroring, 상대방과의 대화 중에 핵심 단어를 반복하거나backtracking, 상대방의 동작, 음조, 호흡, 표현 등 맞추기facing 등이 NLP에서 래포의 형성을 하는데 효과적인 기법들이다. 이 래포의 형성은 대인관계에서 유사성과 공통점이 많을수록 서로 간의 공감대가 쉽게 형성되며 서로에게 호감을 가질 확률이 높아진다는 점을 제시한 방법이다.

셋째, 리프레이밍reframing은 마음의 프레임을 바꿔서 새로운 출발을 하기 위해서는 관점을 바꾸어 세상과 경험을 새롭게 바라보는 방법과 자신의 문제점을 체계적으로 점검하여 나쁜 습관을 좋을 습관으로 대체하는 방법이다. 리프레이밍은 우리가 어떤 것에 대해서 느끼는 것이나 우리가 하는 행동은 우리의 인식에 달려 있기 때문에 상황적 프레임과 내용적 프레임을 바꾸는 것이 중요하다. 리프레이밍은 기본적으로 사람을 어떻게 인식하는가 하는데 있는데, 이는 사람이 변화에 필요한 모든 자원을 가지고 있다는 것과, 의사 교류는 의식과 무의식 사이에서 형성된다는 것과, 모든 분야에 사람들이 그 중심에 포함되어 있다는 것에서 출발한다. 이는 리프레이밍은 사람들이 어떤 프래임을 바꾸면 의미도 바뀌게 되는 것이며, 의미가 바뀔 때 사람의 의식과 행동이 변화된다.

넷째, 앵커링anchoring과 앵커 충돌anchor collapse에서 앵커링은 어떤 특정 상태에 붙들어 매거나 결부시키는 감각적 수단을 말하는 반면에, 앵커 충돌은 현재 앵커링된 상태에서 또 다른 앵커링이 나타나서 기존의 특정 상태에 붙들어 매거나 결부시킨

것에 대해서 충돌이 발생하는 것을 말한다. 일예로, 앵커링은 사람들이 갖고 있는 자신감, 용기, 창의성 등의 자원 상태와 불안, 부적응, 주의 결함, 과잉행동, 충동성, 의기소침 등의 비자원 상태가 서로 충돌하면서 일정 시간 동안 혼란이 있은 후에 조절과 절충 단계를 거쳐서 비자원 상태가 변화되어서 새롭고 다른 상태가 나타나게 되는 것으로 설명하고 있다.

다섯째, 표상 체계representation system와 빈사predicate에서 표상체계는 시각, 청각, 후각, 미각, 신체감각 등 다섯 가지를 말하며, 빈사는 사람이 대화할 때 주로 사용하는 표상 체계와 함께, 그 표상 체계를 술어로 설명하는 동사, 부사, 형용사 등을 빈사라고 한다. 표상 체계와 빈사의 개념은 사람들은 자신의 과거의 경험을 통해서 반응하게 되는데, 일예로 과거의 고통스러운 기억은 자신을 움츠리게 하지만, 과거의 즐거운 기억은 미소 짓게 하고 그 즐거움을 맛보게 하는 것 같이 우리의 감각을 사용해서 과거에 가졌던 경험을 되살리는 것을 말한다. 따라서 좋은 커뮤니케이션은 어떤 말을 많이 하는 것이 아니고, 어떻게 말을 하느냐에 달려 있다는 것이다.

Chapter 11 Case

"신경언어프로그래밍(NLP)이 심리적 테라피스트의 의사소통 패턴에 미치는 영향: 사례연구"

Jahan et al.(2022)의 연구에 따르면, 신경 언어 프로그래밍(NLP)이 심리적 테라피에 유의한 정(+)의 영향을 미쳤다. 본 연구는 초기에 심리적 테라피에 참여하는 참가자를 대상으로 신경 언어 프로그래밍(NLP)과 심리적 테라피 간의 연관성에 대해서 심층 인터뷰를 수행해서, 심리적 테라피에 참여하는 참가자들이 심리적 테라피를 개선하는 데 있어서 신경 언어가 어떻게 영향을 주었고, 상담가 효과적인 커뮤니케이션을 위해서 신경 언어 프로그래밍(NLP)에서 어떤 요인에 주안점을 두고 조사하고자 하는 데서 출발하였다. 처음에 심층 인터뷰를 통해서 신경 언어 프로그래밍(NLP)과 심리적 테라피 간의 상관관계에 주안점을 두고 연구를 시작하였으나, 연구가 점진적으로 진행되는 과정에서 Bandler & Grinder(1975)가 신경 언어 프로그래밍(NLP)으로 제시한 신경학, 언어학, 프로그래밍 등이 신체적 테라피와 밀접한 관련이 있다는 것을 발견하게 되었다. 신경 언어 프로그래밍(NLP)과 심리적 테라피 간의 관련성에 대한 분석을 통하여 이중 언어 사용, 준 언어 제스처, 눈 맞춤, 적절한 단어 선택 등의 요인들이 심리적 테라피에 효과적으로 작용하였다는 것을 검증하였고, 이는 인간의 의사 소통의 대부분이 비언어적 신호. 제스처, 커뮤니케이션 패턴과 밀접한 관련이 있다는 것을 발견하였다. 본 연구는 신경 언어 프로그래밍(NLP)이 심리적 테라피의 궁극적으

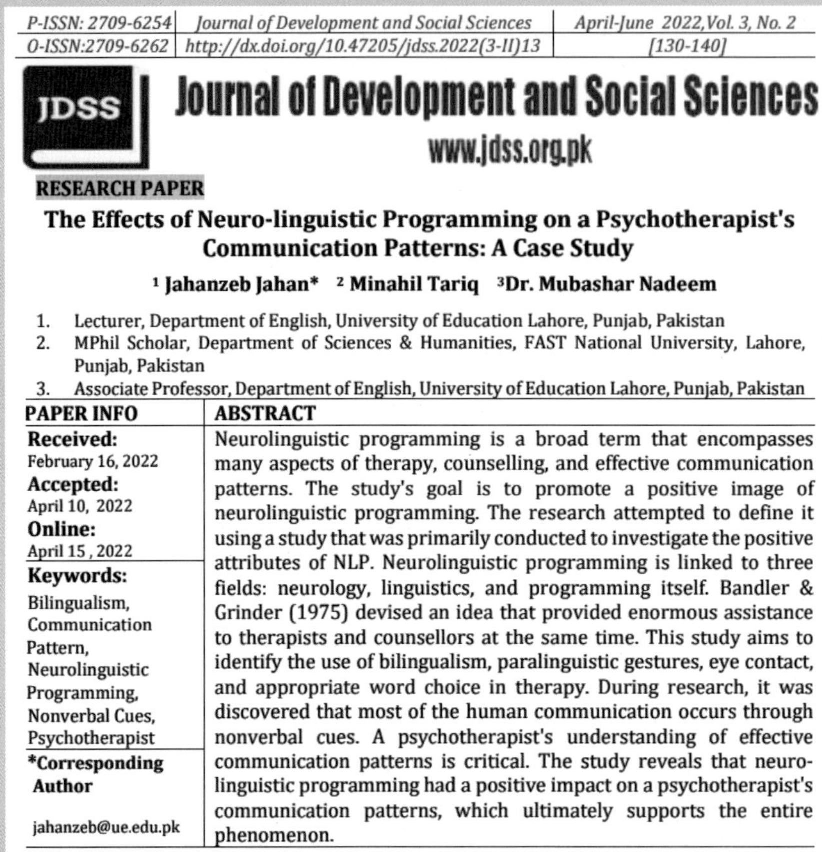
P-ISSN: 2709-6254 | Journal of Development and Social Sciences | April-June 2022, Vol. 3, No. 2
O-ISSN:2709-6262 | http://dx.doi.org/10.47205/jdss.2022(3-II)13 | [130-140]

JDSS Journal of Development and Social Sciences
www.jdss.org.pk

RESEARCH PAPER

The Effects of Neuro-linguistic Programming on a Psychotherapist's Communication Patterns: A Case Study

[1] Jahanzeb Jahan* [2] Minahil Tariq [3]Dr. Mubashar Nadeem

1. Lecturer, Department of English, University of Education Lahore, Punjab, Pakistan
2. MPhil Scholar, Department of Sciences & Humanities, FAST National University, Lahore, Punjab, Pakistan
3. Associate Professor, Department of English, University of Education Lahore, Punjab, Pakistan

PAPER INFO
Received: February 16, 2022
Accepted: April 10, 2022
Online: April 15, 2022
Keywords: Bilingualism, Communication Pattern, Neurolinguistic Programming, Nonverbal Cues, Psychotherapist
***Corresponding Author**
jahanzeb@ue.edu.pk

ABSTRACT
Neurolinguistic programming is a broad term that encompasses many aspects of therapy, counselling, and effective communication patterns. The study's goal is to promote a positive image of neurolinguistic programming. The research attempted to define it using a study that was primarily conducted to investigate the positive attributes of NLP. Neurolinguistic programming is linked to three fields: neurology, linguistics, and programming itself. Bandler & Grinder (1975) devised an idea that provided enormous assistance to therapists and counsellors at the same time. This study aims to identify the use of bilingualism, paralinguistic gestures, eye contact, and appropriate word choice in therapy. During research, it was discovered that most of the human communication occurs through nonverbal cues. A psychotherapist's understanding of effective communication patterns is critical. The study reveals that neuro-linguistic programming had a positive impact on a psychotherapist's communication patterns, which ultimately supports the entire phenomenon.

로 전체를 지원하는 커뮤니케이션 패턴 현상을 탐색해 냈다고 하는 점에서 의미 있는 연구이다. 분석 결과를 보면, 신경 언어 프로그래밍(NLP)에 참여하는 참가자 중에서 99%가 심리적 테라피를 정기적으로 받은 참가자가 그렇지 않은 참가자에 대비해서 커뮤니케이션 패턴에 변화를 보였고, 장기적으로 긍정적 사고를 갖게 되는 것을 확인하였다. 신념으로 가치를 더하는 신경 언어 프로그래밍(NLP)이 심리적 테라피에 참여하는 참가자들에게 효과적인 프로그램으로 작용하는 것은 무엇보다 신경 언어 프로그래밍(NLP)이 개인의 신념에 가치를 높여주는 특성이 있으며, 심리적 테라피를 통해서 듣기 기술, 공감 능력 개발, 열린 마음, 올바른 단어 선택, 이중 언어 구사, 준 언어적 몸짓, 단순한 언어 사용 등이 효과적으로 작용하였다는 것을 의미한다.

본 연구를 통해 조사대상자의 신경 언어 프로그래밍(NLP)과 심리적 테라피 간의 관련성이 99%라고 하는 결과를 제시하였다. 심리 치료사의 정기적인 세션을 받은 후 서로 긍정적인 영향을 미쳤다. 확신을 가지고 가치를 더하는 신경 언어 프로그래밍에 대한 지식을 갖추고 있습니다.

치료사가 진행하는 모든 치료 세션. 깊은 의사소통 능력과 각 환자에 대한 긍정적인 태도는 치료사가 다음을 획득해야 한다는 점을 규명하였다. 신경 언어 프로그래밍(NLP)에 기반한 심리적 테라피를 수행한 결과, 필수적인 경청 능력을 키우고, 공감 능력을 키우며, 항상 개방적인 접근 방식을 취해야 하며, 올바른 단어 선택, 이중 언어 사용, 준 언어적 몸짓, 간단한 언어 사용, 대체 단어의 적절한 사용이 종합적으로 추가되어 효과적인 의사소통이 가능한 정도의 심리적 테라피 효과가 나타났다. 장기적으로 신경 언어 프로그래밍(NLP)에 기반한 심리적 테라피의 효과를 증진하기 위해서 심리치료사와 참여자 간의 긴밀한 기밀을 유지하면서 보건 안전을 보장하는 것이 급선무이다.

출처: Jahan, J., Tariq, M. and Nadeem, M.(2022), The effects of neuro-linguistic programming on a psychotherapist's communication patterns: a case study, *Journal of Development and Social Sciences*, 3(2), 130-140.

참고문헌

01. 가토 세류/정지영 역, 간단 명쾌한 NLP, p.24.

02. 이안 맥더모트·조셉 오코너/설기문 역, NLP와 건강, p.5.

03. 가토 세류/정지영 역, 간단 명쾌한 NLP, p.64.

04. 가토 세류/정지영 역, 간단 명쾌한 NLP, p.24.

05. 이안 맥더모트·조셉 오코너/설기문 역, NLP와 건강, p.16.

06. 이안 맥더모트·조셉 오코너/설기문 역, NLP와 건강, pp.19-22.

07. 이안 맥더모트·조셉 오코너/설기문 역, NLP와 건강, p.80.

08. O'Connor, J. and Seymour, J., Introuducing Neutro-Linguistic Programming: The New Psychology of Personal Excellence, *Crucible*, 1990.

09. O'Connor, J. and McDermott, I., Neuro-Linguistic Programming (NLP) and Health: Using NLP to Enhance Your Health and Well-Being, *Thorsons Pub*, 1996b.

10. 가토 세류/정지영 역, 간단 명쾌한 NLP, p.24.

11. 가토 세류/정지영 역, 간단 명쾌한 NLP, p.6.

12. 전경숙, NLP 기본과 원리: NLP 심리 기법, 학지사, 2012.

13. 이성엽, 변화와 성장을 위한 NLP의 원리 1, 박영스토리, 2021.

14. Nek Rakami, N. M. H., & Rokeman, M. I., Pedagogical Approaches Using Neuro-Linguistic Programming (NLP) Strategies from Perspective of NLP-Trained Teachers. *Jurnal Pendidikan Bitara UPSI*, 2023, 93–98.

15. Jahan, J., Tariq, M. and Nadeem, M.(2022), The effects of neuro-linguistic programming on a psychotherapist's communication patterns: a case study, *Journal of Development and Social Sciences*, 3(2).

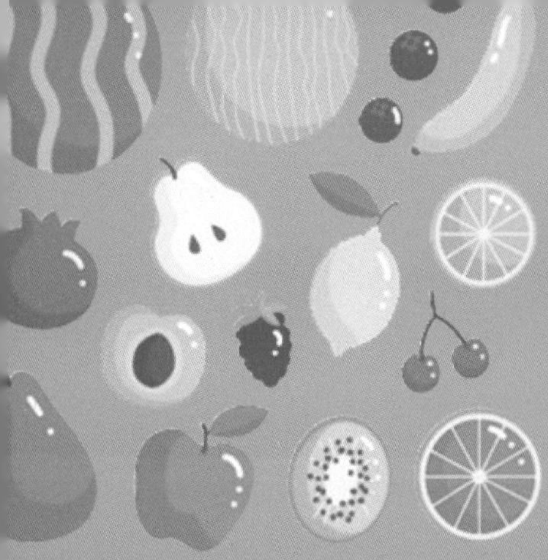

학습목표

1.. NLP 활동과 푸드테라피에 대해 이해한다.

2. NLP와 신체적, 심리적 테라피에 대해 이해한다.

3. NLP 활동의 푸드테라피 프로그램을 살펴본다.

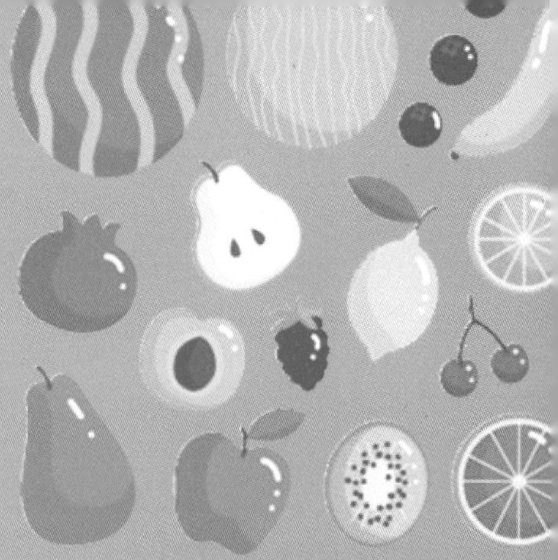

Chapter 12

NLP 활동과 푸드테라피

Contents

Introduction

"음식으로 아트와 힐링 치유"

음식 만들기를 통해 아이들의 정서 심리발달에 도움을 주는 푸드아트테라피가 전문 직종으로 뜨고 있다. 푸드아트테라피란 일상생활에서 쉽게 접할 수 있는 먹는 식재료를 가지고 나만의 작품을 만들어 보고, 만든 작품을 통해서 내면 치유 및 상담프로그램으로 적용할 수 있는 요즘 가장 인기 있는 프로그램이다. 채소, 과일, 과자, 빵, 간식 등 음식 재료를 이용해 다양한 작품활동을 펼치고 속마음을 자유롭게 표현하며, 치유 효과까지 얻을 수 있어 건전한 정서 발달을 도모하는 계기를 마련한다.

푸드아트테라피, 푸드아트심리상담사는 아동요리, 미술심리, 상담, 원예, 인형치료 등 모든 상담분야에 적용가능해 사회복지사나 심리치료사를 지망하는 사람들이 많은 관심을 두고 전문 강사 자격 과정에 문의가 끊이지 않고 있다.

2007년부터 10년간 푸드아트테라피와 이미지아트테라피 강의와 강사 양성 과정을 진행하고 있는 국제푸드아트테라피협회 서금순 협회장은 "누구나 할 수 있고 바로 효과를 누릴 수 있는 푸드아트테라피는 다양한 창의성 계발, 건강한 관계 소통과 더불어 진정한 치유와 성장의 도구

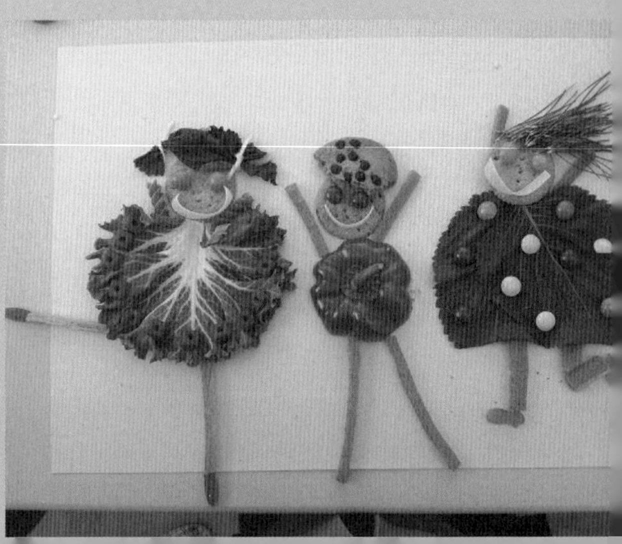

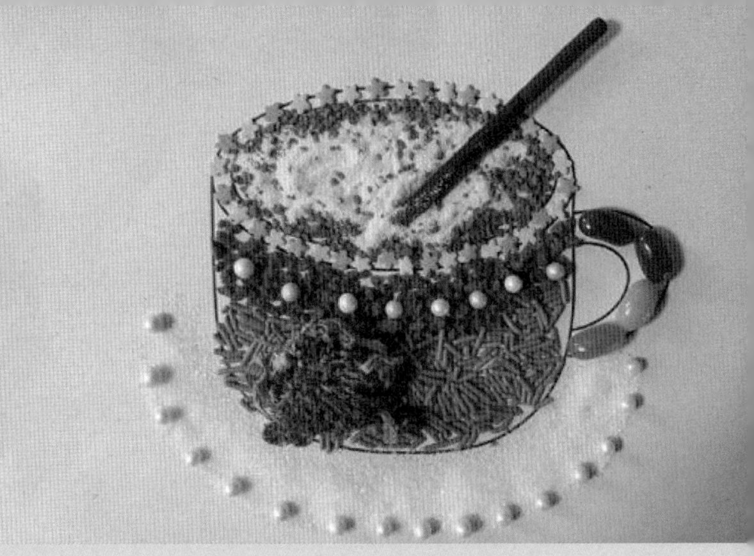

다."라며 "푸드아트 심리상담사 강사 양성에 주력하고 어린이부터 어른에 이르기까지 모든 이에게 풍성한 생명의 식탁을 마련하겠다."라고 말했다.

푸드아트테라피 강의를 수강한 김은정(여,49) 심리상담사는 "푸드아트테라피를 배우면서 나의 정체성을 느낄 수 있었고, 여러 회기를 하면서 마음이 치유되고 행복해 졌다. 삶에 대한 자신감이 생겼다."라며 우리가 늘 가까이서 편하게 대할 수 있는 음식 재료로 아트를 한다는 것에 매우 흥미를 느꼈다. "자유로운 변형으로 인하여 상상력이 풍부해 지기도 했으며, 자기가 소중하게 느끼는 것이 무엇인지도 한 번 깨닫는 시간이 되었다."라고 매우 만족해했다.

출처: 서금순 국제아트테라피 대표, "음식으로 아트와 힐링 치유", 임학근 기자, KNS 뉴스통신 (2017.02.17. 13:25)

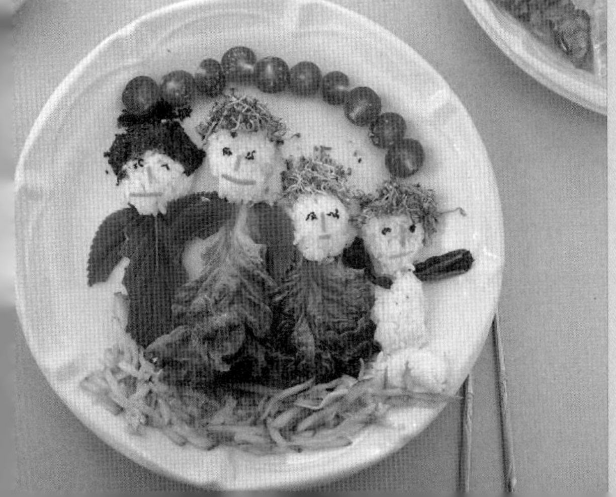

A. NLP 활동과 푸드테라피의 이해

01 | NLP와 건강

NLP는 건강과 질병에 관한 의학적 근거를 무시하고 대안을 제시하는 것이 아니라 기존의 의학이 갖고 있는 의학적 한계를 인식하며, 인간에게 허락하신 정교하고도 놀라운 자연적 치유 능력을 최대한 키울수 있는 방법들을 제공해 주는 프로그램으로 활용할 가치가 충분하다고 본다.

현대 의학이 이룩한 놀랍도록 효과가 좋은 의약품과 치료기술에 놀라워하면서도 그러한 것들은 이미 상당한 정도로 진전된 병에 대해 뒤늦게 처방하는 방법들이라는 사실은 쉽게 잊는다. 질병은 '무엇인가 잘못되었으며 변화를 필요로 한다'는 사실을 알려주는 때 늦은 신호이다. 그러므로 건강을 위해서는 별도의 무엇을 찾기보다는 지금 이 순간에 행하고 있는 것이 보다 더 중요하다는 사실을 알 필요가 있다.[1]

질병으로 진행되기 전, 지금의 건강을 유지하고 더 나아가 건강증진과 개선을 위한 예방의학의 차원에서도 NLP를 적극 활용 할 수 있기에 NLP가 마음을 다루는 학문이라면 NLP야말로 병을 치료하는 좋은 약이 되며 수단이 될 것이다. 그래서 선진국에서는 이미 NLP를 통한 치유 사례가 많이 보고되고 있다.[2]

NLP의 가장 강력한 기법 중의 하나가 앵커링anchoring이다. 우리의 마음의 상태를 바꾸는 모든 자극을 닻anchor이라고 한다. 배가 항구에 닻을 내리는 것처럼 특정한 심리 상태로 닻anchor을 내려주는 행위를 말한다.

최고의 상태, 즉 특정한 장면, 소리, 접촉을 떠올려서 신체감각에 앵커링하고 필요할 때 즉시 가져다 씀으로써 감각 정보와 감정을 의식적으로 연결하여 우리 몸의 상태를 바꾸는 것이다.

닻은 우리의 상태를 바꾸고 상태는 건강을 바꾼다. 닻이 직접적으로 면역체계에 영향을 미칠 수 있다는 증거가 많이 있다. 최초의 증거가 발견된 이후에 새로운 의학의 분야가 생기게 되었는데 그것이 바로 심리 신경면역학PNI: Psychoneuroimmunology이다.[3]

몸과 마음은 분리할 수 없는 하나의 유기체이다. 즉, 스트레스를 받으면 자율신경계와 내분비계, 면역계가 거미줄과 같이 연결되어 반응하게 되듯이 생각은 이러한 주요한 신체 기관에 영향을 미치게 된다. 신경계, 내분비계, 면역계는 서로 얽혀 함께 기능하면서 인간의 생각을 신체 반응, 즉 생리적 반응으로 전환한다.

02 | 자가면역 체계도

신경 체계, 면역체계와 내분비 체계들은 뉴로펩타이드라고 불리는 단백질로부터 만들어지는 신경전달물질을 다른 세포의 수용기에 정확하게 진입하도록 맞추어 줌으로써 효과를 발휘한다. 그 효과는 구체적으로 나타난다. 뉴로펩타이드와 수용기가 연결되는 생화학적 작용을 통하여 정서가 유발된다.[4] NLP에서 이렇게 몸과 마음의 연결과 위에서 언급한 세 가지 체계와의 관계를 설명한 다음 그림을 보면 좀 더 이해가 쉬울 것이다.[5]

이러한 면역체계가 깨지고 불균형 상태가 되면 오히려 인체를 직접 공격할 수도 있게 되어 자가면역질환으로 나타나게 된다. 우리에게는 오감이 있는데, 직관을 여섯 번째 감각 즉 육감이라고도 한다. 면역체계는 일곱 번째의 감각 즉 칠감(七感)이며 이는 자아에 대한 감각인 자아감의 한 부분이다. 면역체계는 감각기관으로서의

<그림 12-1> 몸-마음의 연결과 면역체계도

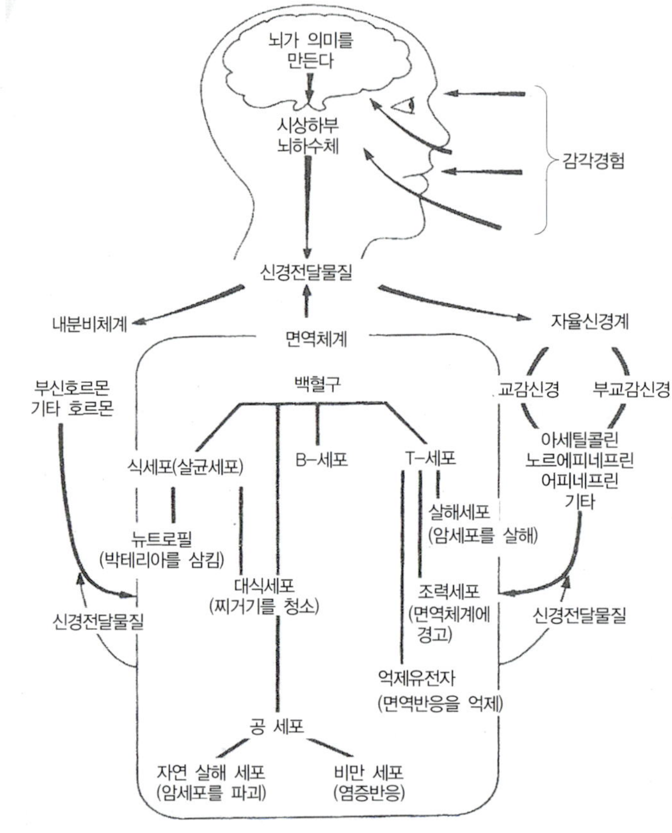

출처: 이안 맥더모트·조셉 오코너/설기문 역, 『NLP와 건강』, p.207.

특징을 많이 갖고 있다. 눈은 빛에 민감하다. 눈 뒤쪽에 있는 망막으로부터의 신호는 뇌로 피드백 된다. 뇌는 정보를 해독하여 외부 세계로 영상을 투사해 낸다. 그래서 우리는 사물을 보게 된다. 면역체계는 자아를 감지하고 그 정보를 신경전달물질을 통해 뇌로 피드백 하는 데 그 결과는 건강이다.[6]

우리의 자아감을 감지하는 면역체계는 의도적으로도 멈추게 할 수 없다. 즉 우리가 의식적으로 감각기관을 막을 수 있어도 말이다. NLP에서는 이 같은 현상을 다음과 같이 표현하고 있다. “면역체계는 자아에 대한 표상체계이다. 강력한 면역체계는 생리적 차원에서의 강력한 자아감과 같은 것이다."[7]

또 다른 예로 NLP는 알레르기를 처치하기 위한 방법을 개발하였다. NLP는 쉽게 확인 가능한 구체적인 대상물에 대한 알레르기 반응을 가진 사람에게 가장 효과가 좋다. 그 방법은 로버트 딜츠, 팀 홀봄, 수지 스미스에 의해 개발되었다.[8]

알레르기 치유의 절차를 보면, 조력자와 내담자 사이의 래포Rapport를 형성하고 구체적으로 알레르기 반응의 형태를 확인하며 면역체계에 대하여 내담자에게 설명한다. 불행하게도 면역체계는 경험한 과거의 특정 알레르기 반응을 학습함으로 현재까지 그것을 하나의 습관이 되어 이제는 경험했던 과거와 달리 새롭고 보다 적절한 반응을 하여 스스로 학습할 수 있음을 설명하는 과정을 포함한다. 그리고는 면역체계를 재 조건화할 수 있는 대상물, 즉 무해한 대체 자극을 찾아 적용하는 연습의 절차를 진행한다. 그다음 내담자로 하여금 상상을 통하여 미래 상황 속에서 알레르기 반응 대신에 새로운 반응을 하는 모습을 심상으로 만들어 보도록 연습의 과정을 거친다. 그리고 그 과정을 반복적으로 실시하도록 한다.

이렇게 일련의 과정을 훈련하고 반복하면서 내담자로 하여금 자신의 면역체계에 영향을 미치도록 할 수 있다는 것을 입증했다. 내담자의 생각에 영향을 미친 것이 조력자의 말이라는 것에, 또한 말에 강력한 힘이 있음을 주목하게 된다.

이처럼 오감을 활용한 NLP의 실천적 심리학은 인간의 마음을 자유롭게 하고 더 나은 삶을 누리게 할 수 있다는 것을 알 수가 있다. 인생을 즐겁게 마음먹은 대로 살게 해주는 기적의 심리학으로 신체의 오감과 언어의 체험이 뇌를 프로그래밍 하고 행동을 결정짓는 것이다.

NLP의 이러한 여러 기법은 개인의 심리치료와 삶의 영역뿐만 아니라 여러 전문적인 차원에서도 적용할 수 있는 길을 열어놓게 되었다. 현재 NLP의 기법들이 교육, 기업, 스포츠와 같은 다양한 영역에서 전 세계적으로 활용되고 있다. 현대 의학의 한계를 느끼는 인간의 심인성 질병을 치료함에 있어서도 마음의 원인을 찾아내고 또 그 마음을 잘 다스리도록 해서 병으로부터 치료의 효과를 높일 수 있다고 본다.

B. NLP 활동을 활용한 푸드테라피

01 | 신경언어프로그래밍(NLP)과 심리적 테라피

신경언어프로그래밍(NLP)이 개인의 자신감, 자부심, 목표 달성 등과 같은 긍정적 태도에 영향을 미치기도 하고, 우울증, 분노 조절, 두려움, 공포증 등과 같은 부정적 태도에 영향을 미치기도 한다. 본 연구는 심리적 테라피에 있어서 클라이언트의 안심감과 문제해결 능력을 높이는 데 있어서 NLP가 인지적, 정서적 통찰력에 긍정적으로 작용하였다(Zaharia et al., 2015[9]; Llewelyn, 1988[10]).

Zaharia et al.(2015)의 연구에 따르면, 본 연구는 메타분석을 사용하여 신경 언어 프로그래밍(NLP)이 심리적 테라피에 효과적이라는 점을 제시하였다. 신경 언어 프로그래밍(NLP) 프레임워크는 응용 분야에서 엄청난 인기를 누리고 있다. 현재 신경 언어 프로그래밍(NLP)은 심리학을 위시해서 비즈니스, 교육, 법률, 의학 및 심리치료 분야에 이르기까지에 사람들의 패턴을 식별하고 자극에 대한 반응으로 환경과 자신을 조절할 수 있는 방법론을 제시하고 있다는 점에서 많은 학자가 관심을 가지고 있는 분야이다. NLP는 목표 달성, 안정적인 관계, 두려움과 공포증과 같은 장벽 제거, 자신감 및 자부심 구축 등과 같이 구체적으로 심리적 테라피에 영향을 미치는 요인들을 추출해 낼 수 있다는 장점을 가지고 있다. 신경 언어 정신 요법(NLPt)은 NLP를 치료의 프레임워크이자 중재 세트로 포함한다. 다양한 심리적 또는 사회적 문제를 가진 개인이나 집단을 대상으로 신경 언어 프로그래밍(NLP)으로 가용한 데이터를 체계적으로 분석하고 대상 요인들 간의 상관관계를 분석해 낼 수 있다는 점에서 장점을 가지고 있다. 본 연구는 총 425건의 연구 중 350건이 제목과 초록에 따라 관련이 없는 것으로 간주되어 제거되었으며, 최종 분석에는 12명에서 115명 사이의 참가자 수를 가진 12개의 연구가 포함되었다. 대다수의 연구는 전향적 관찰이었다. 실제 논문은 NLP의 효과를 평가하는 최초의 메타분석을 나타낸다. 사회적/심리적 문제가 있는 개인을 위한 치료. 전반적인 메타분석은 NLP 요법이 CI=[0.20의 신뢰구간에서 0.54의 전체 표준화 평균 차이; 0.88]. 본 연구는 이론적인 틀에 기초한 심리 치료적 양상으로서의 신경 언어적 심리치료(NLP)로 개발한 모델을 포함하여 과학적으로 개발된 방법론 및 개입은 그 근거를 유지할 수 있는 결과를 제시하였다는 점에서 의미 있는 연구이다.

Llewelyn(1988)의 연구에 따르면, 본 연구는 클라이언트와 테라피스트 관점에서 심리적 테라피의 효과에 대해서 제시하였다. 본 연구는 40명의 테라피스트와 클라이언트를 조사 대상으로 하였으며, 399개의 심리적 테라피 세션에서 총 1076개의 사례가 수집되었으며, Elliott의 Therapeutic Impact Content Analysis를 사용하여 내용을 분석했습니다. 심리적 테라피의 각 세션 후에 심리적 테라피의 효과가 클라이언트와 테라피스트에서 의미 있는 연구결과가 도출되었다. 분석결과를 보면 심리적 테라피 중에서 가장 빈번하게 발생하는 심리적 테라피 유형을 제시하고 있으며, 클라이언트들은 심리적 테라피를 통해서 안심감 및 문제 해결과 같은 심리적 테라피 효과가 발생한 반면에, 테라피스트들은 인지적, 정서적 통찰력을 획득하는데 심리적 테라피가 효과적으로 작용하였다는 점을 제시하였다. 이는 심리적 테라피에 참여한 클라이언트 중에서 안심감이 높고 문제 해결이 잘 된 클라이언트는 그렇지 않은 클라이언트에 심리적 테라피에 대한 효과가 높게 나타났으며, 또한 인지적, 정서적 통찰력이 높은 테라피스트는 그렇지 않은 테라피스트에 비해서 심리적 테라피에 대한 효과가 상대적으로 높게 나타났다. 이는 심리적 테라피에 참여하는 클라이언트의 안심감과 문제 해결 능력이 테라피스트의 통찰력과 상관관계가 높게 나타났기 때문에 심리적 테라피의 효과를 증진시키는데 있어서 테라피스트와 클라이언트 간의 심리적 테라피를 통한 콜라보레이션과 커뮤니케이션이 중요하다는 점을 제시한 연구이다. 본 연구의 심리적 테라피 사례를 보면, 심리적 테라피 과정이 다른 상태에서 클라이언트가 심리적 테라피에 참여하는 경우에 클라이언트는 문제에 대한 해결책을 찾고 기분이 좋아지는 반면에, 테라피스트는 이 전보다 클라이언트의 문제에 대해서 더 많은 관심을 가지게 되었으며 클라이언트에 대한 인지적, 정서적 통찰력이 높아진 결과를 보였다. 본 연구는 심리적 테라피에 있어서 클라이언트의 안심감과 문제해결 능력을 높이는 데 있어서 테라피스트의 인지적, 정서적 통찰력이 긍정적으로 작용하였다는 것을 실무적 시사점으로 제시한 연구이다.

02 | 신경언어프로그래밍(NLP)과 신체적 테라피

신경언어프로그래밍(NLP)과 신체적 테라피스트가 통증에 대한 이해가 이전보다 많이 확대되었으며, 신체적 테라피스트가 자신의 임상 실험을 통해서 클라이언트의 심리 사회적 요인, 환경적 요인 등이 신체적 테라피에 어떠한 영향을 미치는지를 실험적으로 탐색하고 있으며, 신체적 테라피와 관련된 심층 인터뷰를 수행하는 과정에서 명확한 의제 대 구조화되지 않은 의제, 정보에 대한 이해력, 협력 의식의 개발 등이 중요한 요인으로 제시되고 있다(Singla et al., 2015[11]; Stenner et al., 2018[12]).

Singla et al.(2015)의 연구에 따르면, 신체적 테라피와 심리 사회적 요인 간의 상관관계를 분석한 연구이다. 신체적 테라피는 얇은 얼음 위에 서 있는 것처럼 민감하고 복잡한 문제가 연관되어있는 질적 연구이다. 신체적 테라피에 참여하고 있는 클라이언트에게 통증은 복잡한 문제이며, 많은 신체적 테라피스트들은 개인 실습에서 직면하는 심각한 문제이다. 최근에 신체적 테라피스트가 통증에 대한 이해가 이전보다 많이 확대되었으며, 신체적 테라피스트가 자신의 임상 실험을 통해서 클라이언트의 심리 사회적 요인, 환경적 요인 등이 신체적 테라피에 어떠한 영향을 미치는지를 실험적으로 탐색한 연구이다. 본 연구의 질적 연구를 위해서 9개의 반 구조화된 설문지를 사용해서 심층 인터뷰를 수행하였고, 질적 연구 데이터를 수집하는 데서 발생하는 의도적인 샘플링의 확보하였고, 잠재적 정보 제공자에 해당하는 조사대상자는 편지 또는 전화를 걸어서 신체적 테라피에 참여하도록 적극 권유하는 방식을 사용하였다. 데이터 수집과 분석은 클라이언트의 현장에서 동시에 진행하면서 공통 개념과 주제를 인식하고 코드화하여 주제별로 그룹화를 수행하는 방식을 채택하였다. 질적 연구에서 중요한 것은 신체적 테라피 평가와 관련된 다양한 주제를 파악하고, 클라이언트의 심리 사회적 요인 상태가 신체적 테라피에 미치는 영향을 탐식하는 것이 무엇보다 중요하며, 심리 사회적 요인 평가를 수행할 수 있는 신체적 테라피스트의 능력, 심리 사회적 요인 평가를 수행하는 동안 직면하는 장벽을 극복하기 위해서 대처방안을 마련하는 것이 중요하다. 심층 인터뷰를 수행하는 과정에서 신체적 테라피스트들의 클라이언트의 사회 정저적 요인에 대한 이해력이 부족해서 발생하는 문제들을 중재하고 통제하는데 어떠한 처치를 하는 것이 중요하다.

Stenner et al.(2018)의 연구에 따르면, 신체적 테라피스트와 상담 간의 관련성에 대해서 질적 연구를 수행한 연구이다. 본 연구의 배경은 사람 중심의 치료접근 방식은 임상의가 전체 내용을 이해할 필요가 있으며, 다양한 문제와 우려, 치료 및 조사 요청, 정서적, 사회적 문제 사람들이 상담에 가져온다. 그러나 중요한 주요 문제가 공개적으로 선언되지 않고 논의되지 않으면 해결될 수 없다. 이것은 사람들이 임상의가 생각하는 치료를 받는 결과를 초래할 수 있다. 개인의 필요와 선호에 기반한 보살핌이 아닌 클라이언트의 필요성에 기반한 상담을 통한 신체적 테라피가 수행되어야 한다는 점을 강조한 연구이다. 본 연구는 신체적 테라피에 있어서 치료를 수행하는 것에 앞서서 클라이언트의 문제에 대해서 상담을 통해서 근본적인 문제가 무엇인가를 확인하고, 중요한 문제를 표현하는 사람들의 능력을 이해하고 이러한 문제를 인식하고 해결할 수 있는 신체적 테라피스트의 능력이 중요하다는 점을 강조한 연구이다. 본 연구는 해석적 현상학적 접근을 사용한 질적 연구 측면에서 신체적 테라피스트 15명을 대상으로 인터뷰를 수행하고, 상담 내용을 녹음한 후에, 그 결과를 데이터 세트를 분석하여 데이터 내의 주제를 식별하고 코딩해서 요인화 하는 단계를 수행하였다. 분석결과를 보면, 클라이언트의 문제가 일반적으로 단순한 문제로 인식되고 있지만, 심층 인터뷰를 진행하는 과정에서 구조화되지 않은 방식으로 표현되며 임상의가 확립하기 어려운 경우가 많이 발생한다. 신체적 테라피와 관련된 심층 인터뷰를 수행하는 과정에서 명확한 의제 대 구조화되지 않은 의제, 정보에 대한 이해력, 협력 의식의 개발 등이 중요한 요인으로 도출되었다. 신체적 테라피에 참여하는 클라이언트의 문제에 대해서 신체적 테라피 자체의 요인만을 전제로 접근할 것이 아니라, 클라이언트의 문제를 해결하기 위해서 상담을 통한 신체적 테라피의 구조화된 질적 연구의 필요성을 강조한 연구이다.

C. NLP 활동의 푸드테라피 프로그램

01 | NLP와 푸드테라피 효과의 구성 요인

NLP와 푸드테라피 효과의 구성 요인에 대해서 NLP의 구성 요인과 푸드테라피 효과의 구성 요인으로 구분되었다.[13] NLP의 구성 요인은 라포, 목표인지, 감각적 민감성, 행동적 융통성 등 4개의 구성 요인에 대해서 각각 5문항씩 전체 20문항으로 설계하였다. 라포는 푸드테라피를 통한 의사소통 도움, 공감대 형성, 유대감 형성, 타인 관심, 타인과의 친밀감 등을 중심으로 설계되었고, 목표인지는 푸드테라피를 통한 목표설정의 명확함, 목표 대상, 삶의 방향, 행동 영향, 상황 인지 등을 중심으로 설계되었다. 감각적 민감성은 푸드테라피를 통한 타인 의견 존중, 타인 배려, 타인 격려, 타인 주의력, 타인과의 눈높이 등을 중심으로 설계되었다. 행동적 융통성은 푸드테라피를 통한 기분 전환, 사랑 받고 있는 사실 인지, 타인 격려, 타인을 위한 나의 지식 사용, 입지에 대한 확신 등을 중심으로 설계되었다.

NLP 푸드테라피 효과 구성요인은 스트레스, 해독, 다이어트 등 3개의 구성 요인에 대해서 스트레스 10문항, 해독 5문항, 다이어트 6문항 등 전체 21개 문항으로 설계하였다. 스트레스는 문제해결 노력, 긍정적 기대, 스트레스 반응, 마음 평정, 기분 전환 등을 중심으로 설계되었다. 해독은 주말여행, 이기적 욕심 버리기, 규칙적 운동, 배설 습관 등을 중심으로 설계되었다. 다이어트는 월간 체중 관리, 주간 체중 관리, 체중 기대치, 다이어트 시기, 다이어트 실패 시기 등을 중심으로 설계되었다.

<표 12-1> NLP의 구성요인

구분	NLP의 구성요인
라포	푸드테라피가 의사소통에 도움이 되었다.
	푸드테라피가 공감대 형성에 도움이 되었다.
	푸드테라피가 유대감 형성에 도움이 되었다.
	푸드테라피를 통해서 다른 사람들에게 관심이 많이 늘었다.
	푸드테라피를 통해서 다른 사람들과 거리감이 많이 줄었다.
목표인지	푸드테라피를 통해서 목표설정이 명확해 졌다.
	푸드테라피를 통해서 나의 목표가 무엇인지 명확해 졌다.
	푸드테라피를 통해서 내 삶을 이끌고 있다는 것을 알았다.
	푸드테라피가 나의 행동에 중요한 영향을 미친다는 것을 알았다.
	푸드테라피를 통해서 나의 목표가 상황에 따라 바뀔 수 있다는 것을 알았다.
감각적 민감성	푸드테라피를 통해서 다른 사람들의 의견을 존중하게 되었다.
	푸드테라피를 통해서 다른 사람들을 편안하게 대해 준다.
	푸드테라피를 통해서 다른 사람들을 많이 격려하게 되었다.
	푸드테라피를 통해서 다른 사람들에게 주의력을 기울이게 되었다.
	푸드테라피를 통해서 다른 사람들의 눈높이에 맞춰 살게 되었다.
행동적 융통성	푸드테라피를 통해서 힘든 사람들의 기분을 좋게 해 준다.
	푸드테라피를 통해서 내가 사랑받고 있다는 사실을 알게 되었다.
	푸드테라피를 통해서 다른 사람들을 많이 격려하게 되었다.
	푸드테라피를 통해서 나의 지식이 다른 사람들을 돕는데 사용될 수 있다는 것을 알았다.
	푸드테라피를 통해서 내가 세운 뜻을 반드시 이룰 수 있다는 확신을 갖게 되었다.

<표 12-2> NLP 푸드테라피 효과의 구성요인

구분	NLP 푸드테라피 효과의 구성요인
스트레스	언젠가 해결될 것으로 생각하며 기다린다.
	문제 해결과 관계없이 하던 일을 더 열심히 한다.
	자신이 처한 지금의 상황보다 더 좋은 경우를 상상한다.
	일이 어떻게 되었으면 좋겠다는 공상이나 소망을 한다.
	'모든 것이 다 운이다' 생각하고 받아드린다.
	충동적으로 음식을 먹는다.
	스트레스를 느낄 때 내가 느낀 감정을 그대로 표현한다.
	문제 상황을 될 수 있는 대로 생각하지 않으려고 한다.
	마음을 가라앉이려고 노력한다.
	머리를 식히려고 바람을 쐬러 나간다.
해독	주말에 가까운 자연으로 나가는 생활을 한다.
	이기적인 욕심을 버리기 위해 노력한다.
	가능한 규칙적인 운동을 하고자 하는 마음을 가진다.
	잘 버리는 배설습관을 위해 노력한다.
다이어트	한 달 동안에 최대로 줄인 체중은 얼마인가?
	일주일 동안에 최대로 늘어난 체중은 얼마인가?
	일주일 동안에 체중이 어느 정도 변하는가?
	최대 체중은 원하는 체중보다 얼마나 더 나갔습니까?
	가장 최근에 다이어트를 시도했던 때는 언제였습니까?
	가장 최근에 다이어트를 실패했던 때는 언제였습니까?

02 | NLP 푸드테라피 프로그램 진단

오감 푸드테라피 프로그램 진단은 오감 진단과 오감 푸드테라피 효과 진단으로 수행되었다.[14] NLP의 구성요인은 라포, 목표인지, 감각적 민감성, 행동적 융통성 등 4개의 구성요인에 대해서 각각 5문항씩 전체 20문항으로 설계하였다. 또한 NLP 푸드테라피 구성요인은 스트레스, 해독, 다이어트 등 3개의 구성요인에 대해서 스트레스 10문항, 해독 5문항, 다이어트 6문항 등 전체 21개 문항으로 설계하였다.

NLP 진단은 라포, 목표인지, 감각적 민감성, 행동적 융통성에 대해서 남녀 간의 차이를 분석한 결과, 라포, 목표인지, 감각적 민감성, 행동적 융통성에 대해서 여자가 남자보다 더 민감하게 반응하는 것으로 나타났다. 특히 NLP 진단 중에서 행동적 융통성에 대해서 여자가 남자보다 가장 민감하게 반응하는 것으로 나타났고, 그 다음으로 라포, 감각적 민감성, 목표인지 순으로 여자가 남자보다 오감 푸드테라피 효과가 더 높은 것으로 나타났으며, 통계적으로 유의한 것으로 나타났다. 라포, 목표인지, 감각적 민감성, 행동적 융통성 등 전체 NLP의 진단 도구에 대해서 남녀 간의 의미있는 차이는 확인되었다.

오감 푸드테라피 효과 진단은 스트레스, 해독, 다이어트에 대해서 남녀 간의 차이를 분석한 결과, 스트레스, 해독, 다이어트에 대해서 여자가 남자보다 더 민감하게 반응하는 것으로 나타났다. 특히 오감 푸드테라피 효과 진단 중에서 해독에 대해서 여자가 남자보다 가장 민감하게 반응하는 것으로 나타났고, 그 다음으로 다이어트, 스트레스 순으로 여자가 남자보다 오감 푸드테라피 효과가 더 높은 것으로 나타났다. 스트레스, 해독, 다이어트 등 전체 오감 푸드테라피에 대해서 남녀 간의 의미있는 차이가 확인되었다.

<표 12-3> 신경언어프로그래밍(NLP) 진단

구분	신경언어프로그래밍(NLP) 진단		
	진단도구	남자	여자
라포	푸드테라피가 의사소통에 도움이 되었다.	3.79	4.15
	푸드테라피가 공감대 형성에 도움이 되었다.	3.84	4.14
	푸드테라피가 유대감 형성에 도움이 되었다.	3.77	4.12
	푸드테라피를 통해서 다른 사람들에게 관심이 많이 늘었다.	3.83	4.10
	푸드테라피를 통해서 다른 사람들과 거리감이 많이 줄었다.	3.76	4.07
목표인지	푸드테라피를 통해서 목표설정이 명확해 졌다.	3.88	4.06
	푸드테라피를 통해서 나의 목표가 무엇인지 명확해 졌다.	3.83	4.07
	푸드테라피를 통해서 내 삶을 이끌고 있다는 것을 알았다.	3.77	4.03
	푸드테라피가 나의 행동에 중요한 영향을 미친다는 것을 알았다.	3.83	4.11
	푸드테라피를 통해서 나의 목표가 상황에 따라 바뀔 수 있다는 것을 알았다.	3.84	4.14
감각적 민감성	푸드테라피를 통해서 다른 사람들의 의견을 존중하게 되었다.	3.98	4.12
	푸드테라피를 통해서 다른 사람들을 편안하게 대해 준다.	3.84	4.14
	푸드테라피를 통해서 다른 사람들을 많이 격려하게 되었다.	3.89	4.13
	푸드테라피를 통해서 다른 사람들에게 주의력을 기울이게 되었다.	3.85	4.14
	푸드테라피를 통해서 다른 사람들의 눈높이에 맞춰 살게 되었다.	3.75	4.05
행동적 융통성	푸드테라피를 통해서 힘든 사람들의 기분을 좋게 해 준다.	3.89	4.17
	푸드테라피를 통해서 내가 사랑받고 있다는 사실을 알게 되었다.	3.75	4.11
	푸드테라피를 통해서 다른 사람들을 많이 격려하게 되었다.	3.83	4.12
	푸드테라피를 통해서 나의 지식이 다른 사람들을 돕는데 사용될 수 있다는 것을 알았다.	3.86	4.17
	푸드테라피를 통해서 내가 세운 뜻을 반드시 이룰 수 있다는 확신을 갖게 되었다.	3.77	4.09

<표 12-4> NLP 푸드테라피 효과 진단

구분	NLP 푸드테라피 효과 진단		
	진단도구	남자	여자
스트레스	언젠가 해결될 것으로 생각하며 기다린다.	4.16	4.16
	문제 해결과 관계없이 하던 일을 더 열심히 한다.	4.08	4.30
	자신이 처한 지금의 상황보다 더 좋은 경우를 상상한다.	4.18	4.53
	일이 어떻게 되었으면 좋겠다는 공상이나 소망을 한다.	4.22	4.43
	'모든 것이 다 운이다' 생각하고 받아드린다.	3.73	4.05
	충동적으로 음식을 먹는다.	3.81	3.93
	스트레스를 느낄 때 내가 느낀 감정을 그대로 표현한다.	3.79	4.10
	문제 상황을 될 수 있는 대로 생각하지 않으려고 한다.	3.93	4.11
	마음을 가라앉이려고 노력한다.	4.06	4.40
	머리를 식히려고 바람을 쐬러 나간다.	4.23	4.54
해독	주말에 가까운 자연으로 나가는 생활을 한다.	4.27	4.57
	이기적인 욕심을 버리기 위해 노력한다.	4.27	4.57
	가능한 규칙적인 운동을 하고자 하는 마음을 가진다.	4.32	4.59
	잘 버리는 배설습관을 위해 노력한다.	4.28	4.57
다이어트	한 달 동안에 최대로 줄인 체중은 얼마인가?	3.24	3.23
	일주일 동안에 최대로 늘어난 체중은 얼마인가?	3.52	3.53
	일주일 동안에 체중이 어느 정도 변하는가?	3.35	3.34
	최대 체중은 원하는 체중보다 얼마나 더 나갔습니까?	3.58	3.68
	가장 최근에 다이어트를 시도했던 때는 언제였습니까?	3.38	3.73
	가장 최근에 다이어트를 실패했던 때는 언제였습니까?	3.39	3.63

Chapter 12 Case

"공포증 치료에 신경언어프로그래밍(NLP) 적용"

Karunaratne(2010)의 연구에 따르면, 공포증 치료를 위한 신경 언어 프로그래밍 및 응용 공포증은 전 세계적으로 만연하고 종종 정신 건강을 쇠약하게 만드는 문제라는 점을 제시한 연구이다. 본 연구는 신경 언어 프로그래밍(NLP)이 심리적 테라피와 신체적 테라피에 효과적이라는 연구는 많이 있으나, 신경 언어 프로그래밍(NLP)의 효능을 입증하는 연구는 많지 않은데, 이는 신경 언어 프로그래밍(NLP) 실무자들의 풍부한 경험적 증거가 있지만, 공포증에 두려움이 있기 때문에 이 프로그래밍을 실험적 연구에 사용하는데 다소 제한적이다. 본 연구는 영국과 미국에서 발표한 신경 언어 프로그래밍(NLP)과 공포증 처치 간의 관련성에 대한 문헌들에 기초해서 이용 가능한 증거를 많이 검토하였고, 신경 언어 프로그래밍(NLP)이 공포증을 완화시켜 주는 데 있어서 성공적인 치료뿐만 아니라 상대적으로 짧은 시간으로 인해 특히 효과성이 검증된 치료법이라는 점을 강조한 연구이다. 신경 언어 프로그래밍(NLP)이 공포증을 완화 시키는 데 효과적인 치료법이 검증되었다. 특히 NLP를 수행하는데 소요되는 시간과 경험적 증거와 사례 연구에도 불구하고 공포증 치료에서 NLP의 효능, 이 분야에서 NLP 기술의 사용을 지원하는 연구 문헌 기반은 제한적이라고 하는 것이 연구의 한계이다. NLP 공포증 치료제에 대한 사례를 보면, 3년 동안의

Complementary Therapies in Clinical Practice 16 (2010) 203–207

Contents lists available at ScienceDirect

Complementary Therapies in Clinical Practice

journal homepage: www.elsevier.com/locate/ctnm

ELSEVIER

Neuro-linguistic programming and application in treatment of phobias

Mahishika Karunaratne*

St Georges University of London, Cranmer Terrace, London SW17 0RE, United Kingdom

Keywords:
Neuro-linguistic programming (NLP)
Phobia
Anxiety
Visual
Kinaesthetic
Dissociation
Treatment

A B S T R A C T

Phobias are a prevalent and often debilitating mental health problem all over the world. This article aims to explore what is known about the use of Neuro-linguistic Programming (NLP) as a treatment for this condition. Whilst there is abundant experiential evidence from NLP practitioners attesting to the efficacy of this method as a treatment for phobias, experimental research in this area is somewhat limited. This paper reviews evidence available in literature produced in the UK and US and reveals that NLP is a successful treatment for phobias as well as being particularly efficient due to the relatively brief time period it takes to effect an improvement.

심한 염좌로 인해 한쪽 발목이 수술로 재건해야 하는 여성의 경우, 그녀는 신경 언어 프로그래밍(NLP)을 활용함으로써 계단을 오르는 데서 오는 공포증이 완화되었고, 통증 없이 계단을 오르고 내리며 스포츠 활동에 참여하게 된 연구 결과를 제시하였다. 본 연구는 NLP 공포증에 치료제의 사용에 관한 제한된 증거에 기초해서 일반화된 사회 공포증을 완화하고 제거하는데 신경 언어 프로그래밍(NLP)이 효과적이라는 것을 제시한 연구이며, 이 분야에 대한 더욱 많은 연구가 수행되어야 하며, 현재는 NLP 공포증 치료제가 주요 의료분야에 많이 사용되고 있지 않지만, 본 연구의 결과를 토대로 공포증 환자에게 체계적인 치료와 같은 현재 심리적 테라피를 접목한 신경 언어 프로그래밍(NLP)이 활발하게 의료분야에 활용될 수 있다는 점을 학술적으로 제시한 연구이다.

공포증의 직접적인 치료 외에도 NLP V/KD 공포증 치료는 만성 통증 치료에도 적용될 수 있다. 두려움과 고통 사이의 연관성에 대한 연구에 따르면, NLP 공포증 치료법을 사용하여 개인의 두려움을 제거한다. 만성 통증은 통증 자체를 없애는 결과를 가져올 수도 있으며, 이 연구 방법이 성공적으로 적용된 사례를 보면, 지난 3년 동안 심한 염좌로 인해 한쪽 발목을 외과적으로 치료해야 하는 상황에서 다양한 치료법과 물리치료와 스포츠를 겸하여 치료를 하였으나, 염좌로 인해 고통 받는 발목을 치료하는 데 효과적이지 않았다. 본 연구는 신경 언어 프로그래밍(NLP)을 외과 치료에 적용했을 때 발목 고통을 치유하였을 뿐만 아니라, 심리적 테라피와 신체적 테라피를 통해서 공포증 치료되었다는 점에서 의미 있는 연구이다.

출처: Karunaratne, M.(2010), Neuro-linguistic programming and application in treatment of phobias, *Complementary Therapies in Clinical Practice*, 16, 203-207.

참고문헌

01. 이안 맥더모트·조셉 오코너/설기문 역, NLP와 건강, p.18.

02. 가토 세류/정지영 역, 간단 명쾌한 NLP, p.21.

03. 이안 맥더모트·조셉 오코너/설기문 역, NLP와 건강, p.109.

04. 이안 맥더모트·조셉 오코너/설기문 역, NLP와 건강, p.202.

05. 이안 맥더모트·조셉 오코너/설기문 역, NLP와 건강, p.207.

06. 이안 맥더모트·조셉 오코너/설기문 역, NLP와 건강, p.208.

07. 이안 맥더모트·조셉 오코너/설기문 역, NLP와 건강, p.208.

08. Dilts, R.,Hallbom, T., and Smith,S., 『Beliefs:Pathways to Heath and Well-Being』, *Metamorphous Press*, 1990. 이안 맥더모트 · 조셉 오코너/설기문 역, 『NLP와 건강』, 214쪽에서 재인용.

09. Zaharia, C., Reiner, M., and Schutz, P., Evidence-based neuro linguistic psychotherapy: a meta-analysis, *Psychiatria Danubina*, 2015, 27(4).

10. Llewelyn, S. P., Psychological therapy as viewed by clients and therapists, *British Journal of Clinical Psychology*, 1988, 27.

11. Singla, M., Jones, M., Edwards, I., and Kumar, S., Physiotherapists' assessment of patients' psychosocial status: are we standing on thin ice" a qualitative descriptive study, *Manual Therapy*, 2015, 20.

12. Stenner, R., Palmer, S., Hammond, R., What matters most to people in musculoskeletal physiotherapy consultations? a quality, *Musculoskeletal Science and Practice*, 2018, 35.

13. 황금주, 오감과 NLP를 매개로 한 푸드테라피 효과 검증 모델 연구: 총체적 치유 관점에서, 건양대학교 대학원 박사학위논문.

14. 황금주, 오감과 NLP를 매개로 한 푸드테라피 효과 검증 모델 연구: 총체적 치유 관점에서, 건양대학교 대학원 박사학위논문.

국문 찾아보기

ㅂ

ㅅ

ㅇ

ㅈ

ㅊ

ㅋ

ㅌ

ㅍ

ㅎ

영문 찾아보기

A

B

C

D

E

F

G

H

I

J

K

L

M

N

O

P

R

S

T

U

V

X

■ 저자소개 ■

• 황금주

현) 건양대학교 대학원 치유선교학과 교수
현) 교육부, 한국연구재단 인문사회 학술연구교수
현) 국제푸드테라피 협회장
건양대학교 치유선교학 박사
건양대학교 치유선교학 석사
한남대학교 영어영문학 졸업

〈경 력〉
한국건강문화교육협회 식생활 비만 관리 지도사
한국건강문화교육협회 파이토쿠킹 지도사
한국건강문화교육협회 푸드컨설턴트
한국심성교육개발원 심리상담사
한국부부상담학회 부부 상담사

〈저 서〉
푸드테라피 (송설사, 2024)

〈주요논문〉
성경 시대 음식과 관련하여 치유 선교의 도구로서 푸드테라피 필요성 고찰, 선교신학(Theory of Mission), 61. 2021.
오감과 NLP를 매개로 한 푸드테라피 효과 검증 모델 연구: 총체적 치유 관점에서, 건양대학교 박사학위논문. 2023.
푸드테크 산업의 선택 행동 연구: 푸드테라피 이용자의 확장된 합리적 행동이론(ETRA)을 중심으로, 디지털무역리뷰, 22(1). 2024
푸드테라피 요인이 푸드테라피 효과에 미치는 영향: 스트레스, 해독, 다이어트 테라피를 중심으로, (NRF과제번호: 2024S1A5B5A17037537). 2024
푸드테크 이용자의 기술수용요인이 경험가치와 수용행태에 미치는 영향, (NRF 과제번호: 2025S1A5B5A17017133). 2025.

저자와
협의하에
인지생략함

질환별 맞춤 영양 및 식단 가이드를 위한

푸드테라피

저 자 황금주
발행자 한헌주
발행처 도서출판 경문사
서울특별시 서대문구 독립문로 21-9
전화 738−7035 FAX. 722−4678
E−mail : kmsp@korea.com
홈페이지 : http://www.kmsp.co.kr
등 록 1995년 11월 9일 제300−1995−138호

2025년 6월 18일 초 판 1쇄 인쇄
2025년 6월 23일 초 판 1쇄 발행

정가 40,000원 ISBN 978-89-420-0082-1 93320